U0221320

本书列入

2017年国家社会科学基金重大委托项目

“十三五”国家重点图书出版规划项目

中华传统文化百部经典

本草纲目（节选）

李时珍 著
张瑞贤 解读

科学出版社

图书在版编目（CIP）数据

本草纲目：节选 /（明）李时珍著；张瑞贤解读． —
北京：科学出版社，2020.12
（中华传统文化百部经典 / 袁行霈主编）
ISBN 978-7-03-065729-9

Ⅰ．①本… Ⅱ．①李… ②张… Ⅲ．①《本草纲目》－
普及读物 Ⅳ．① R281.3-49

中国版本图书馆 CIP 数据核字 (2020) 第 132813 号

科学出版社互联网入口

部门二维码

书　　名　本草纲目（节选）
著　　者　（明）李时珍 著　张瑞贤 解读
责任编辑　鲍　燕
责任校对　王晓茜
封面设计　敬人设计工作室　黄华斌

出版发行　科学出版社（北京市东城区东黄城根北街 16 号　100717）
　　　　　010-64033674　64017321　64030059
网　　址　www.sciencep.com
印　　装　北京九天鸿程印刷有限责任公司印刷
版次印次　2020 年 12 月第 1 版　2024 年 5 月第 2 次印刷

开　　本　710×1000（毫米）　1/16
印　　张　32
字　　数　393 千字
书　　号　ISBN 978-7-03-065729-9
定　　价　98.00 元（精装）

本册审订

钱超尘　　许逸民　　王育林

中华传统文化百部经典

编纂办公室

张　洁　　梁葆莉　　张毕晓　　马　超　　华鑫文

编纂缘起

文化是民族的血脉，是人民的精神家园。党的十八大以来，围绕传承发展中华优秀传统文化，习近平总书记发表了一系列重要讲话，深刻揭示出中华优秀传统文化的地位和作用，梳理概括了中华优秀传统文化的历史源流、思想精神和鲜明特质，集中阐明了我们党对待传统文化的立场态度，这是中华民族继往开来、实现伟大复兴的重要文化方略。2017 年初，中共中央办公厅、国务院办公厅印发《关于实施中华优秀传统文化传承发展工程的意见》，从国家战略层面对中华优秀传统文化传承发展工作作出部署。

我国古代留下浩如烟海的典籍，其中的精华是培育民族精神和时代精神的文化基础。激活经典，熔古铸今，是增强文化自觉和文化自信的重要途径。多年来，学术界潜心研究，钩沉发覆、辨伪存真、提炼精华，做了许多有益工作。编纂《中华传统文化百部经典》，就是在汲取已有成果基础上，力求编出一套兼具思想性、学术性和大众性的读本，使之成为广泛认同、传之久远的范本。《百部经典》所选图书上起先秦，下至辛亥革命，包括哲学、文学、历史、艺术、科技等领域的重要典籍。萃取其精华，加以解读，旨在搭建传统典籍与大众之间的桥梁，激活中华优秀传统文化的价值，用优秀传统文化滋养当代中国人的精神世界，提振当代中国人的文化自信。

这套书采取导读、原典、注释、点评相结合的编纂体例，寻求优秀传统文化与社会主义核心价值观之间的深度契合点。以当代眼光审视和解读古代典籍，启发读者从中汲取古人的智慧和历史的经验，借以育人、资政，更好地为今人所取、为今人所用。力求深入浅出、明白晓畅地介绍古代经典，让优秀传统文化贴近现实生活，融入课堂教育，走进人们心中，最大限度地发挥以文化人的作用。

《百部经典》是一项重大文化工程。在中宣部等部门的指导和大力支持下，国家图书馆做了大量组织工作，得到学术界的积极响应和参与。由专家组成的编纂委员会，职责是作出总体规划，选定书目，制订体例，掌握进度；并延请德高望重的大家耆宿担当顾问，聘请对各书有深入研究的学者承担注释和解读，邀请相关领域的知名专家负责审订。先后约有 500 位专家参与工作。在此，向他们表示由衷的谢意。

书中疏漏不当之处，诚请读者批评指正。

2017 年 9 月 21 日

凡　例

一、《中华传统文化百部经典》的选书范围，上起先秦，下迄辛亥革命。选择在哲学、文学、历史、艺术、科技等各个领域具有重大思想价值、社会价值、历史价值和学术价值的一百部经典著作。

二、对于入选典籍，视具体情况确定节选或全录，并慎重选择底本。

三、对每部典籍，均设“导读”“注释”“点评”三个栏目加以诠释。导读居一书之首，主要介绍作者生平、成书过程、主要内容、历史地位、时代价值等，行文力求准确平实。注释部分解释字词、注明难字读音，串讲句子大意，务求简明扼要。点评包括篇末评和旁批两种形式。篇末评撮述原典要旨，标以“点评”，旁批萃取思想精华，印于书页一侧，力求要言不烦，雅俗共赏。

四、原文中的古今字、假借字一般不做改动，唯对异体字根据现行标准做适当转换。

五、每书附入相关善本书影，以期展现典籍的历史形态。

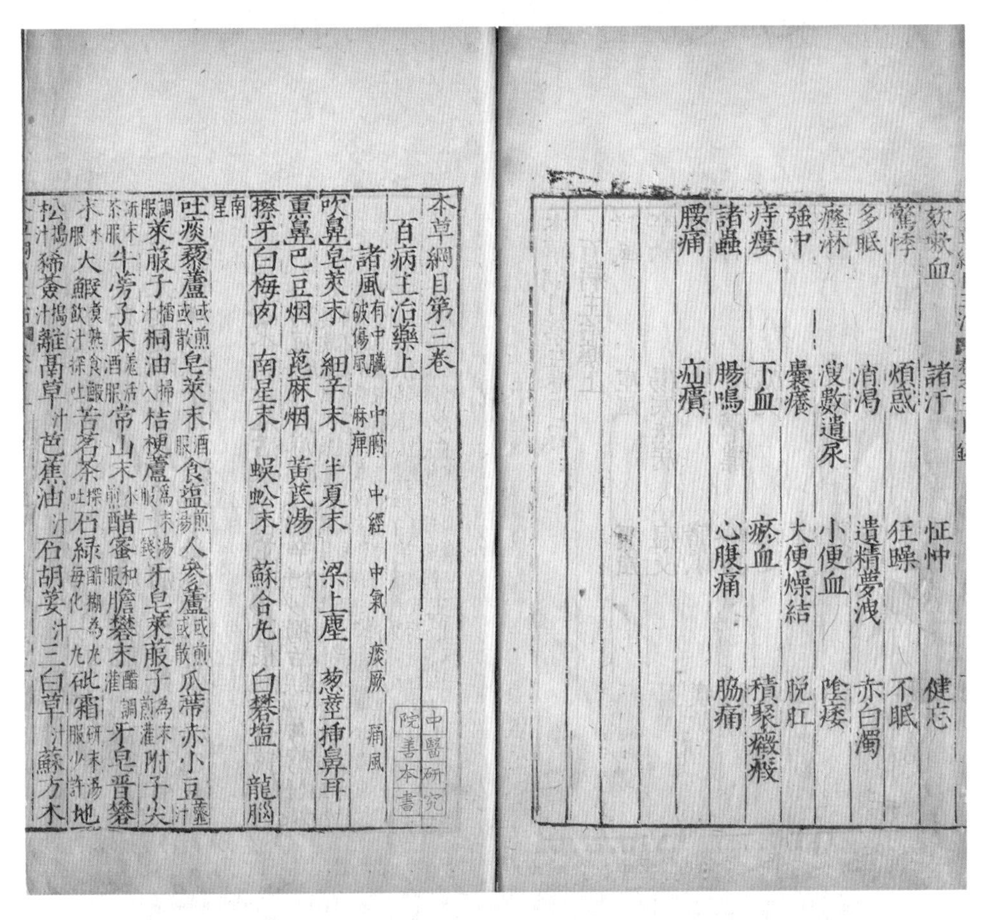

本草纲目五十二卷卷首一卷附图二卷 （明）李时珍撰 李建中、李建元校正 李建元、李建木图
明万历二十一年（1593）金陵胡承龙刻本 中国中医科学院图书馆藏

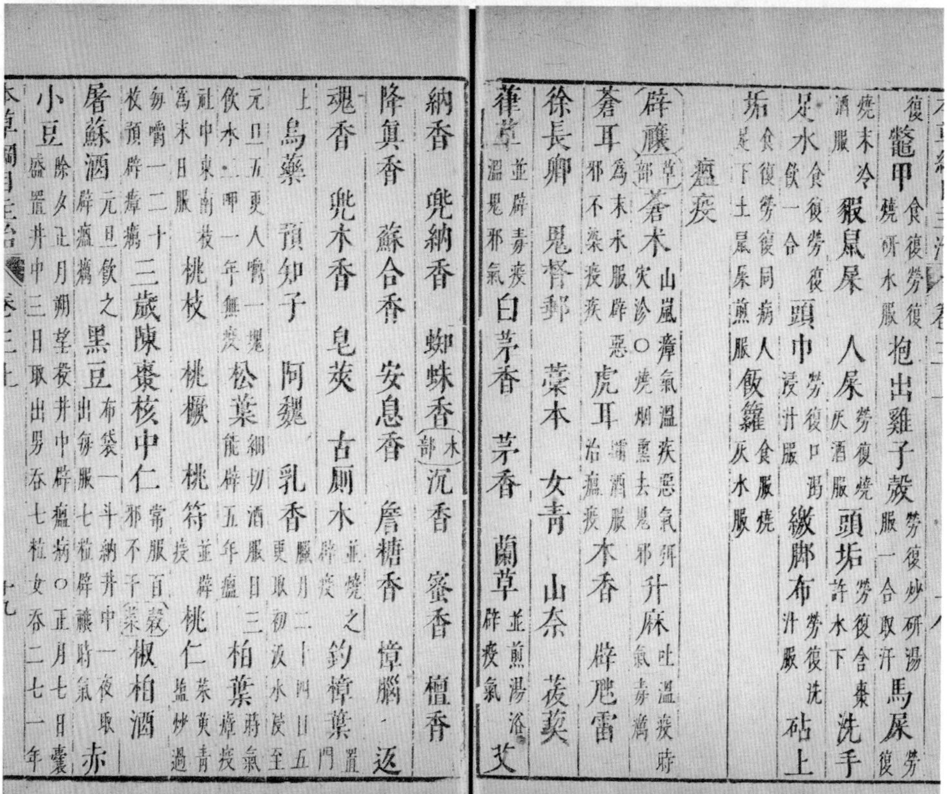

復鼈甲食復勞復燒研水服抱出雞子殼勞復炒研湯服一合取汗馬屎勞復
燒末冷酒服猳鼠屎人屎勞復燒灰酒服頭垢勞復含棗許水下洗手
足水食復勞復飲一合頭巾勞復口渴浸汁服緻腳布勞復洗汁服砧上
垢食復勞復同病人足下土鼠屎煎服飯籮食服燒灰水服

瘟疫

辟禳（草部）蒼朮山嵐瘴氣溫疾惡氣弭灾沴○燒烟熏去鬼邪升麻吐溫疫時氣毒癘
蒼耳為末水服辟惡邪不染疫疾虎耳擂酒服治瘟疫木香辟虺雷
徐長卿　鬼督郵　藁本　女青　山柰　葳蕤
葎草並辟毒疫溫鬼邪氣白茅香　茅香　蘭草並煎湯浴辟疫氣艾
納香　兜納香　蜘蛛香（木部）沉香　蜜香　檀香
降真香　蘇合香　安息香　詹糖香　樟腦　返
魂香　兜木香　皂莢　古厠木並燒之辟疫釣樟葉置門
上烏藥　預知子　阿魏　乳香臘月二十四日五更取初汲水浸至
元旦五更人嚼一塊飲水三咽一年無疫松葉細切酒服日三能辟五年瘟柏葉時氣瘴疫
社中東南枝為末日服桃枝　桃橛　桃符並辟疫桃仁茱萸青鹽炒過
每嚼一二十枚預辟瘴癘三歲陳棗核中仁常服百邪不干（穀菜部）椒柏酒
屠蘇酒元旦飲之辟瘟癘黑豆布袋一斗納井中一夜取出每服七粒辟禳時氣赤
小豆除夕正月朔望投井中辟瘟病○正月七日囊盛置井中三日取出男吞七粒女吞二七一年

本草纲目五十二卷首一卷图三卷　（明）李时珍撰
清顺治十二年（1655）吴毓昌刻本　国家图书馆藏

本书凡例

《本草纲目》是明代医药学家李时珍历近三十年时间，踏青山，攀峻岭，先后到武当山、庐山、茅山、牛首山及湖广、安徽、河南、河北等地收集药物标本和处方，阅读参考图书八百馀种，三易其稿而成。全书约一百九十万字，分为五十二卷，十六部，六十类，收载药物一千八百九十二种，其中新增药物三百七十四种，附方一万一千零九十六则，附图一千一百零九幅。李时珍为之付出了自己几乎全部的心血，而《本草纲目》也真正名垂后世、造福万代。

一、本书选用《本草纲目》部分章节进行推介，选取的原则是注重有代表性的和与现实比较接近的章节。原著精粹远不止于此，本书限于体量篇幅，不免挂一漏万、顾此失彼。编排顺序题目一依原文，卷次标在注释之中。希望读者由此可见巨著之一斑。如能进而阅读原文，则是编者所愿、编者之福了。

二、本书编写分为导读和原典。导读试图以“导游”身份带领读者进入《本草纲目》的大门，揭开神秘面纱，让读者了解《本草纲目》的篇章结构，了解作者的用心所在，让读者能够顺利登堂入室，到《本草纲目》中做客游览。

三、本书原典选用的底本是华夏出版社 2008 年 8 月出版的刘衡如、刘山永校注，杨淑华协助的《本草纲目》新校注本第三版。此前，1975—1981 年人民卫生出版社出版的刘衡如《本草纲目》校点本以江西本为底本（当时未见金陵本），旁参其他版本校点排印的，影响很大。出版不久，刘衡如和刘山永父子又以金陵本为底本，重新进行校点，在华夏出版社出版。今选用此本也是向学术前辈致敬之意。因为底本已做详细严格校勘，本次原典文字皆依据于此，除个别明显错误情况，一律不另行校勘。个别断句、标点进行了改动。格式根据本书体例进行了调整。

四、原典采用横排简体字，原文中的古今字、通假字一般不作改动，惟俗写字、异体字在转换为简体字时根据现行标准作适当对换。

五、本书注释的重点是医学术语、医药文献、历史知识和疑难字词。医学术语包括病名、证候名、医药专有术语等，一般在首次出注，力求简洁明了。医药文献主要指《本草纲目》直接或间接引用的医药书籍名，直接引文因为重复很多，如果仅在首次出注恐致读者翻检不便，所以不在内文注释，而制成了段前、段尾两个注释表列于书末。李时珍经常采用书名简称、书籍章节名或以作者名代称文献，需要辨别后进行注释。历史知识包括内容较多，按通用规范注释。其中的地名问题比较复杂，有些地名，既可能是县、郡、州、府等，也可能是山川名，又因《本草纲目》引述书籍时代跨度较大，行政区域也有改变，需要反复斟酌确认。疑难字词除简明释义外，还对难字加注读音（用汉语拼音）。某一词汇如有多个义项，一般只选用和原文有关的义项解释。遇到难以读通的句意进行简单串讲，字词解释一般融入串讲，必要时在串讲之后另行出注。凡《本草纲目》原文中已有详细解释者不再重复出注，作者可以通过阅读原文理解。

六、点评采用篇后评，结合现今研究成果汇通李时珍著作，既要略述原典大旨，学术亮点，又要古今观照，略述现代认识。既要展示《本草纲目》原貌给今天的读者，又要便于读者阅读理解，了解古今变化不同。

七、引用《中华人民共和国药典》时简称《药典》，除特别标出者皆为2015年版一部。

八、本书在编写过程中，受教于钱超尘老师、许逸民老师、王育林老师，胡安徽、尹志华、蒋力生、梁飞、宁静、方鹏、詹志来、孙灵芝、王峰、侯如艳、张义敏、林名垚、王嘉伦等给予帮助指导，在此一并致谢。

目　录

导读

本草纲目

附录

导 读

在古代浩如烟海的中医书籍中，《本草纲目》无疑是其中最引人注目的著作之一。2011 年金陵版《本草纲目》入选《世界记忆遗产名录》确属实至名归。《世界记忆遗产名录》简称《世界记忆名录》，收编的是符合世界意义入选标准的文献遗产，是世界记忆工程的主要名录。金陵版刻于 1593 年，是《本草纲目》各种版本的祖本。《本草纲目》虽是一部药物学专著，内容却涉及医学、植物学、动物学、矿物学、农林牧渔等诸多领域。英国生物学家达尔文称该书为“中国古代的百科全书”。十八世纪到二十世纪期间，《本草纲目》被全译或节译成英、法、德、俄、韩等二十多种语言文字，再版一百馀次，在世界广泛流传。1952 年莫斯科大学新建立的校舍大礼堂走廊上，镶嵌的世界各国大科学家的彩色大理石浮雕像中有南北朝的数学家祖冲之和明代的医药学家李时珍。1954 年，李约瑟在《中国科学技术史》第一卷导论中，高度评价李时珍和《本草纲目》：“毫无疑问，明代最伟大的科学成就，是李时珍那部在本草书中登峰造极的著作《本草纲目》。”“李时珍作为科学家，达到了同伽利略、维萨里的科学活动隔绝的任何人所不能达到的最高水平。”“中国博物学家中，‘无冕之王’李时珍写的《本草纲目》，至今这部伟大著作仍然是研究中国文化史中化学史和其他各门科学史的一个取之不尽的知识源泉。”（李约瑟《中国科学技术史》第一卷《导论》）在中国，《本草纲目》的影响自然也是广泛而又深远的。

一、《本草纲目》是一部什么样的书

未接触过该书的读者往往会问，赫赫有名的《本草纲目》是一部什么样的书啊，它有怎样的成就呢？我们先从该书的作者说起。

（一）作者李时珍

《本草纲目》的作者李时珍，明武宗正德十三年（1518）出生在湖广黄州府蕲州（今湖北蕲春）东门外瓦硝坝一个世代为医的家庭。其父李言闻是一位造诣精深的医生，著有《四脉发明》《医学八脉注》《痘疹证治》《人参传》《蕲艾传》等多部医著，可惜均已失传，部分文字保留于李时珍著作中。

与同时代大多数人一样，李时珍自幼为谋取功名而苦读诗书，并于嘉靖十年（1531）考取了秀才，那时他只有十四岁。然而，接下来的乡试却并不如意，三次应考，皆名落孙山。此后，他便改弦更张，告别了仕途梦想，决意向医学发展。在旁人看来，放弃科举，也许意味着十年寒窗的心血付之东流。其实不然，正因为幼年的苦读，儒家文化尤其是宋儒的“格物致知”思想，给李时珍刻下了深刻的烙印。幼年习儒的“童子功”在李时珍之后的医学实践中起到了潜移默化的作用，也在《本草纲目》中得到了明确的体现。

此后的数年中，李时珍随父在蕲州的玄妙观为民众治病，专心学习医术，闲暇时则刻苦研读医学著作。光绪《蕲州志》称其“益刻志读书，十年不出户，上自坟典，下及子史百家，无不给洽。”

在父亲的指导下，李时珍开始独立行医，边实践边学习边提高。在治愈了富顺王之子的疾病以后，他被推荐至楚王府，任王府祠正，并掌管良医所。后又被推荐至太医院短暂任职。这段经历让他接触到了更多的医药文献。对于李时珍而言，民间也是真知的来源和广阔的天地。他在行医、采药的过程中，深入民间，虚心向各阶层的民众请教，积累和总结群众同疾病作斗争的经验。他亲自上山采药认药，实地考察药用植物，解剖药用动物，采掘和炼制药用矿物。

在实践中，他逐渐发现旧本草著作中存在很多缺陷和谬误，会造成一定的误导。又看到前代官修本草已经过去数百年，这期间有很多新药被发现，老药也有新功效被认知，遂决心编撰一部新的本草。

从编写到完成，历时二十七年，这时李时珍已经六十一岁了。但蕲州附近的黄州、武昌府都没有找到合适的出版商。无奈之下，李时珍于万历七年（1579）远赴当时全国最大的刻印中心南京，却仍然无功而返。次年，李时珍赴太仓，请求当时的文坛领袖王世贞为《本草纲目》作序，“愿乞一言，以托不朽”。十年之后，王世贞为《本草纲目》作序，他对李时珍及《本草纲目》给予了高度评价：“予窥其人，睟然貌也，癯然身也，津津然谭议也，真北斗以南一人……（《本草纲目》）博而不繁，详而有要，综核究竟，直窥渊海，兹岂禁以医书觏哉？实性理之精微，格物之通典，帝王之秘箓，臣民之重宝也。”

王世贞的赞誉推动了《本草纲目》的刊行。万历十八年（1590），南京藏书家、刻书家胡承龙开始刻印《本草纲目》，这便是最早的版本——金陵本。1593 年，七十六岁的李时珍抱憾离世，没能等到《本草纲目》刊行的那一天。三年后，《本草纲目》金陵本终于面世，李时珍之子李建元带着父亲写好的遗表，将书进献于朝廷。

李时珍一生钻研医药，笔耕不辍，勤于著述。除《本草纲目》外，尚撰有《濒湖脉学》《奇经八脉考》《濒湖医案》《集简方》《五脏图论》《三焦客难命门考》和《白花蛇传》等，惜多已散佚。

（二）《本草纲目》成书过程

李建元的《进〈本草纲目〉疏》中完整地抄录了父亲的遗表，表达了李时珍编撰《本草纲目》的初衷："伏念本草一书，关系颇重。注解群氏，谬误亦多。行年三十，力肆校雠。历岁七旬，功始成就。"

《本草纲目》的编著始于李时珍将要三十岁之时，编书之初，首先是博览众书。顾景星《李时珍传》载其"读书十年，不出户庭，博学无所弗窥"。

从《本草纲目》卷一《历代诸家本草》中可以看出，李时珍所列举的明以前本草文献有四十一种，上自我国现存最早的本草著作《神农本草经》，下至李时珍自己的《本草纲目》，每部著作都有详细的评价。

书中的《引据古今医家目录》（旧本八十四种，今所引二百七十六种）、《引据古今经史百家书目》（旧本一百五十一种，时珍所引四百四十种），相当于现在的参考文献。前者所列为医书，后者所列为非医学书。每类都标明了所引多少家，实际多少种。旧本指李时珍以前的本草书所引用的书籍文献，"今所引"和"时珍所引"都是指《本草纲目》新引用的书籍文献。

《本草纲目》的成书，除得益于丰富的文献资料外，更有赖于李时珍的医药实践。他的足迹涉及湖广、河北、河南、江西、安徽、江苏等地，访问对象涵盖农夫、渔樵、铃医、官吏、士卒等各类人士。在大量的咨询、采集以及种植实践中，李时珍不仅对药物的形态、生境以及生长情况有了深入的了解，而且发现了不少药物的新用途，解决了许多疑难问题。如从京师回乡，李时珍对旋花有了新的了解，经过详细查问观察，就记载下来写进了书中；“时珍自京师还，见北土车夫每载之。云暮归煎汤饮，可补损伤。”又如曼陀罗，李时珍到武当山访问药农，并且亲身尝试；“相传此花，笑采酿酒饮令人笑，舞采酿酒饮令人舞。予尝试之，饮须半酣，更令一人或笑或舞引之，乃验也。八月采此花，七月采火麻子花，阴干，等分为末，热酒调服三钱，少许昏昏如醉。割疮灸火，宜先服此，则不觉苦也。”

1578 年，历经近三十年的不懈努力，《本草纲目》终于完稿，“穷搜博采，芟繁补阙，历三十年，阅书八百余家，稿三易而成书，曰《本草纲目》”。全书约一百九十万字，分为五十二卷，十六部，六十类，收载药物一千八百九十二种。其中新增药物三百七十四种，附方一万一千零九十六则，附图一千一百零九幅。李时珍为之付出了自己几乎全部的心血，李时珍的家人子孙也为该书贡献了各自的力量，而《本草纲目》也真正名垂后世、造福万代。

（三）《本草纲目》主要版本

《本草纲目》在流传过程中产生了许多不同本子。有学者统计，截至清末，《本草纲目》先后出现过六十多个版本。马继兴等学者将众多版本归为一个祖本——金陵本，三个系统——江西本、武林钱衙本和味古斋本。

“金陵本”是南京胡承龙刻本世称，或称“胡承龙本”。是《本草纲目》的初刻本。自 1593 年金陵本开始雕版，到 1596 全部刻版工作完成，历时三年。因系坊刻本，金陵本刻印质量不高，不少字迹不甚清晰。金陵本附图二卷共一千一百零九幅，属李时珍的儿子李建中所辑、李建元所绘。上卷为其孙李树宗校正，下卷由李树声校正，分两册装订。据研究，除少量图脱胎于《证类本草》外，绝大部分为新绘写生图。

“江西本”是明万历三十一年（1603）由夏良心、张鼎思于江西重刊，亦称“夏良心本”。鉴于金陵本“初刻未工，行之不广”，时任江西巡抚夏良心倡议重刻《本草纲目》，获得江西各级地方官员的支持。作为官刻本，江西本的版刻纸墨都优于金陵本，并纠正了金陵本的一些错误，“于是江西刻之，而海内传之，且名之为江西本草而特贵重之。”在武林钱衙本出现之前，江西本风行天下。

“武林钱衙本”是崇祯十三年（1640），武林钱蔚起六有堂重订本，亦称“六有堂本”。系以江西本为底本翻刻，文字内容悉同于江西本。该本的三卷药图为陆喆绘、项南洲刻，其刻工质量稍优于江西诸本。武林钱衙本流行于江西本之后，味古斋本之前。

“味古斋本”刊行于清光绪十一年（1885）南京，又称“张绍堂本”。附有《濒湖脉学》《奇经八脉考》《本草万方针线》，及清代赵学敏《本草纲目拾遗》。该本版刻精良，清晰工整，影响极大，后世各版大多以该本为底本翻刻影印。

二、《本草纲目》的框架内容

《本草纲目》卷帙浩繁，全书洋洋五十二卷。如果不对全书有个大致的了解，往往会有畏难心理，不得其门而入。简单说，本书卷首包括王世贞《本草纲目序》、李建元《进〈本草纲目〉疏》和《本草纲目凡例》。第一至二卷是序例部分，包括历代诸家本草和若干中药理论等内容。第三至四卷是主治部分，罗列百病主治药。后四十八卷才是药物部分。前四卷相当于现代书籍的总论部分，后四十八卷相当于各论部分。

（一）总论部分——中药基础与临床指南

1. 历代诸家本草和若干中药理论部分——中药理论渊薮（第一、二卷）

主要内容可以概括为本草著作提要、本书参考文献、选用历代各家本草药物数目统计、药性理论和古代本草目录。其体例沿革可以追溯到南朝陶弘景《本草经集注》甚至汉代《神农本草经》的“序录”，是中国主流本草的“范式”之一。

（1）本草著作提要

《历代诸家本草》，介绍评骘历代主要本草四十一种，上自《神农本草经》，下至《本草纲目》，引述掌禹锡、寇宗奭、韩保昇等诸家，总以李时珍见地，基本上描绘出明代中期以前我国本草发展的大致轮廓。评介往往寥寥数语，切中肯綮。如论《本草集要》“别无增益，斤斤泥古者也”；《本草蒙筌》“间附己意于后，颇有发明”。

（2）本书参考文献

《引据古今医家目录》《引据古今经史百家书目》，相当于书籍的参考文献。前者是医书，后者是非医学书。每类都标明了所引多少家，实际上是多少种。旧本指的是李时珍以前的本草书所引用的书籍文献，“今所引”和“时珍所引”都是指《本草纲目》新引用的书籍文献。有学者曾予以考证，发现种数有若干出入，部分书籍因同书异名有重出现象，但这对一般读者没有阅读上的影响。

（3）选用历代本草药物数目统计

《采集诸家本草药品总数》，详细记录了《本草纲目》收载的药物首出于某部本草书的数目，颇有尊重著作权的意味。譬如“苏恭《唐本草》一百一十二种”，说明《本草纲目》中有一百一十二种药物首出于《唐本草》。“李时珍《本草纲目》三百七十四种”，说明《本草纲目》本身新增加的药物有三百七十四种。每种书新增的药物属于《本草纲目》中的哪一个部类，在《采集诸家本草药品总数》中也有详细标识。读者也许会发现，除《本草拾遗》等个别书籍外，从《神农本草经》始，越往后的本草书籍，《本草纲目》收录的药物越少——这是符合临床实际的。虽然本草书中记载的药物不断增加，但临床医生经常使用的药物不过三四百种，熟练掌握的不过二百种左右。直至今日，中医常用的药物还是以《神农本草经》所载药物最多，历代新发现的药物发展成为常用药的数量不多。例如《本草纲目》新增加的三百七十四种药物，现在常用的不超过十种。

（4）药性理论

这是序例的主体内容，大篇幅介绍了中药药性理论及方剂配伍理论等。中医学使用的药物之所以称为“中药”，而非“天然药物”，其中一个关键的原因在于这些药物是在中医理论、中药药性理论指导下使用的。中医药工作者在使用这些药物时，首先要考虑它们的性味归经等属性，才能有的放矢地使用，而《本草纲目》这一部分的内容就是集中论述各种药性理论的知识。书中采用分列标题的方式进行专题论述，主要引述历代医书本草中的有关文字，部分内容李时珍还有所注释与发挥。

《〈神农本草经〉名例》以《神农本草经》序录为基础，逐段补入《黄帝内经》及王冰注、《本草经集注》《千金要方》《开宝本草》《嘉祐本草》《蜀本草》《本草衍义》《汤液本草》《本草蒙筌》等著作及金元四家理论的阐释发挥，时常间杂李时珍个人的见解体会。补充完善了《神农本草经》的用药理论。

《陶隐居〈名医别录〉合药分剂法则》选辑《本草经集注》中关于药物剂量的换算，炮制、制剂规格标准等，附以《雷公炮炙论》《本草拾遗》《新修本草》《本草衍义》以及徐之才、李杲和李时珍本人等就此问题的阐述，呈现了中药剂量、炮制、制剂等相关问题的学术进展。

《采药分六气岁物》以运气学说的原理解说药物生长与天气的关系。“五运有余，则专精之气，药物肥浓，使用当其正气味也。不足，则药不专精而气散，物不纯，形质虽同，力用则异矣。”

《七方》《十剂》都是方剂分类的方法。七方始见于《内经》，即指大方、小方、缓方、急方、奇方、偶方和复方。是以方药组合和临证运用为标准制定的各具特色的七种方剂。《素问·至真要大论》谓“治有缓急，方有大小”，开方剂分类之先河。至金代成无己《伤寒明理论》始定为七方。李时珍引用王冰、王好古、刘完素、李杲、张从正等观点，结合个人经验逐一分别进行阐述。十剂是以功效为标准的分类方法之一。即指宣剂、通剂、补剂、泄剂、轻剂、重剂、涩剂、滑剂、燥剂和湿剂。十剂的分类方法，据李时珍记载为徐之才始创，至宋代《圣济总录》始名“十剂”。今人考证应是始于唐代陈藏器。李时珍对于十剂的阐述方法一如七方。

《气味阴阳》《五味宜忌》《五味偏胜》都源自《内经》，分别从气味厚薄、宜忌和归经进行阐发。《标本阴阳》《升降浮沉》理论虽亦来源于《内经》，元代医学家李杲却有更大发展，前者阐发中医“夫治病者当知标本”的医理，“缓则治其本，急则治其标”；后者阐述的是药物对人体作用的不同趋向性。升降是药物在人体的上升下降趋势，浮沉是药物向体表发散或通利下焦的走向。李时珍还总结出：“一物（药物）之中，有根升、梢降，生升、熟降，是升降在物亦在人也。”《四时用药例》是李时珍对于一年四季春夏秋冬用药宜忌的阐发。《五运六淫用药式》是以运气学说指导用药。《六腑六脏用药气味补泻》解说脏腑补泻与四气五味的关联。《五脏五味补泻》是对《素问·脏气法时论》五脏苦欲理论的发挥。诚如张元素所说：“凡药之五味，随五脏所入而为补泻，亦不过因其性而调之。”李时珍进一步指出：四气五味的本性，或补或泻，“因五脏四时而迭相施用者也”。

《脏腑虚实标本用药式》《引经报使》皆为金元医家张元素所创，前者为一种提纲挈领的治疗原则，以脏腑为纲，分列本脏功能特点，本病、标病证候症状，有馀（实）、不足（虚）、寒热的各种治则及其对应药物。后者指某些药物能引导其他药物的药力到达病变部位或某一经脉，起引领作用。

《药名同异》为李时珍创立，辨析药物同名异物问题，搜罗药物中二物同名、三物同名、四物同名，以至五物同名现象，还整理了“比类隐名”现象。

《相须相使相畏相恶诸药》，据李时珍言“出徐之才《药对》，今益以诸家本草续增者。”据学者考证，所谓“徐之才《药对》”当为陶弘景据《雷公药对》增补而成，是《本草经集注》内容，又被称为“七情表”。其内容为罗列常用药物配伍中的相须相使相畏相恶相反等七情和合事项，李时珍在此基础上增补了历代医家发现。《相反诸药》亦为“七情表”内容，李时珍分列处理。

《服药食忌》源自《证类本草》的《服药食忌例》，有所增补。《妊娠禁忌》搜集妊娠药忌和妊娠食忌的药物八十四种。《饮食禁忌》介绍食物“忌口”。

《李东垣随证用药凡例》出自金代医家张元素《医学启源·主治心法·随证治病用药》，略有改动。《陈藏器诸虚用药凡例》，介绍各种虚证常用药物。据学者考证陈藏器当为徐之才，此段文字见《证类本草·合药分剂料理法则》，为《嘉祐本草》等辑录徐之才《药对》、孙思邈《千金方》和陈藏器《拾遗》序例而成，被李时珍误解。《张子和汗吐下三法》出自金代医家张子和《儒门事亲》汗下吐三法该尽治病诠、凡在上者皆可吐式、凡在表者皆可汗式、凡在下者皆可下式。略述了汗吐下三法的应用及其药物。《病有八要六失六不治》内容见神农名例。《药对岁物药品》，言采药需“司岁备物”，原出《本草经集注》转引《雷公药对》文字，李时珍认为内容重要，把它从原“米部”抽提出来：“此亦《素问》岁物之意，出上古雷公《药对》中，而义不传尔。”

（5）古代本草目录

《神农本草经目录》，有学者考证系李时珍根据《证类本草》目录编成。清末顾观光《神农本草经》辑佚本即以此为依据。《宋本草旧目录》也见于《政和本草》和《大观本草》，为《嘉祐本草》所定历代本草增补药物数目以及《证类本草》续收补入药物数目、各部三品药物数目及有名未用药物数目。

上述专题以金元医家的理论居多——金元时期形成了中医学发展史上的又一个高峰，中药药性理论获得了较大的发展。李时珍将这些药学方面的贡献系统归纳起来，收录在《本草纲目》前二卷中，体现出李时珍希望将《证类本草》之后的本草发展囊括进《本草纲目》的意愿。

2. 临证用药手册——百病主治药（第三至四卷）

卷三卷四是《百病主治药》，主要是沿袭宋以前若干本草中的“诸病通用药”旧例。以病原为纲，罗列主治药，共设诸风、痉风、项强、癫痫等一百一十三种病证，在每种大的病证名下往往囊括若干小的病证名及其阐述。治疗分成各种证型主治药物、各种外治法（包括吐法）常用药物、各经主治药物等。如“痉风”之下分列风寒风湿、风热湿热、痰气、血滞、风虚等证型常用药物。还有吹鼻、熏鼻、擦牙、吐痰、贴㖞等外治法药物。由于主治药过多，在证型下又分设草部、谷菜、果木、虫部、鳞介、禽部、兽部、金石等药物自然分类的小纲。比旧本草单纯以病名主治为名目又深化、细化了一步。所列诸药不只是列一药物，而且兼带介绍功效用法。这二卷约有十八万字，纲举目张，编排有序，自成体系，独立成章，相当于一部临证用药手册。

（二）历代中药集成——各论部分

从卷五到卷五十二是《本草纲目》的主体内容，也就是药物各论。“纲目”二字在这部分充分体现出来。它有四个层次的纲目：①以部为纲，以类为目；②以类为纲，以药为目；③以正名为纲，以附列为目；④以药名为纲，以八项注解为目。

1. 以部为纲，以类为目

李时珍首先把全书的一千八百九十二种药分为十六个部。十六部的名称和顺序是：

水部、火部、土部、金石部、草部、谷部、菜部、果部、木部、服器部、虫部、鳞部、介部、禽部、兽部、人部。

每部的部首李时珍都做一个引子，说明该部物质的意义、特性、范围，与人类的关系及其养生治病的作用。

如水部：“李时珍曰：水者，坎之象也……其体纯阴，其用纯阳。上则为雨露霜雪，下则为海河泉井。流止寒温，气之所钟既异；甘淡咸苦，味之所入不同。是以昔人分别九州水土，以辨人之美恶寿夭。盖水为万化之源，土为万物之母。饮资于水，食资于土。饮食者，人之命脉也，而营卫赖之。故曰：水去则营竭，谷去则卫亡。然则水之性味，尤慎疾卫生者之所当潜心也。”

接下来叙述该部的分类，该部采用药物引用自历代本草的数目。如水部，“《名医别录》二种（梁陶弘景注），《本草拾遗》二十六种（唐陈藏器），《嘉祐本草》四种（宋掌禹锡），《本草纲目》一十一种（明李时珍）。”之后同时还罗列该部所引用的主要医药书籍。

然后是分类和目录。每种药物都标明首次记载的本草书名简称。最后列出该部各种有毒药物。

这种分类方法有什么优越性呢？它的基本指导思想是什么？

它的特点在于"不分三品，惟逐各部，物以类从，目随纲举"，在前人本草编写经验的基础上进行变革，形成了系统而完备的纲目体例。从《神农本草经》起，我国古代本草沿袭了上、中、下的三品分类法。这种方法在药物稀少时有一定优势，随着药物品种的增加就很难体现药物的特点，越来越不实用了。后来的本草虽然也开始按药物自然种类进行分类，但还保留了三品分类，成为双重分类。李时珍却勇敢地舍弃了三品分类法。它的另一特点是各部类的排列采用"从微至巨""从贱至贵"的原则。李时珍解释说："首以水、火，次之以土。水、火为万物之先，土为万物母也。次之以金、石，从土也。次之以草、谷、菜、果、木，从微至巨也。次之以服、器，从草、木也。次之以虫、鳞、介、禽、兽，终之以人，从贱至贵也。"（《凡例》）这种排列顺序暗合了生物进化思想。

无机界——水、火、土、金石四部。

植物界——草、谷、菜、果、木、服器六部。

动物界——虫、鳞、介、禽、兽、人六部。

服器部比较特殊，是穿着日用之品。李时珍认为这些物品多是植物制品，所以被排列在植物界有生命物质的后边，动物界的前面。

2. 以类为纲，以药为目

李时珍认为，部的分类法还不够细致。虽然有些部下只有少数药物，如火部只有一十一种，但也有些部下面包括了众多的药物，比如草部就有六百一十一种药物。因此部还只是一个大纲，部之下还要再细分类。否则还是不便掌握。于是李时珍又进一步创立六十类分类法，使每部之下，再细分若干类，这样一来，纲目更加清晰。

六十类的名称和它所属的部如下：

水部——天水（一十三种）、地水（三十种）——二类

火部——火类（一十一种）——一类

土部——土类（六十一种）——一类

金石部——金（二十八种）、玉（一十四种）、石（七十二种）、卤石（二十种，附二十七种）——四类

草部——山草（七十种）、芳草（五十六种）、隰草（一百二十六种）、毒草（四十七种）、蔓草（七十三种，附一十九种）、水草（二十三种）、石草（一十九种）、苔草（一十六种）、杂草（九种）、有名未用（一百五十三种）——一十类

谷部——麻麦稻（一十二种）、稷粟（一十八种）、菽豆（一十四种）、造酿（二十九种）——四类

菜部——荤辛（三十二种）、柔滑（四十一种）、蓏菜（一十一种）、水菜（六种）、芝栭（一十五种）——五类

果部——五果（一十一种）、山果（三十四种）、夷果（三十一种）、味果（一十三种）、蓏果（九种）、水果（六种，附二十三种）——六类

木部——香木（三十五种）、乔木（五十二种）、灌木（五十一种）、寓木（一十二种）、苞木（四种）、杂木（七种，附一十九种）——六类

服器部——服帛（二十五种）、器物（五十四种）——二类

虫部——卵生（四十五种）、化生（三十一种）、湿生（二十三种，附七种）——三类

鳞部——龙类（九种）、蛇类（一十七种）、鱼类（三十一种）、无鳞鱼类（二十八种，附九种）——四类

介部——龟鳖类（一十七）、蚌蛤类（二十九种）——二类

禽部——水禽（二十三种）、原禽（二十三种）、林禽（一十七种）、山禽（一十三种，附一种）——四类

兽部——畜类（二十八种）、兽类（三十八种）、鼠类（一十二种）、寓类（八种）、怪类——五类

人部——人类（三十七种）——一类

如在草部，李时珍就指出："炎农尝而辨之，轩岐述而著之，汉、魏、唐、宋明贤良医代有增益。但三品虽存，淄渑交混，诸条重出，泾渭不分。苟不察其精微，审其善恶，其何以权七方、衡十剂而寄死生耶？于是剪繁去复，绳缪补遗，析族区类，振纲分目。除谷、菜外，凡得草属之可供医药者六百一十一种，分为十类：曰山，曰芳，曰隰，曰毒，曰蔓，曰水，曰石，曰苔，曰杂，曰有名未用。"这一层次的分类方法，或依据生境，或依据形态，或依据性质，虽然与现在植物分类标准不一，但对于一般读者来说却非常容易掌握。如山丘坡地生长的就是山草，低洼水边生长的就是隰草，气味芬芳的就是芳草，扯蔓爬藤的就是蔓草……

在上述"类"的下面安排药物，貌似简单，却也经常容易出错。《本草纲目》之前的历次大型修订本草，都会列举前代本草编排的错误。《本草纲目》也不例外。如前述李时珍《遗表》中，列举了以往本草著作在药物归类上的许多错误：生姜、薯蓣属菜类，列入草部；槟榔、龙眼属果部，列入木部；黑豆、赤菽，异物同条；消石、芒消，水火混注；兰花误为兰草，卷丹误为百合；把黄精当作钩吻，把旋花当作山姜；五倍子被认为木实，大蘋草被指为浮萍等。李时珍根据细心调查、比较的结果，对旧本草书中的归类错误一一作了纠正。《本草纲目》虽然也难免出现以正为误的地方，如南星与虎掌本非一物而视为一物、独活与羌活本不同种而视为同种异产，但比起先前的本草著作，却更接近现代的科学认识。

有了这六十类的划分，当我们知道了药物的名称，大体就可了解其所属部类。掌握了部类，就易于检索药物。《本草纲目》自卷五至卷五十二所载药物，就是按这种以部统类的纲目划分的。

其实，在《本草纲目》的"类"之下，还暗藏了一个"族"的类别。李时珍有一个"析族区类"的分类原则。可能是为了避免烦琐，在书中没有标明族的名称。但在分析中我们可以感觉到“族”的存在。比如在植物类药物中，这种族的归纳就很容易为人所觉察——亲缘关系相近的植物往往是排列在一起的。如草部隰草类，廉姜、山姜、豆蔻、姜黄、郁金等均属姜科植物，菊、野菊、艾、千年艾、青蒿、白蒿、黄花蒿等都是菊科植物；果部山果类，梨、棠梨、木瓜、山楂、林檎、枇杷、樱桃等均属蔷薇科植物。李时珍虽然并不知道后来林奈发明的植物科属，但已从植物外形上发现了这些植物的共性。

3. 以正名为纲，以附列为目

李时珍在《凡例》中写道：“但标其纲、而附列其目。如标龙为纲，而齿、角、骨、脑、胎、涎皆列为目；标粱为纲，而赤、黄粱米皆列为目之类。”又写道：“诸物有相类而无功用宜参考者，或有功用而人卒未识者，俱附录之。无可附者，附于各部之末。”

在《本草纲目》中，许多药物都有附列的药物，包括以下几种情况：①有些动物药，同一种动物的多种器官组织，就列一总名，其余部分附列其下。如猪，在《本草纲目》中的药物正名是“豕”，是正名，是纲，而其后附列猳猪头肉、腊猪头、项肉、脂膏、脑、髓、血、心血、尾血、心、肝、脾、肺、肾、胰、肚、肠、脬、胆、胆皮等若干可以入药的部位为目。②有的药物相近，也只列一正名，其余附列。如苋菜，为正名，为纲，下面附列白苋、赤苋为目。③有一些植物药，药用部位不同，在正名下附列其他药用部位。如莲藕正名下，就附列莲实、藕、藕蜜、藕节、莲薏（莲子中青心）、莲蕊须、莲花、莲房、荷叶等。相当于九种药物。④还有一些动植物或许有药效，但不是很清楚，李时珍即将其作为“目”予以收载。如《本草纲目》中的“附录诸果”“附录诸藤”“有名未用”等。

李时珍所言《本草纲目》载药一千八百九十二种，指的是“纲”而不是“目”，故《本草纲目》实际载药数要远多于一千八百九十二种。

有学者统计，《本草纲目》实际收载药物应是三千三百七十三种。

4. 以药名为纲，以八项注解为目

李时珍在《凡例》中介绍他的阐述格式：“诸品首以释名，正名也。次以集解，解其出产、形状、采取也。次以辨疑、正误，辨其可疑，正其谬误也。次以修治，谨炮炙也。次以气味，明性也。次以主治，录功也。次以发明，疏义也。次以附方，著用也。或欲去方，是有体无用矣。（旧本附方二千九百三十五，今增八千一百六十一。）”说明了每种药物的注释体例，即八项注解。

八个项目分别为：释名、集解、正误、修治、气味、主治、发明和附方。其具体内容如下：

①释名：列举别名，解释命名意义。同一药物有不同名称，如不弄清楚，往往发生误会。如：柴胡又名地熏、芸蒿、山菜、茹草，地黄又名芐、芑、地髓。对于药名意义、来源的考证，是释名的任务，能纠正对命名的误解。如甘草又名国老，《纲目》释云：“国老即帝师之称，虽非君而为君所宗，是以能安和草石而解诸毒也。甄权曰：诸药中甘草为君，治七十二种乳石毒，解一千二百般草木毒，调和众药有功，故有国老之号”；再如三七，“时珍曰：彼人言其叶左三右四，故名三七，盖恐不然。或云本名山漆，谓其能合金疮，如漆粘物也，此说近之”。

②集解：罗列历代医家介绍有关药物产地、生境、品种及形态、生长、药用部位、栽培、抓捕、采收、炮制等内容，阐明该药同别的类似药物在形态上的区别，品质优劣的质量评定等，包括了药物产、采、种、制各个环节。在这部分论述中，李时珍常常发表自己独到的见解。如黄芪，“叶似槐叶而微尖小，又似蒺藜叶而微阔大，青白色。开黄紫花，大如槐花。结小尖角，长寸许”（形态），“根长二三尺，以紧实如箭竿者为良”（品质评定），“其子收之，十月下种，如种菜法亦可”（栽培）。又如狗脊，“有二种：一种根黑色，如狗脊骨，一种有金黄毛，如狗形，

皆可入药”（品种），“其茎细而叶、花两两对生，正似大叶蕨，比贯众叶有齿，面背皆光。其根大如拇指，有硬黑须簇之”（形态），“吴普、陶弘景所说根苗，皆是菝葜；苏恭、苏颂所说，即真狗脊也。按张揖《广雅》云：菝葜，狗脊也。张华《博物志》云：菝葜，与萆薢相乱，一名狗脊。观此则昔人以菝葜为狗脊，相承之误久矣。然菝葜、萆薢、狗脊三者，形状虽殊，而功用亦不甚相远”（鉴别）。又如白花蛇，“湖、蜀皆有，今惟以蕲蛇擅名。然蕲地亦不多得，市肆所货、官司所取者，皆自江南兴国州诸山中来。其蛇龙头虎口，黑质白花，胁有二十四个方胜文，腹有念珠斑，口有四长牙，尾上有一佛指甲，长一二分，肠形如连珠”（形态），“多在石南藤上食其花叶，人以此寻获。先撒沙土一把，则蟠而不动。以叉取之，用绳悬起，劙刀破腹去肠物，则反尾洗涤其腹，盖护创尔。乃以竹支定，屈曲盘起，扎缚炕干”（抓捕），“出蕲地者，虽干枯而眼光不陷，他处者则否矣。故罗愿《尔雅翼》云：蛇死目皆闭，惟蕲州花蛇目开。如生舒、蕲两界间者，则一开一闭。故人以此验之”（品质评定）。

③正误：是对疑误之处，类集诸家之说，予以辨正。诸如药名、出产地、形态、气味、主治等各方面的错误，李时珍都以临床经验和亲身尝试为根据，提出自己的新见解。如天麻，先引述陈藏器之说“天麻，生平泽，似马鞭草，节节生紫花。花中有子，如青葙子。子性寒，作饮去热气。茎叶捣敷痈肿”，再援引陈承之反对意见“藏器所说，与赤箭不相干，乃别一物也”，最后提出自己的观点“陈氏（陈藏器）所说，乃一种天麻草，是益母草之类是也。《嘉祐本草》误引入天麻下耳。今正其误”。

④修治：叙述药物采集、炮制的各种技术方法。其中特别强调，采用不同的修治方法，同一药物将产生不同的气味，主治、归经也有所改变。如丹砂条，除引述《雷公炮炙论》外，还指出“今法惟取好砂研

末，以流水飞三次用。其末砂多杂石末、铁屑，不堪入药”，“又法：以绢袋盛砂，用荞麦灰淋汁，煮三伏时取出，流水浸洗过，研粉飞晒用”。又如芍药条，指出不同炮制方法适用于不同的病证，“今人多生用，惟避中寒者以酒炒，入女人血药以醋炒耳”。

⑤气味：论述药物的四气（寒热温凉）、五味（酸苦甘辛咸）、有毒无毒等属性，及经过炮制后气味的变化，兼谈归经及配伍。如甘草，“甘，平，无毒”，“寇宗奭曰：生则微凉，味不佳；炙则温”（炮炙前后性味的变化），“王好古曰：气薄味厚，升而浮，阳也。入足太阴厥阴经。时珍曰：通入手足十二经”（性味归经），“徐之才曰：术、苦参、干漆为之使，恶远志，反大戟、芫花、甘遂、海藻”、“（甄）权曰：忌猪肉”（配伍禁忌）。最后，李时珍还列举相反药物使用的案例，“甘草与藻、戟、遂、芫四物相反，而胡洽居士治痰澼，以十枣汤加甘草、大黄，乃是痰在膈上，欲令通泄，以拔去病根也。东垣李杲治项下结核，消肿溃坚汤加海藻。丹溪朱震亨治劳瘵，莲心饮用芫花。二方俱有甘草，皆本胡居士之意也。故陶弘景言古方亦有相恶相反者，乃不为害。非妙达精微者，不知此理”。

⑥主治：论述药物的功效，列举主治的各种疾病；区分内服外用，论其或补或泻，或调气或散热等。其中既有前人总结，也有李时珍的个人经验。如沙参，在主治中罗列了《神农本草经》以下各种功能主治，“血积惊气，除寒热，补中，益肺气”（《本经》）、“疗胃痹心腹痛，结热邪气头痛，皮间邪热，安五脏。久服利人。又云：羊乳，主头眩痛，益气，长肌肉”（《别录》）、“去皮肌浮风，疝气下坠，治常欲眠，养肝气，宣五脏风气”（甄权）、“补虚，止惊烦，益心肺，并一切恶疮疥癣及身痒，排脓，消肿毒”（《日华子本草》），最后提出个人见解“清肺火，治久咳肺痿”——这一总结与现代临床最为贴近。又如三七，是《本草纲目》新增药物，其主治部分均为李时珍的总结：“止血散血定痛，金刃箭伤、

跌扑杖疮、血出不止者，嚼烂涂，或为末掺之，其血即止。亦主吐血衄血，下血血痢，崩中经水不止，产后恶血不下，血运血痛，赤目痈肿，虎咬蛇伤诸病。”

⑦发明：重在阐述药性理论，并提示用药要点，以及说明药物具体主治功效。这一项目以李时珍个人见解为主，往往列举生动的医案或医话，给人以深刻的印象。也经常谈到前人的经验，并往往附有李时珍独到的评论。如葳蕤，先引述李杲“葳蕤能升能降，阳中阴也。其用有四：主风淫四末，两目泪烂，男子湿注腰痛，女子面生黑䵟”，然后提出“葳蕤性平味甘，柔润可食。故朱肱《南阳活人书》治风温自汗身重，语言难出，用葳蕤汤，以之为君药。予每用治虚劳寒热痁疟，及一切不足之证，用代参、芪，不寒不燥，大有殊功，不只于去风热湿毒而已，此昔人所未阐者也”。又如仙茅，列举滥用以致中毒的大量事例，指出“此皆火盛性淫之人过服之害也。弘治间东海张弼《梅岭仙茅诗》有‘使君昨日才持去，今日人来乞墓铭’之句。皆不知服食之理，惟借药纵恣以速其生者，于仙茅何尤”。

⑧附方：在该药所治疾病下，出示含有该药的方剂，包括经方、时方，还有大量单方、验方。“附方，著用也。或欲去方，是有体无用矣”。“旧本附方二千九百三十五，今增八千一百六十一”，大大增强了《本草纲目》的实用价值。如百草霜，收录新方二十，分别取自《刘长春经验方》《集简方》《经验方》《笔峰杂兴方》《杜壬方》《永类方》《邵真人经验方》《续十全方》《潜江方》《全幼心鉴》《圣惠方》《医说》《千金方》《普济方》《三因方》《简便方》《证类本草》《外台秘要》等书，用于治疗衄血不止、衄血吐血、齿缝出血、妇人崩中、胎动下血、或胎已死、胎前产后、逆生横生、瘦胎、产前产后虚损、月候不调、崩中、脏毒下血、暴作泻痢、一切痢下、小儿积痢、挟热下痢脓血、寒热疟疾、魇寐猝死、咽中结块、不通水食、危困欲死、鼻疮脓臭、白秃头疮、头疮诸

疮、瘰疽出汁、着手足肩背、累累如米等病证。

通过八项注解，对每种药物进行了细致分析。这项艰巨的工作背后，凝聚的是李时珍对医学、药学长期研究的心血结晶。

除总论、各论外，不能不提的还有《本草纲目》所附的药图。全书计有一千一百零九幅药图，不少药图都绘制得十分精致生动。关于这些药图完成的具体时间、作者等问题，曾有过一些不同的看法。有学者考证，金陵本的药图除阴地蕨、独脚仙、茆质汗等少数袭自《证类本草》(即《本草图经》) 外，多数源自写生。有学者从《本草纲目》正文未提及药图、且有时图文矛盾（如谷精草）等方面推测，李时珍在纂述文字时并没有配合绘图。目前一般认为，这些药图是在李时珍的指导下，由其子孙完成的，金陵本图版署名可以佐证："阶文林郎蓬溪知县男李建中辑，府学生男李建元图，州学生孙李树宗校"(卷上)、"阶文林郎蓬溪知县男李建中辑，州学生男李建木图，州学生孙李树声校"(卷下)。

当代著名中药学者谢宗万曾对金陵本《本草纲目》和《证类本草》的插图进行过全面比对，结果发现：金陵本附图一千一百零九幅，包括药物一千一百二十九种，其中一千零三十一种药图出自《本草纲目》自绘，占全书总数的 91.3%；仅有九十八种药物图与《证类本草》相似，其中又有半数以上为非常用药物。因此,《本草纲目》的药图具有非常重要的价值。

可惜的是,《本草纲目》最初的绘图在后世不断的翻刻过程中，被改动得几乎面目全非。

三、《本草纲目》的学术成就

（一）《本草纲目》为“百科全书”式的著作

1. 达尔文可能看过《本草纲目》节译本

达尔文（Charles Robert Darwin，1809—1882）在《物种起源》第一章《在家养状况下的变异》中说：“如果以为选择原理是近代的发现，那就未免和事实相差太远……在一部古代的中国百科全书中已经有关于选择原理的明确记述。”其后，在他的《动物和植物在家养下的变异》（1868）一书第二十章《人工选择》中，引用了多达数十条的中国资料，作为他的学说的例证。

百科全书指一种大型参考书，采用词典的形式，收录各科专门名词术语，系统解说。达尔文此处所说“百科全书”并非实指，而是借用其包罗万象的性质。

据潘吉星考证，达尔文所说的“古代的中国百科全书”有时候指的就是《本草纲目》。如在《动物和植物在家养下的变异》中谈到鸡的变异时所述：“倍契先生告诉我说……在1596年出版的《中国百科全书》曾经提到七个品种，包括我们称为跳鸡即爬鸡的，以及具有黑羽、黑骨和黑肉的鸡，其实这些材料还是从更古老的典籍中搜集来的。”倍契是当时英国伦敦大英博物馆图书馆东方文献部主任。《本草纲目》卷三十八禽部鸡条确实有同样的内容。鸡的品种是丹雄鸡、白雄鸡、乌雄鸡、黑雌鸡、黄雌鸡、乌骨鸡、反毛鸡和泰和鸡。在乌骨鸡中引用的更古老的典籍有宋李昉的《太平御览》等。另有一处是关于金鱼的记载，达尔文的材料直接引自《金鱼饲养》一书，而《金鱼饲养》的资料来自《本草纲目》和明郎瑛的《七修类稿》。

当然，对达尔文产生影响的远不止《本草纲目》。据考证，达尔文所说的“中国的百科全书”也并不专指某一部书，至少还包括《齐民要术》。而《本草纲目》能在世界范围内产生巨大的影响，也主要因为它是一部伟大的“百科全书”，并非源于其医药学的成就。

2. 最先提出《本草纲目》是“百科全书”的应是王世贞

明代文坛领袖王世贞为《本草纲目》作序称：“予开卷细玩，每药标正名为纲，附释名为目，正始也。次以集解、辨疑、正误，详其土产形状也。次以气味、主治、附方，著其体用也。上自坟典，下及传奇，凡有相关，靡不备采。如入金谷之园，种色夺目；如登龙君之宫，宝藏悉陈；如对冰壶玉鉴，毛发可指数也。博而不繁，详而有要，综核究竟，直窥渊海。兹岂禁以医书觏哉，实性理之精微，格物之通典，帝王之秘箓，臣民之重宝也。”

王世贞看似溢美的文辞绝非虚言。《本草纲目》引据之广博、内容之丰富、描述之细致、体例之严谨，均远超前代本草。而其影响亦不限于医药学界，无愧于“格物之通典”的评价，确是一部“百科全书”。

3. 为什么说《本草纲目》是“百科全书”

其实，《本草纲目》既不符合现代“百科全书”的定义，也不能与在体例和内容上更近似现代百科全书的古代类书概念完全吻合。但为什么可以称它为百科全书呢？这是因为《本草纲目》涉及了众多领域的知识，李时珍在记述分析这一千八百九十二种药物时，除应用了丰富的医学、药学知识外，还保留了十六世纪以前中国劳动人民的自然知识、生产技术知识和社会历史知识。我们学习《本草纲目》时，除了能学习它丰富的药物学知识和精湛的医学知识外，还能从中获得大量不同学科的相关知识；而从事不同工作的人，也都可以将其当成本学科的著作来读，并且必然会受益匪浅。

（二）《本草纲目》对医药学的贡献

1. 对药学的贡献

（1）创立本草新体系

《本草纲目》之所以吸引了许多国内外研究者的兴趣，除了所载药物众多之外，就是它先进的分类体系了。因为在生物学上，最基本的知识开始于对生物的分类，没有这种分类学上的知识，就不可能对纷繁杂沓的生物界进行科学性的处理、总结，更遑论加以利用了。

有人将《本草纲目》的分类方法，与达尔文的《进化论》相比较，认为李时珍天才地猜到了“进化论”；还有人将李时珍比作林奈（Carl von Linné，1707—1778），认为其早于林奈，而分类方法却与林奈有很多相似之处。

事实上，分类有两方面的意义：一是科学的意义，即作为一项逻辑的工作；二是实用的目的。对于本草而言，中药的分类最初是出于实用的目的，而不是去探讨药物之间的关系，并非纯粹的科学工作。

最早的《神农本草经》，采取三品分类法，分类原则是为养生服务，其次才是治病。南北朝时，陶弘景《本草经集注》改进了药物分类法，实行两级分类，将药物按玉石、草木、虫兽、果、菜、米食等自然属性分类后，各类又分为上、中、下三品。在李时珍《本草纲目》问世之前，虽然药物不断增加、分类不断细化，但本草著作的基本分类原则没有改变。

至《本草纲目》，李时珍毅然抛弃了《神农本草经》以来的三品分类法，使用了创新的分类方法，将传统自然分类法发扬光大以致成熟。他在药物分类上力图做到更准确、不重叠、便于寻检，“不分三品，惟逐各部；物以类从，目随纲举”，以十六部六十类的自然属性划分一千八百九十二种药物。从《本草纲目凡例》中可以看出李时珍药物分类的指导思想："今各列为部，首以水、火，次之以土，水、火为万物之先，土为万物母也。次之以金、石，从土也。次之以草、谷、菜、果、木，从微至巨也。次之以服、器，从草、木也。次之以虫、鳞、介、禽、兽，终之以人，从贱至贵也。"

《本草纲目》的分类主要依靠李时珍个人的观察，是根据药物的形态、生长环境及与人类的关系等多方面综合评判进行的。虽然划分标准并不统一，但却都是源于观察实践。最关键的一点，李时珍的分类符合当时人们的认知理解程度，是约定俗成而能够获得大多数人认同的。

如植物类药物，李时珍分为五部三十一类。五部中，草部和木部是根据植物形态建立的，谷部、菜部、果部则是根据人类的用途建立的。每部之下，又细分若干类，如草部，其中的山草、水草、石草是按生长环境划分，芳草、毒草是按内含成分划分，蔓草（即攀援、藤木植物）是按形态划分；又如果部，其中的山果、水果是按生长环境划分，蓏果是按性质划分；又如菜部，其中的荤辛类是按气味划分，柔滑类是按触感划分，水菜是按生长环境划分，蓏菜、芝栭是按形态划分；又如木部，乔木、灌木、苞木（竹类）是按形态划分，香木是按气味划分。当时的人们不会指责他的分类标准不统一，也不会认为他将苔草类（相当于今天的真菌、苔藓和蕨类）归入草部是错误的。

李时珍还提出了"析族区类"的分类原则，在类之下还分若干"族"，以此作为分类的基本单元而进行详细描述。如草部，隰草类的蓼蓝、水蓼、马蓼、荭草、毛蓼、海根、火炭母草、蚕网草、蛇网草、虎杖、萹蓄都属于蓼科植物，芳草类的菊、野菊、艾、千年艾、青蒿、白蒿、黄花蒿都是菊科植物，毒草类的大戟、泽漆、甘遂、续随子都属于大戟科植物；又如果部，山果类的梨、棠梨、木瓜、山楂、林檎、枇杷、樱桃都属于蔷薇科植物；这些亲缘关系相近的植物，在《本草纲目》中往往都排列在一起。又如李时珍分类中的瓜、豆、兰、禾谷、天南星等，这些大致都相当于现代植物分类的“科”；水菜类相当于现代的藻类植物门，芝栭类相当于现代的真菌植物门的担子菌植物。虽然这些“族”并未具体标示，虽然只是将一些外表具有明显特征的自然类群汇集在一起，但凭借细致入微的观察和实事求是的态度，李时珍确实在一定程度上揭示了植物的亲缘关系，在“自然分类”的道路上迈出了一大步。

从植物系统的排列上可以看出，李时珍对植物的分类，是建立在植物的表面特征及与人类有关的植物内含物性质的基础之上，是一种人为分类。这种植物系统的排列，也在一定程度上反映了李时珍对植物从低级向高级发展这一趋势的认识。

如果抛开科学意义，仅从实用的角度去评价，也不难发现，《本草纲目》的分类系统十分便于寻检。不懂生物学的人也许不知道人参是五加科的，但必然知道它是生长在山里的，因此可以轻松地在“山草”类中寻找。同样，你不一定知道山楂是蔷薇科的，但你会知道它来源于山上，也会到“山果”类中去找。《本草纲目》的分类对于大多数人而言，十分的方便。

（2）增加药物品种

历代编写本草的药学家有两类，一类是有所偏重，精选临床常用、疗效肯定的药物，而对于怪异冷僻的药物则不收；另一类则广收博采，大有一网打尽之势，恨不能将所有药物甚至非药物都收罗进本草当中。李时珍当属后者，从他对陈藏器《本草拾遗》的评价中即可看出他的态度：“博极群书，精核物类，订绳谬误，搜罗幽隐，自本草以来，一人而已。肤谫之士，不察其该详，惟诮其僻怪。宋人亦多删削。岂知天地品物无穷，古今隐显亦异，用舍有时，名称或变，岂可以一隅之见而遽讥多闻哉？如辟虺雷、海马、胡豆之类，皆隐于昔而用于今；仰天皮、灯花、败扇之类，皆万家所用者。若非此书收载，何从稽考？此本草之书，所以不厌详悉也。”

毫无疑问，一部本草著作所载的药物总数和新增药物的多少，是衡量这部著作价值的重要指标之一。据“采集诸家本草药品总数”记载，在《本草纲目》一千八百九十二种药物中，李时珍新增药品三百七十四种。其所收历代文献中的新增药物种数，超过三百种的只有《神农本草经》（三百四十七种）、陶弘景《名医别录》（三百零七种）、陈藏器《本草拾遗》（三百六十八种）。超过一百种以上的有苏恭《唐本草》（一百一十一种）、马志《开宝本草》（一百一十一种）。超过五十种以上的有掌禹锡《嘉祐本草》（七十八种）、苏颂《图经本草》（七十四种）。超过十种以上的有孟诜《食疗本草》（一十七种）、李珣《海药本草》（一十四种）、大明《日华本草》（二十五种）、汪颖《食物本草》（一十七种）。其他著作都不超过十种。由此可见，《本草纲目》不仅载药数量众多，而且新增药物数量丰富。

尚志钧先生曾对《本草纲目》新增药物的出处进行了考证，认为其来源有五类情况：出自前代本草的药、出自前代方书的药、出自前代经史子集的药、出自当时发现使用的药和出自有名无用的“药”。

其中第四类即前代文献未记载的药物，有一百零三种，其中草部增加最多，有八十六种。现在还常用的有三七、朱砂根、淡竹叶、土茯苓、虎耳草、叶下红、满江红、石见穿、南瓜、龙须菜、蔊菜等。这一类药物必须要通过亲自实践才能认识，或亲自采药，或亲自临床，或访问医生、药农、猎人、樵夫、渔民、农民等各类人士。这一类新药是李时珍在药物发现上最大的贡献，避免了由于古代信息传播渠道不畅而可能导致的医药知识失传。如三七，现在是临床上经常使用的药物，李时珍认识这一药材可能是通过军户介绍，“此药近时始出，南人军中用为金疮要药，云有奇功。又云：凡杖扑伤损，瘀血淋漓者，随即嚼烂，罨之即止，青肿者即消散。若受杖时，先服一二钱，则血不冲心，杖后尤宜服之，产后服亦良”。多么有意思，原来三七最早是治疗、预防杖伤用的，李时珍因而分析“大抵此药气温，味甘微苦，乃阳明、厥阴血分之药，故能治一切血病，与麒麟竭、紫𬭚相同”。

第五类即并无主治功用的药物，有二十一种。虽有药物名称，却无药物之实。这些物品，李时珍认为是“准药物”，虽然当时还不知道疗效，也许将来会有用。如诸蛇，即介绍了一十一种蛇的情况，但并未讲到功用。

（3）纠正前人药物记载错谬

时代在发展，人类在进步。人类认识药物的历史也是不断发现新药源，同时不断对以往的药物认识进行纠错的演进历程。《本草纲目》的成就不仅在于收录了数量众多的药物，还在于他勇敢地批判谬误，纠正误解。

古代本草中夹杂了一些巫术迷信的认识，李时珍对此深恶痛绝，必欲铲除而后快。古代方士认为服食金石类可以祛病延年，造成致残殒命的事故时有发生。李时珍一一进行批驳。如指出：“《别录》、陈藏器亦言（金）久服神仙。其说盖自秦皇、汉武时方士传流而来，岂知血肉之躯，水谷为赖，可能堪此金石重坠之物久在肠胃乎？求生而丧生，可谓愚也矣。”（金）

“《抱朴子》言银化水服，可成地仙者，亦方士谬言也，不足信。”（银）

“水银乃至阴之精，禀沉着之性。得凡火煅炼，则飞腾灵变。得人气熏蒸，则入骨钻筋，绝阳蚀脑。阴毒之物无似之者。而《大明》言其无毒，《本经》言其久服神仙，甄权言其还丹元母，《抱朴子》以为长生之药。六朝以下贪生者服食，致成废笃而丧厥躯，不知若干人矣。方士固不足道，本草其可妄言哉？”（水银）

“石钟乳，乃阳明经气分药也。其气慓疾，令阳气暴充，饮食倍进，而形体壮盛。昧者得此自庆，益肆淫泆，精气暗损，石气独存，孤阳愈炽。久之营卫不从，发为淋渴，变为痈疽，是果乳石之过耶？抑人之自取耶？凡人阳明气衰，用此合诸药以救其衰，疾平则止，夫何不可？五谷五肉久嗜不已，犹有偏绝之弊，况石药乎？”（石钟乳）

“《别录》言：礜石久服令人筋挛，特生礜石久服延年。丹书亦云：礜石化为水，能伏水银，炼入长生药。此皆方士谬说也，与服砒石、汞长生之义同，其死而无悔者乎？”（特生礜石）

“《神农本草》言朴硝炼饵服之，轻身神仙，盖方士窜入之言”“若脾胃虚冷，及阴虚火动者服之，是速其咎矣。”（玄明粉）

只要是错误，不论来源何人，出自何典，李时珍都毫不留情地进行驳斥，这与有些医学界流行的视经典为字字珠玑，不可妄改一字的尊古泥古思潮有天壤之别。

中国幅员辽阔，地大物博，在交通信息都不发达的古代，存在着药物混乱品种现象是易于理解的，同时还有同名异物、异物同名等现象，加之不法商贩的造假和以次充好，古谚有“卖药者两只眼，用药者一只眼，服药者全无眼”之说。历代药学家都试图解决这一名实问题，李时珍也做了大量这样的工作。

如山楂，李时珍历数各家别名，然后统一于正名之下：“《唐本草》木部赤爪木，宋《图经》外类棠梂子，丹溪《补遗》山楂，皆一物也。今并于一，但以山楂标题。”“赤爪、棠梂、山楂，一物也。古方罕用，故《唐本》虽有赤爪，后人不知即此也。自丹溪朱氏始著山楂之功，而后遂为要药。”并指出不同的品种区别：“其类有二种，皆生山中。一种小者，山人呼为棠杭子、茅楂、猴楂，可入药用。树高数尺，叶有五尖。丫间有刺。三月开五出小白花。实有赤、黄二色，肥者如小林檎，小者如指头，九月乃熟，小儿采而卖之。闽人取熟者去皮核，捣和糖、蜜，作为楂糕，以充果物。其核状如牵牛子，黑色甚坚。一种大者，山人呼为羊机子。树高丈余，花叶皆同，但实稍大而色黄绿，皮涩肉虚为异尔。初甚酸涩，经霜乃可食。功用相同，而采药者不收。”

有些外来药物，很容易以讹传讹，李时珍也做了矫正。如荜茇，他在综述了各家的介绍后进行了解释：“段成式言：青州防风子可乱荜茇，盖亦不然。荜茇气味正如胡椒，其形长一二寸，防风子圆如胡荽子，大不相侔也。”

紫鉚和骐驎竭在李时珍之前的本草书中，因为难以区别往往放在一个条目中，李时珍则对此进行了分辨，分条处理，紫鉚在虫部，骐驎竭在木部。“骐驎竭，木之脂液，如人之膏血。”“骐驎亦马名也。此物如干血，故谓之血竭。曰骐驎者，隐之也。旧与紫鉚同条，紫鉚乃此树上虫所造成，今分入虫部。”“紫鉚出南番。乃细虫如蚁、虱，缘树枝造成，正如今之冬青树上小虫造白蜡一般，故人多插枝造之。今吴人用造胭脂。按：张勃《吴录》云：九真移风县，有土赤色如胶。人视土知其有蚁，因垦发。以木枝插其上，则蚁缘而上，生漆凝结，如螳螂螵蛸子之状。人折漆以染絮物，其色正赤，谓之蚁漆赤絮。此即紫鉚也。血竭乃其树之脂膏，别见木部。”

2. 对医学的贡献

《本草纲目》虽是药物学专著，但其医学价值不可低估。医药往往不能截然分开，更何况李时珍本身就是一位杰出的临床医生，书中的医学思想就隐匿在药学体系中。

书中列有《百病主治药》二卷，涉及内、外、妇、儿、五官、皮肤各科，全面阐述了一百一十三种疾病的病因、病机、诊治、用药等各方面内容，其中不乏独到之处。每种药物下又有附方，共计一万一千零九十六则。

在医学理论上，李时珍也有自己的发明。如辛夷的发明项中，李时珍提出“脑为元神之府”的观点，首次明确了脑是精神活动的主宰。中医在《黄帝内经》当中，就已有关于心与脑主神明的论述。《素问·灵兰秘典论》篇有："心者，君主之官，神明出焉。"这里说心是神明的主宰。而《素问·脉要精微论》中说："头者精明之府，头倾视深，则精神将夺也。"但是《内经》当中构建的是以五脏为中心的理论体系，脑虽也被列为奇恒之腑之一，但脑与神明相关的认识并不是藏象学说的核心内容。此后的医家大多数秉持了《内经》心主神明的观点。

《本草纲目》的"辛夷"篇中有："鼻气通于天。天者，头也，肺也。肺开窍于鼻，而阳明胃脉环鼻而上行。脑为元神之府，而鼻为命门之窍。人之中气不足，清阳不升，则头为之倾，九窍为之不利。"这是我国医学史上首次明确地提出脑主神明的观点。李时珍"脑为元神之府"的理论是在继承总结前人的认识基础上发展而来的，这一见解突破了长期以来"心主神明"的说法。清代敢于改错医林的王清任提出了"脑髓说"，是我国古代中医脑学说发展到一个较为成熟阶段的成果，其继承了诸多医家的学说，其中就有李时珍的影响。这在《医林改错》中可以找到踪迹。

李时珍还对命门的形态、位置、功能等进行了深入研讨。如胡桃的发明项中，李时珍指出："命门者，三焦之本原。盖一原一委也。命门指所居之腑而名，为藏精系胞之物。三焦指分治之部而名，为出纳腐熟之司。盖一以体名，一以用名。其体非脂非肉，白膜裹之，在七节之旁，两肾之间。二系著脊，下通二肾，上通心肺，贯属于脑。为生命之原，相火之主，精气之腑。人物皆有之，生人生物，皆由此出。《灵枢·本脏论》已著其厚薄缓急直结之状。而扁鹊《难经》不知原委体用之分，以右肾为命门，谓三焦有名无状。而高阳生伪撰《脉诀》承其谬说，以误后人。至朱肱《南阳活人书》、陈言《三因方论》、戴起宗《脉诀刊误》，始著说辟之，而知之者尚鲜。"

此外，《本草纲目》中还保留了李时珍的诸多珍贵医案。如延胡索，

"荆穆王妃胡氏，因食荞麦面着怒，遂病胃脘当心痛，不可忍。医用吐下行气化滞诸药，皆入口即吐，不能奏功。大便三日不通。因思《雷公炮炙论》云：心痛欲死，速觅延胡。乃以玄胡索末三钱，温酒调下，即纳入，少顷大便行而痛遂止"。"又华老年五十余，病下痢腹痛垂死，已备棺木。予用此药三钱，米饮服之，痛即减十之五，调理而安"。并指出"玄胡索，味苦微辛，气温，入手、足太阴、厥阴四经，能行血中气滞，气中血滞，故专治一身上下诸痛，用之中的，妙不可言"。又如书中还记载了其父为其治病的经历："予年二十时，因感冒咳嗽既久，且犯戒，遂病骨蒸发热，肤如火燎，每日吐痰碗许，暑月烦渴，寝食几废，六脉浮洪。遍服柴胡、麦门冬、荆沥诸药，月余益剧，皆以为必死矣。先君偶思李东垣治肺热如火燎，烦躁引饮而昼盛者，气分热也。宜一味黄芩汤，以泻肺经气分之火。遂按方用片芩一两，水二钟，煎一钟，顿服。次日身热尽退，而痰嗽皆愈。药中肯綮，如鼓应桴，医中之妙，有如此哉。"

对于《本草纲目》这样一部包罗万象的百科全书，它的贡献和成就还有很多很多。我们还可以从生物学、矿物学、物候学、气象学等自然科学以及农业角度去考察《本草纲目》，也可以从哲学、历史学、语言学等社会科学、人文科学的角度去品味《本草纲目》。可以说，只要你是研究一门学术的，都不妨翻阅一下《本草纲目》。甚至在休闲时也可以将它作为兴趣读物，不必通读，只选择你喜欢的章节，它定会给你带来意想不到的收获与喜悦。

四、《本草纲目》的广泛影响

（一）医药界

《本草纲目》问世不久，就受到医药界普遍的欢迎和重视。《四库全书总目提要》："至国朝顺治间钱塘吴毓昌重订付梓，于是业医者无不家有一编。《明史·方技传》极称之。盖集本草之大成者，无过于此矣。"虽然可能言过其实，但医家对其重视程度可见一斑。明天启四年（1624）倪元璐在为《本草汇言》作序时，提到该书"欲乎与李濒湖之《纲目》，陈月朋之《蒙筌》，缪仲淳之《经疏》，角立并峙。"把《本草汇言》与《本草纲目》《本草蒙筌》《本草经疏》并立，认为这四部本草是明代本草的佼佼者。明末清初医药学家李延昰在《药品化义》（约 1644 年之前）中赞颂《本草纲目》曰："其搜罗百代，访采四方，尊为本草之大成，当无愧也。"卢子颐之父卢复精于医道，晚年著《本草纲目博议》。卢子颐二十七岁时父亲去世，生前曾嘱咐他续成此书。卢氏尊父命续编《本草》，在其父《本草纲目博议》的基础上，经十八年，写成《本草乘雅半偈》（1647）一书。卢之颐《本草乘雅半偈》凡例盛赞《本草纲目》，称："盖《纲目》一书，李氏父子，博集精研，近代之笃志本草者无出其右矣。"清初汪昂《本草易读》序称："李氏《纲目》，统括诸家，引证百氏，萃玉集锦，指谬辨误。自轩皇而后，使诸家本草，及各药单方，继《证类》而堪垂千古，不致沦没者，独赖此撰之存。"

但更能表明《本草纲目》在当时的价值的，还是其对本草学的发展产生的影响。《本草纲目》广收博采，收录了丰富的前代本草知识，因此成了后代本草典籍的资料来源。根据《本草纲目》进行摘编、汇集的本草著作在清代有很多。据统计，1593—1911 年这三百多年间，现存的二百三十一部本草中有九十部曾直接受过《本草纲目》的影响，约占39%。其中仅仅是1593—1644年这几十年间就有至少十八种后续性著作。这样的统计可能并不准确，因为可能还有很多不曾传世的本草医籍，也受到过《本草纲目》的影响。明末至清代许多有名的本草著作都曾经或多或少以《本草纲目》为资料依托。

明代李中立可能是最早摘录《本草纲目》的，在《本草原始》（1612）一书中大量使用了《本草纲目》中的炮制和临床资料。明代沈长庚的《本草纲目注释》是最早的注本，卢复《本草纲目博议》亦为后续性著作，可惜均佚。明末还出现了托名李杲编、李时珍订的《食物本草》，该书至少有三分之二的资料直接摘引自《本草纲目》。

《本草纲目》问世后，无论是赞赏它，还是反对它，很少有医家可以说没有受到过《本草纲目》的影响。如果没有受到过它的影响，只能说明一件事儿，就是自己的孤陋寡闻。在这些受《本草纲目》影响的本草书籍中，大部分都会在序文之中提到《本草纲目》，有些在著作当中少量转录。而以《本草纲目》为蓝本进行资料的节要和再整理，是明清本草史中的重要组成部分。除清初尊经复古学派站在保守的立场上反对《本草纲目》外，对《本草纲目》诟病的医家多是因为该书篇幅过大，不易携带翻检。如汪昂《本草备要》（1694）自序指出："古今著本草者，无虑数百家，其中精且详者，莫如李氏《纲目》，考究渊博，指示周明，所以嘉惠斯人之心，良方切至。第卷帙浩繁，卒难究殚，舟车之上，携取为难，备则备矣，而未能要也。"《本草便读》（1887）自序亦云："逮有明李时珍出，采辑药品千九百种，综核群籍八百余家，集诸家之大成，著《本草纲目》一书。诚为广大精微，尽善尽美。但初学者读之，一如望洋观海，即穷经皓首，亦无所折衷。"于是由博返约，以《本草纲目》资料为依托，许多各具特色的本草著作应运而生。

有一种类型是节要选编，如沈穆《本草洞诠》（1661），基本上是将《本草纲目》改写缩编而成。他赞誉李时珍《本草纲目》的同时说明了自己的编纂方法："余读蕲阳李氏《纲目》一书，精核该博，叹其美备。从而采英撷粹，兼罗历代名贤所著，益以经史稗官微义相关，并资采掇，勒成一编。"林起龙《本草纲目必读》(1667)选《本草纲目》"日用切要，求而可得"的药物600馀种，录其气味、主治、发明和附方四项，以供临证参酌。何镇的《本草纲目类纂必读》(1672)："兹特宗诸《纲目》，取主治与本草，删订而发明之。"类似的著作还有莫熺的《本草纲目摘要》(1669)、林玉友的《本草辑要》(1796)、徐用笙的《读本草纲目摘录》(1883)、戴葆元的《本草纲目易知录》(1885)等多种。即使是清代惟一的官修本草《本草品汇精要续集》，也不过是按照明代《本草品汇精要》的体例，将《本草纲目》新增的资料逐一加入其中而成的。

与一般作者简单摘抄不同的是，有些作者对《本草纲目》进行了精到审慎的剪辑，同时杂糅其他本草的精华，或者本人经验体会，形成了一批短小精悍的本草著作。如李中梓《本草征要》(1637)"以《纲目》为主，删繁去复，独存精要，采集名论，窃附管窥，详加注释。"注重析理，切合实用。顾元交《本草汇笺》(1660)，删《本草纲目》之浩繁，取《本草经疏》之精要，合明代两大名著精华于一书。郭佩兰的《本草汇》(1666)不仅取用了《本草纲目》的许多资料，还多处仿其体例，予以扩充内容。类似的还有王翃《握灵本草》(1682)、王逊《药性纂要》(1686)。在本草史上赫赫有名、影响极大的普及读物汪昂《本草备要》(1694)，也是在萃取《本草纲目》精华基础上编撰而成。该书选常用药四百余味，繁简得当，贴合实用，书成之后，风行弗替，历久弥新，影响力大有盖过《本草纲目》之势。在其带动之下，又带出了一批同类著作，如吴仪洛《本草从新》(1757)、徐大椿撰的《药性切用》等，都是对《本草备要》进行补订增删。黄宫绣《本草求真》（1769）对《本草纲目》作删节性编纂，主要介绍药物的药性和主治，说理透彻。

因为《本草纲目》包罗万象，面面俱到，内容广泛。一些作者从当中撷取各自需要的内容，编纂出一些专题类型的本草小书。如刘若金《本草述》（1664），以药性理论为重心，从《本草纲目》摘引了大量宋元以来医家关于药性药效药理的论述资料，加上个人的阐发，解说辨析入微，成为一部颇有名气的本草理论著作。其后杨时泰的《本草述钩元》（1833）、陈其瑞《本草撮要》、蒋溶《本草述录》、包诚《十剂表》等又是对《本草述》再加提炼。

张睿《修事指南》（1704）为炮制专著，载二百馀种药物的炮制法。据张同君考证，其内容均系摘取《本草纲目》诸药“修治”项下的材料汇纂而成，并非张氏个人心得。近代的《制药指南》《国医制药学》等书不过是《修事指南》改换名称的翻刻本而已。

赵南星《上医本草》（1620）是作者患病期间，按《本草纲目》所载的食物疗法自疗获愈，因而将药用食物纂为一书，为食疗本草类著作。类似的还有孟笨《养生要括》（1634），施永图《山公医旨・食物类》，沈李龙《食物本草会纂》（1691），章穆《调疾饮食辨》（1813）等。

沿着《本草纲目》开辟的路线，继续发现新的药物，纠正补充原有药物的错误和遗漏，也是受到《本草纲目》影响的体现。汪君怀《草药纲目》（约1765）也是一部大型本草，可惜失传。赵学敏《本草纲目拾遗》（1765—1803）是“专为拾李氏之遗而作”。书中补充了新药七百一十六种。虽然该书体例及编写方式并不完全套用李时珍旧法，但它的编纂主导思想和工作重点却与《本草纲目》一脉相承。赵学敏对于《本草纲目》的错误和遗漏，不妄加贬斥，而是充分肯定该书的广博，又仿照《本草纲目》的“正误”，纠正其中的错误，补充其间的缺漏等。赵学敏《本草纲目拾遗》完全可以看成是《本草纲目》的直接后续著作。

不仅是在本草方面，《本草纲目》的影响也直接进入到方书。《本草纲目》引录了大量验方，为了更好利用，方便临床检索，蔡烈先将《本草纲目》“附方”及“发明”条下的单验医方辑出约一万六千条，并按病分为七部，一百零五门，编成《本草万方针线》（1772）八卷。各方均记其卷、页，以供检索，此书是最早集录《本草纲目》验方的著作，后来多被作为《本草纲目》的附刻本一并刊行。受其影响又出现了在此基础上编集的《本草纲目》验方书。如曹绳彦的《本草纲目万方类编》（1800）、宋穆的《万方类纂》（1816）、景照的《本草纲目万方类聚》（1872）、朱铭的《纲目万方全书》（1874）等。年希尧的《本草类方》（1736）虽然不是《本草万方针线》系统，但也是将《本草纲目》中的“附方”辑出，按不同病证分为一百一十三类。也有些作者不是全面收载《本草纲目》验方，而是辑录其中的部分医方。如：王化贞的《普门医品》（1628）、缪希雍的《本草单方》（1633）、喻昌的《喻选古方试验》（1838）等。

进入民国，一批从国外学成归来的科学家，带着满腔爱国主义热情，以新视野观察中医中药，致力于用生物学、化学等科学的方法，来研究中国本草药物。在研究的起点上自然而然地指向了《本草纲目》。1923 年，赵燏黄在《同德医药学》连载《本草纲目今释》，是为用近代科学方法研究《本草纲目》的最早文章。赵燏黄早年留学日本，归国后致力于新的本草学和生药学研究，即应用现代科学方法整理本草，研究中药。在文中，赵燏黄将《本草纲目》山草类的三十一种药物释以拉丁学名，开《本草纲目》释名研究之先河。他还研究《本草纲目》和《本草纲目拾遗》所收之中药，致力于编写《中国新本草》。1929 年，丁福保署名“晋陵下工”在《中西医学报》发表了的《新本草纲目例言》《新本草纲目自序》。《新本草纲目》为其翻译的日本小泉荣次郎的著作，又名《和汉药考》。丁福保在此用《新本草纲目》，寓意在于要提倡国人在新时期阐发《本草纲目》的新义。

（二）非医学界

很少有人提到《本草纲目》在医界之外也有相当的影响。中国古代有博物的传统，所谓“博物”，是与古代“通识”相同的一种观念，是古代文人景仰羡慕的一种境界。“一事不知，士人之耻”。早在《论语·阳货》就有“多识于鸟兽草木之名”的说法，孔子本身就是一个博物的楷模，萍实商羊的典故常被文人引用。《本草纲目》问世后，士人阶层也将其作为博物著作对待。王世贞就指出：“兹（指《本草纲目》）岂禁（仅）以医书觏哉？实性理之精微，格物之通典，帝王之秘箓，臣民之重宝也！”清陆世仪也说：“《本草纲目》真穷理尽性之书，直察到鸟兽草木性情，无一不穷极其奥。非圣人其孰能与于斯？然有个一贯道理，不过阴阳五行而已，声色臭味不过就二五分别将去。”（《思辨录辑要》卷三十五）其实李时珍自己也是这样认为的：“上自坟典，下至传奇，凡有相关，靡不收采，虽命医书，实该物理。”（进《本草纲目》疏）“虽曰医家药品，其考释性理，实吾儒格物之学，可裨《尔雅》《诗疏》之缺。”（《凡例》）

1. 名物考订

《本草纲目》问世不久就有人将之带入至对相关名物的诠释之中。以《诗经》名物考订为例，清初提倡经世致用，对考证之学愈发关注，陈启源的《毛诗稽古编》、姚炳的《诗识名解》与陈大章的《诗传名物集览》不约而同地引述《本草纲目》考据《诗经》中的名物。

陈启源的《毛诗稽古编》历来被视为清代宗主汉学的重要著作，陈启源高举复古的旗帜，注重训诂考据，广征博引，对宋学进行批评。书中多次引用《本草纲目》内容。如对“林有朴樕”的解说：“李时珍曰：槲叶摇动有觳觫之态，故名槲樕也。朴樕者婆娑之貌，其树偃蹇其枝芃芃故也。俗呼衣服不整者为朴樕，以此。理或然。”姚炳《诗识名解》重在阐释名物，援引典籍颇为广博，大要以《尔雅》为宗，在广泛引述《毛诗》《郑笺》等文史书外，李时珍《本草纲目》也是其重要参考资料。例如，关于《周南·卷耳》中“卷耳”的解释，姚炳对《本草纲目》的解释进行了批判：“卷耳惟有常枲名，今别作常思，思即枲之讳也。李时珍谓：诗人思夫，赋《卷耳》之章，故名常思。是徒据俗话强解耳，此诗讵思夫之作耶？”虽然观点不同，但可见在文人眼中，进行《诗经》名物考证《本草纲目》是不可无视的。陈大章《诗传名物集览》重阐释名物，甚少着意于诗旨。如《郑风·野有死麕》的解释，陈大章先引各家概述麕的属性，又引《吴越春秋》《本草纲目》等介绍其生活习性，对于朱熹“淫诗”的意旨并未表态。《诗传名物集览》体近类书，喜欢堆砌旧典，如对“鹑之奔奔”的阐释，为了明确“鹑”的概念，先引《朱传》《尔雅》等，再引《交州记》“黄鱼化鹑”、《本草纲目》“虾蟆化鹑”、《列子·天瑞》“蛙变为鹑”等说法，不惜笔墨喧宾夺主。

2. 校正古籍

《本草纲目》涉及文献资料繁多，因而也成为校勘的佐证之一。如：

《明史》卷三百二十四中，编修官章宗瀛对“暹罗传大风子及撒哈剌西洋诸布”中的“大风子”进行考证，就先后引用了周达观《真腊记》和《本草纲目》，纠正了原来错误的“枫”字。

《四库全书考证》在校正《陆氏诗疏广要》“螟蛉有子条刘禹锡谨案《蜀本注》”时就指出“按刘禹锡系唐诗人，未尝注《本草》。又按宋人掌禹锡曾著《本草注》，见《本草纲目》。此作刘误。”根据就是《本草纲目》。

3. 政书、方志物产勘正

政书是主要记载典章制度沿革变化及政治、经济、文化发展状况的专书。《通典》《通志》《文献通考》等十通为其代表。在这类书中也会有物产、食货内容，清代以后的这类书籍常会引用《本草纲目》。

《续通志·昆虫草木略》大量引用《本草纲目》作为名物辨证的依据。如莠，“李时珍曰：莠草秀而不实，故字从秀，穗形象狗尾，故俗名狗尾”。莎，“李时珍曰：俗人呼为雷公头。”藒车，“李时珍曰：与今兰香、零陵相类”。蔚，“李时珍曰：秋开细黄花，结实大如车前实，而内子微细不可见，故人以为无子也”。荓，“李时珍曰：蠡乃荔字之误”等。

地方志被称为“地方百科全书”，在物产、食货等类，有道地药物的描述，内容涉及药材资源、药物的生产与加工、药材贸易以及药材税收等多个方面。一些内容详尽的地方志不仅仅只是列入物产目录，在药材内容上也会进行考订，考订过程中最好的工具书就是《本草纲目》。

如雍正《山西通志·物产》比较多地引用了《本草纲目》，如黄连，“金大同贡黄连。《本草》李时珍曰：其根连珠而色黄故名”。黄精，“出平鲁。李时珍曰：黄精为服食要药，仙家芝草之类，以其得天地之精粹，故谓之黄精”。贯众，“出辽州，一名凤尾草。李时珍曰：草茎如凤尾，一本而众枝贯之，故草名凤尾，根名贯众”。三七，“唐汾州贡三七，今无。李时珍曰：人言其叶左三右七，盖本名山漆，谓其能合金疮，如漆黏物也”等。基本格式就是某地出产某物种，再根据需要引用《本草纲目》内容。其中“唐汾州贡三七”非常可疑，待考。

乾隆《浙江通志·物产》引用《本草纲目》也很多，但多比较灵活。如地龙藤，“《本草纲目》生天目山，树绕蟠屈如龙，故名”。小天蓼，“《本草纲目》天蓼生天目山、四明山，树如栀子，冬月不凋，能逐风，而小者为胜”。实际上是《本草纲目》引用《本草拾遗》的内容。芋，“《本草纲目》出自海盐，苗高三四尺，茎赤，叶似石榴而短厚，又似石南叶。开细白花”。实际是茵芋，产地出自《日华子本草》，形态描写出自《本草图经》。西河柳，“《本草纲目》一曰柽。嘉兴产”。只选用了《本草纲目》的药名。昆布，“《本草纲目》如绳索状。出浙东者大叶似菜，盖海中菜也”。只选用了《本草纲目》对物产加工品形状的描述。

乾隆《广西通志·物产》引用《本草纲目》也很多，同样比较灵活。如桂心，“出紫荆山，即桂皮根上厚皮内之肉，其稍薄者名桂皮，树之小枝名桂枝。案《本草纲目》分三等用”。滑石，“乃石之脂膏也。临桂出。案《本草纲目》色正白，初取软如泥，久渐坚强”。引用的是《本草经集注》。白茅香，“种出交趾，用以合诸名香甚奇妙，尤胜舶上来者。案《本草纲目》云草根色白，状如细柳”。实际上引用的是排香草。佛手柑，“出昭平。案《本草纲目》似朱栾而叶尖长，植之近水乃生，其实状如人手，有指，因名”。此条所引述在枸橼条内，不是熟读《本草纲目》，很难发现。

地方志对《本草纲目》并非仅是一味照搬，有时也有批评。如乾隆《钦定热河志·物产》关于黄鼠的记载中就引用了《本草纲目》。“李时珍《本草纲目》黄鼠古谓之鼲鼠，辽人呼为貔狸，亦名令邦。皮可为裘领”。接着批评说：“然诸书所载黄鼠俱无别名鼲子之说，亦无皮可为裘之事。时珍盖臆说也。”不过这条批评只是暴露了编者的孤陋而已。

4. 其他

《钦定授时通考》，七十八卷，乾隆二年（1737）敕命大学士鄂尔泰、张廷玉等四十余人纂修，为清朝第一部大型官修综合性农书。在农作物上，大量引述《本草纲目》资料。

《广群芳谱》全称《御定佩文斋广群芳谱》，康熙四十七年（1708）内阁学士、礼部侍郎汪灏将王象晋《群芳谱》增删改编扩充而成。《广群芳谱》也大量引用《本草纲目》资料。在引用时定了一个原则：“原本诸谱中多有疗治一条，今按医疗自有专书如《本草纲目》《证治准绳》之类可备详考，纂入谱内反多阙略，且恐参究未精，泥方贻误，宁阙之以致慎。”（《凡例》）这不失为明智的选择。

《异鱼图赞笺》是清朝胡世安所写。先是杨慎撰《异鱼图赞》，间有自注，仅标所据书名，未暇备引其说。胡世安为之增补，其内容也引据过《本草纲目》。如王余条下指出："虽相沿已久，不如《尔雅翼》《本草纲目》分标较核。"

张英、王士祯、王惔等撰《渊鉴类函》是清代官修的大型类书，四百五十卷，四十五个部类，是以《唐类函》为底本广采诸多类书集成此书。其中对《本草纲目》也有采录，如"萍"就引用了李时珍记述的典故："《本草纲目》曰：宋时东京开河，掘得石碑，梵书大篆一诗，无能晓者。林灵素逐字辨译，乃是治风方。其法以紫色浮萍日干蜜丸，每服一粒，以豆淋酒化下，治诸风。服过百粒，即为全人。其诗曰：天生灵草无根干，不在山间不在岸。始因飞絮逐东风，泛梗青青飘水面。神仙一味去沉疴，采时须在七月半。"

《禹贡锥指》是清初胡渭对《尚书•禹贡》的注释。胡渭在五十八岁时参加了《大清一统志》的编纂，过程中他发现历来注经家对《禹贡》注释有不少错误和缺漏，于是开始了对《禹贡》的系统研究。他的研究一扫前人在《禹贡》研究上的附会变乱，《禹贡锥指》直至今日仍为人们理解《禹贡》时代的地理面貌以及历代的变迁提供了极为丰富的数据和重要的启示。在书中他也多次引用了《本草纲目》作为考证依据。如"杶榦栝柏"条，就分别有"李时珍曰：椿樗栲，一木而三种，樗栲皆不材之木，不似椿坚实，可入栋梁也"。"李时珍《本草》曰：桧叶尖硬，亦谓之栝。今人名圆柏以别于侧柏"。"砺砥砮丹"条，引据"李时珍曰：今母砂银生五溪丹砂穴中，色理红光"。

明末至清代众多注释《诗经》、文字训诂、农林渔猎、博物考古书籍中多可见到《本草纲目》的踪迹，不论赞同还是批评，都无法完全回避它的影响。有理由相信，从明末起《本草纲目》的一版再版，其读者不仅仅是医者，更多地被《本草纲目》渊博知识所折服的是士人阶层。

《本草纲目》献于朝廷以后，官方视野中开始注意李时珍。张廷玉主持修撰的《明史》中，李时珍也得以进入《方技传》。乾隆朝编修

《四库全书》,《本草纲目》得以搜于其中，在《提要》中，得到了很高的评价，“盖本草之集大成者无过于此”。

《续文献通考·选举考·方伎》例举了明代历朝国医：“时以医举者，惠帝时戴思恭，成祖时盛寅、吴讷，孝宗时吴杰，世宗时许绅，庆历间李时珍。思恭、寅、杰，并官太医院使。讷有学行，尝侍内廷，备顾问，历官南京副都御史。绅累加礼部尚书领太医院事，宫变营救甚力，加太子太保。时珍官楚王府奉祠正。”《本草纲目》为李时珍争得了应有的地位。

雍正元年（1723）就曾下谕敦促各省巡抚严加考察所属医者，有精通《类经注释》《本草纲目》《伤寒论》之人，指名题请为医学教授，每省设立一员，食俸三年。如果勤慎端方，可以贡入太医院授为御医。（乾隆《大清会典则例》卷一五八，《太医院》。）可见《本草纲目》和李时珍在官方的地位与影响。

清刘慎荣有《读〈本草〉》诗曰：“时珍真不愧名医，医国能推即在斯。赋美凌云扬得意，人传冠玉魏无知。柴胡桔梗何求也，玉札丹砂并蓄之。只恐药良多瞑眩，沉疴欲起莫猜疑。”

（三）《本草纲目》的东渐西被

1. 东方

《本草纲目》被视为药物学宝典，最早流入日本和朝鲜。之后，越南、印度等国家也相继引进。由于这些国家受中国医学药学影响较大，《本草纲目》是被作为医药书籍流传、翻印、学习、翻译的。在这种学习和翻译的过程中，日本、朝鲜的医药界都受到此著作的巨大影响。

在日本，《本草纲目》出版不到二十年，就已受到朝野重视。早在明万历年间《本草纲目》江西本刚刊行不久，日本庆长十二年（1607）学者林罗山（林道春）就得到一套，并把它呈献给江户幕府的创建者德川家康。这是《本草纲目》传入日本之始。继此之后，金陵本、杭州本及其他版本的《本草纲目》善本也陆续经传入日本。特别应指出的是，医药学家曲直濑玄朔得到更为珍贵的金陵初刻本。该本流入日本的年代不会迟于1614年。今东京内阁文库庋藏的金陵版《本草纲目》即为此本，它是在1875年由井口直树进呈明治天皇的，故称为“内阁文库藏本”。现日本各地图书馆仍藏有其他明、清版《本草纲目》多种，大半是十八至十九世纪以来通过海路由中国商船经由长崎载入日本的。因为单靠进口已不能适应读者需求，为此从宽永十四年（明崇祯十年，1637）起，首次出现了日本翻刻本《本草纲目》，此本以江西本为底本，由京都鱼屋町通信浓町野田弥次右卫门梓行，这是最早的“和刻本”。

日本元禄十一年（1698）冈本为竹发表了《图画国语本草纲目》（又名《广益本草大成》），共二十七卷七册，此书将《本草纲目》中各品物释为日本语，收载药物1834种。这可以说是一种编译本。严格意义下的译本，是1934年东京春阳堂出版的《头注国译本草纲目》。该本以金陵本为底本，将原书全文译成现代日本语，附有校注及索引，这是由日本学者集体译注的版本，简称“春阳堂本”。

在《本草纲目》影响下，日本江户时代出现了以稻宣义、贝原笃信和小野兰山等为代表人物的新本草学派，在促进日本近世药物学、博物学和化学的发展上起了不小的作用。

朝鲜王朝是中国明清两代藩国，思想文化深受中国文化影响，其药物学亦深受中国传统药物学的影响。《本草纲目》对朝鲜亦有深远影响。

《本草纲目》大约是十八世纪传播到朝鲜，为李朝中期。一般认为《本草纲目》书名的首次出现，是金昌业《老稼斋燕行录》中的“所买书册”项下，时间是在李朝肃宗三十八年（1712），是朝鲜使者从北京带回。其实早在此前的肃宗十六年，徐文重《燕行日记》已载《本草纲目》书名，也就是说在金昌业所载书目的二十二年前，就已传入朝鲜。此后《本草纲目》的中国刊本陆续输入到朝鲜各地。

《济众新编》是综合性医书，刊于1799年。由康命吉（字君锡，朝鲜升平人，曾任太医）遵王命以《东医宝鉴》为蓝本，删繁就简，摘录其要点，增补养老篇和药性歌而成，八卷七册。其中大量增补了《本草纲目》《医学入门》《医学正传》等中医药著作。李朝纯祖（1801—1834）时，洪得周将《本草纲目》中的附方编辑成五十卷《一贯纲目》在义州府刊行于世。黄度渊于1855年编成《附方便览》十四卷，其中参考清代蔡烈先《本草万方针线》(《本草纲目》附方目录索引)。还收录《药性歌》,《药性歌》是《济众新编》的补编。其内容大量引用《本草纲目》正文，并作出更进一步解说。撰者不明的《本草精华》刊于1800年，采用《本草纲目》分类方法，药物、文字皆出自本书，有一百五十余味药标明了朝文。十九世纪末的另一位朝鲜医学家池扬永兼通东西医学，著有《本草采英》。此书是《本草纲目》的摘录，主要采集了《本草纲目》中的精华，予以叙说。以上《一贯纲目》《本草精华》《本草采英》三本书，是直接摘编或者改编自《本草纲目》的，其他几种医书，也莫不将《本草纲目》作为最重要的参考。因此可以说,《本草纲目》是朝鲜王朝后期最重要的药物学参考书籍。自从《本草纲目》在十八世纪传到朝鲜后，在二百多年内对朝鲜医药学的发展产生了良好的影响，受到好评和欢迎。

2. 西方

在国外,《本草纲目》被视为博物学著作而得到广泛的关注。在西方博物学语境中，李时珍成了“伟大的博物学家”,《本草纲目》则是“十六世纪中国的百科全书”。李时珍被称作“博物学家”，得益于《本草纲目》的外传。早在明末清初时期,《本草纲目》就传到了国外，先是传到了日本和朝鲜，在十八世纪的时候开始传到了欧洲。潘吉星考证发现,《本草纲目》第一个用欧洲文字公开出版的节译本，出现在清雍正十三年（1735）巴黎法文版《中华帝国全志》中。该书第三卷中，曾将《本草纲目》卷首部分摘译成法文，标题的中文意思是“节录本草纲目，即中国本草学或中国医用博物学”，开头还有说明：“本书由明代世医家庭出身的医生李时珍所编纂，但此书作者还未及使其杀青，便突然去世。遂由其子将此书献给万历皇帝，根据要求，皇帝于万历二十四年（1596）敕礼部刊行此著。”当时不通晓中文的欧洲本土广大读者，最初是通过《中华帝国全志》这部名著而认识到《本草纲目》的。十八世纪欧洲正兴起一种“中国热”，而这部从各方面介绍中国的巨著的出版，正好适应了欧洲人想更多地了解中国的需要。因此出版后，立即轰动全欧洲，引起各界人士的注意。1735 年法文版售光，第二年在海牙发行第二版，同年被译成英文，题为《中国通史》，在伦敦刊行，共四册。之后陆续出现了德文、英文、俄文译本。

十八世纪的瑞典植物学家拉格斯特朗在瑞典对亚洲贸易机构东印度公司供职，他在中国得到了《本草纲目》原著，并采集了一千多种植物标本。回国后把植物标本送给正从事植物分类研究的林奈，对林奈帮助不小。拉格斯特朗在向林奈赠送中国植物标本时，不会不把《本草纲目》介绍给林奈，因为林奈对中国事物也有很大兴趣和一定的了解。

十九世纪初，法国汉学家勒牡萨对《本草纲目》的研究和介绍，在促进此书在欧洲传播方面有不小的贡献。勒牡萨一次在巴黎森林修道院神父那里参观藏品时，被一部印有大量动物、植物插图的博物学著作吸引。但这部古书是用当时很少有人看懂的汉文写的，这正是李时珍的《本草纲目》。从这件事情可以再次看到，此书确已广泛流传于欧洲各地。勒牡萨为了读懂《本草纲目》，发愤专心自学汉语，经五年苦读，终于克服了语言文字上的难关。1813 年勒牡萨二十五岁便把对《本草纲目》和中国医药的研究论文提交巴黎大学医学系，受到高度评价。勒牡萨因而被授予博士学位。这是西方以《本草纲目》为题材授予学位的开端。

《本草纲目》传入欧洲后，人们不只发现它有实用价值，而且还有学理上的价值。英国生物学家达尔文（1809—1882）在奠定进化论、论证人工选择原理的过程中，参阅了各国的科学文献，从中找到不少历史依据，其中从中国文献中就发掘出不少有价值的东西。他在《物种起源》《动物和植物在家养下的变异》和《人的由来和选择性》等书中，十几次引用并赞赏被他称之为“Ancient Chinese Encyclopaedia（古代中国百科全书）”的著作。达尔文所说的著作到底是什么书，研究者们长期不得其解。1959 年潘吉星经研究认为，“古代百科全书”有时候就是指李时珍的《本草纲目》。

美籍德裔汉学家劳费尔 1919 年出版的《中国伊朗编》一书中，《本草纲目》被用来研究栽培植物史及中国伊朗文化交流史。劳费尔在序言中说，他在这项研究中参阅了“李时珍在 1578 年所完成的那部包罗万象的有名的《本草纲目》”。还说：“尽管这书有许多错误和不正确的引证，它仍然不失为一部不朽的巨著，学识很渊博，内容充实。”

东西方文化语境不同，对《本草纲目》的接受程度也有所不同，但就像在平静的水面上落进一颗石子，它的影响的涟漪随着时间的流逝荡漾开去，渐渐扩散。

五、阅读《本草纲目》应该注意的几点问题

毋庸讳言，李时珍也不可能完美无缺，肯定也会受到时代的局限。现代学者对此并不避讳，而是认真甄别，区分对待。如中医文献工作者对于《本草纲目》引文不严谨已经形成共识；药物工作者对于药物混乱品种问题也在进行考证；临床工作者也在发现并纠正一些错误。

（一）客观看待药物种类的博杂

作为百科全书式的博物著作，《本草纲目》力求包罗万象、广收博

采，即便有些药物的内容并不准确，甚至有些药物已经有名无实，仍一概留存。他认为："诸物有相类而无功用宜参考者，或有功用而人卒未识者，俱附录之。无可附者，附于各部之末。盖有隐于古而显于今者，如莎根即香附子，陶氏不识而今则盛行；辟虺雷，昔人罕言而今充方物之类，虽冷僻，不可遗也。""唐、宋本所无，金、元、我明诸医所用者，增入三十九种。时珍续补三百七十四种。虽曰医家药品，其考释性理，实吾儒格物之学，可裨《尔雅》《诗疏》之缺。"（《凡例》）此实为李时珍一片苦心，欲为后世尽可能地保存丰富的史料与线索，学者当慎思之。

（二）理性认识植物品种的变化

作为明代的医药学家，李时珍是从我国传统植物学的角度来分类植物的。尽管《本草纲目》的分类法极为先进，但与西方学者建立的现代植物学体系仍有本质区别。因此，《本草纲目》所载多数植物药的来源，并不能与现代《药典》一一对应，学者当明辨之。

（三）深入辨析中西医学的差异

作为专业著作，《本草纲目》满载着深刻的中医药学理论与专业术语。而无论在思维方式、理论构建，还是在学术表达、临床实践等各方面，中医与西医都迥然不同，如中医之补血不等于治疗贫血，中医之五脏不等于人体器官，中医之痛风、伤寒更非西医之痛风、伤寒。学者当审问之。

本草纲目

本草纲目序

[明] 王世贞

纪称望龙光知古剑[1]，觇宝气辨明珠[2]。故萍实商羊[3]，非天明莫洞。厥后博物称华[4]，辨字称康，析宝玉称倚顿[5]，亦仅仅晨星耳。

“纪称”犹言“有记载说”。

[注释]

[1] 纪称望龙光知古剑：古书记载，望见龙泉宝剑的光气就知道古剑所在的地方。纪：通“记”。指古书上的记载。据《晋书·张华传》载：张华看到牛斗二星之间常有紫气，就问雷焕。雷焕说：宝剑的精气上通于天，剑在豫章丰城。后果然在那儿挖掘发现一石函，内有龙泉、太阿双剑。 [2] 觇（chān）宝气辨明珠：看见珠宝的灵气便知道明珠的存在。觇：看，偷偷地察看。《杜阳杂编》载：唐肃宗继位后，宝库中时时有神光异气，

肃宗说那可能是上清珠发出的。命人找出时，珠上还裹着绛色的纱。这颗珠是肃宗儿时玄宗所赐的。 [3]“故萍实商羊”二句：萍实果和商羊鸟，不是天生聪明人是不认识的。萍实：萍蓬草的果实。又名水栗。据《孔子家语》卷三载：楚昭王渡江见到一个斗大形圆而色红的东西，大家都不认识。派人问孔子，孔子认出这是萍果的实，可食，兆吉。商羊：传说中鸟名，据《孔子家语》载：齐国有一足鸟，飞集于公廷上，齐侯派人问孔子。孔子说此鸟名商羊，兆吉。天明：天赋之明。莫洞：不能认识了解。 [4]“厥后博物称华”二句：其后广泛了解事物的人，应当首推张华；能明辨字义的人，应当说是嵇康。晋张华著有《博物志》十卷，收集资料丰富。《晋书》本传谓其“博物洽闻，世无与比”。据《世说新语·简傲》载：嵇康和吕安是好朋友。有一次，吕安走访嵇康，康不在，只有其兄嵇喜在家。吕安在大门上题一“鳳”字，便走了。嵇喜很高兴。嵇康回来析“鳳”为“凡鸟”二字，才知吕安在戏弄他。厥：其。 [5]析宝玉称倚顿：善于分辨宝玉的人，应当属倚顿。析：辨别，倚顿：一作“猗顿”，春秋时人，擅长识别珠宝。《淮南子·氾论训》：“玉工眩玉之似碧卢者，唯猗顿不失其情。”

文坛领袖王世贞和乡村医生李时珍，两个本来毫不相干的人物因为《本草纲目》的因缘相会了。这一次的相聚，促使了一部巨著的问世，影响了它的传播。王世贞让世人见识了《本草纲目》，使李时珍成为不朽。

楚蕲阳李君东璧[1]，一日过予弇山园谒予[2]，留饮数日。予窥其人[3]，睟然貌也，癯然身也，津津然谭议也，真北斗以南一人[4]。解其装，无长物[5]，有《本草纲目》数十卷。谓予曰：时珍[6]，荆楚鄙人也。幼多羸疾[7]，质成钝椎；长耽典籍，若啖蔗饴。遂渔猎群书[8]，搜罗百氏。凡子史经传[9]，声韵农圃，医卜星相，乐府诸家，稍有得处，辄著数言。古有《本草》一书[10]，自炎皇及汉、梁、唐、宋，下迨国朝，注解群氏旧矣。第其中舛谬差讹遗漏不可枚数[11]。乃敢奋编摩之志[12]，僭纂述之权。岁历三十稔[13]，书考八百馀家，稿凡三易。复者芟之[14]，阙者缉之，讹者绳之。旧本一千五百一十八种，今增药三百七十四种，分为一十六部，著成五十二卷。虽非集成，亦粗大备，僭名曰《本草纲目》。愿乞一言以托不朽[15]。

系指《神农本草经》系列著作。从炎黄及汉的《神农本草经》、南朝梁的《本草经集注》、唐代的《新修本草》到宋代的《证类本草》诸版本，及其李时珍之前的明代本草。

[注释]

[1] 楚蕲阳李君东璧：湖北为楚地，故称楚。蕲阳，今湖北蕲春。东璧，李时珍的字。 [2] 弇（yǎn）山园：在江苏太仓，王世贞旧居，内有上弇、中弇、下弇三峰。谒（yè）予：请见我。谒：访问。 [3]“予窥其人”四句：王世贞对李时珍外貌的观感。窥：观看。睟（suì）然：润泽有光彩的样子。癯（qú）然：清瘦的样子。津津然：有趣味的样子。谭：通“谈”。谈论。 [4] 北斗以南一人：《新唐书·狄仁杰传》：“狄公之贤，北斗以南一人而已。”后遂以“北斗以南一人”指贤相或杰出人物。 [5] 长（zhàng）物：多馀的东西。 [6]“时珍”二句：李时珍的谦词。荆楚：即楚国。鄙人：浅陋之人，自谦之词。 [7]“幼多羸（léi）疾”四句：李时珍长大后

喜欢研读古典著作，就像吃甘蔗饴糖一样有味。羸疾：衰弱生病。质：资质。钝椎：笨拙，愚钝。耽（dān）：喜好，入迷。啖（dàn）：吃。 [8]“遂渔猎群书”二句：广泛搜集博览群书。渔猎：喻泛览博涉。百氏：诸子百家。 [9]“凡子史经传”六句：在阅读各种书籍过程中，稍有心得体会的地方总是记录下来。子：子书，指先秦百家的著作。经：儒家经典著作。传：阐明儒家经义的文字。声韵：音韵著作。星：古代以星象占验吉凶的方术。相：指相术，古时观察人的形貌来预言命运的一种方术。乐府：诗体名。泛指可以入乐的诗、词、散曲、剧曲等。 [10]“古有《本草》一书”四句：古代有《神农本草经》一书，自神农时代流传至今，各种注释已经很陈旧。炎皇：即神农氏。国朝：中国旧时称自己所生活的朝代为国朝，此指明朝。旧：久远。 [11]第其中舛（chuǎn）谬差讹遗漏不可枚数：但是这些著作之中差错混乱遗漏的地方多得无法一一列举。第：只是。舛：错误。 [12]“乃敢奋编摩之志”二句：李时珍因此而立志撰述《本草纲目》。奋：奋发、振作。摩：切磋、研究。僭（jiàn）：超越本分，古代指地位在下的冒用在上的名义或礼仪、器物，这里引申为“不自量力”。 [13]“岁历三十稔（rěn）”三句：经历的时间、考查书籍的种数、书稿修改的次数。稔：本义为庄稼成熟，引申为年。易：修改。 [14]“复者芟（shān）之”三句：修改的内容。芟：铲除杂草，引申为删除。阙：通“缺”。缉（jī）：续、接续、增补。绳：纠正。 [15]愿乞一言以托不朽：希望赐序，使著作得以流传后世。托：依赖。不朽：永垂后世。

王世贞透过《本草纲目》医书的表面，看到了李时珍的博物洽闻、见多识广，看到了他“格物致知”的儒家理想，也看到该书对于士人的启迪。

予开卷细玩[1]，每药标正名为纲，附释名为目，正始也。次以集解、辨疑、正误[2]，详其土产形状也。次以气味、主治、附方[3]，著其体用也。上自坟典[4]，下及传奇，凡有相关，靡不备采。如入金谷之园[5]，种色夺目；如登龙君之宫，宝藏悉陈；如对冰壶玉鉴，毛发可指数也。博而不繁[6]，详而有要，综核究竟，直窥渊海。兹岂禁以医书覯哉[7]？实性理之精微[8]，格物之通典，帝王之秘箓，臣民之重宝也！李君用心嘉惠何勤哉！噫[9]，碔玉莫剖，朱紫相倾，弊也久矣。故辨专车之骨[10]，必俟鲁儒；博支机之石，必访卖卜。予方著《弇州卮言》[11]，恚博古如《丹铅卮言》后乏人也，何幸睹兹集哉！兹集也[12]，藏之深山石室无当，盍锲之，以共天下后世味《太玄》如子云者！

时万历岁庚寅春上元日[13]，弇州山人凤洲王世贞拜撰

[注释]

[1]“予开卷细玩”四句：李时珍编纂工作是从药物名称的处理开始的。细玩：仔细玩味（研究）。正始：从“正名”开始，即先订正药物的名称。纲、目，鱼网的总绳、网眼。此指主要部分和次要部分。 [2]“次以集解、辨疑、正误”二句：其次列出集解、辨疑、正误各个义项，详述药物的产地与形状。土产：本土所产之物，此指产地。 [3]“次以气味、主治、附方”二

句：其次再列出气味、主治、附方等义项，阐明药物的形态和功用。体用：药物的形态和功用。 [4]“上自坟典”四句：编纂《本草纲目》的时候，参考了各种各样的书籍。坟典：“三坟五典”的简称，常用来泛指古代的经典著作。传奇：指民间流传的小说、故事等。这里泛指一般著作。 [5]“如入金谷之园”六句：赞美《本草纲目》的药物品种繁多、全面和细致。金谷之园：指西晋富豪石崇的花园。在今河南省洛阳市内，石崇当年在金谷园内收藏了许多奇珍异宝。此处比喻内容丰富，美不胜数。种色夺目：品种形色之多，令人目不暇接。悉陈：全部陈列。冰壶：盛冰的玉壶。玉鉴：像玉一样洁净的镜子。毛发可指数：每根毛发都可以数得出来，形容清晰细腻。 [6]“博而不繁”四句：赞扬《本草纲目》的内容广博详细又重点突出，内涵探索深入。综，总聚、集合。核，仔细考察。究竟，穷尽，指深入研究。渊海，深渊和大海，比喻内容的深入和广博。 [7] 禁：四库本作“仅”，义胜。觏（gòu）：遇见，引申作“看待”解。 [8]“实性理之精微”四句：赞美《本草纲目》的重要性。它绝不仅仅是一部医书，而是儒家探讨理学的著作，是帝王和百姓的宝贵财产。性理：指宋明道学家研究的性命理气之学。格物：语出《大学》，研究事物的原理。通典：通行的法典。箓：簿籍。臣民：此指百姓。 [9]“噫”四句：真假优劣相混难辨。碔（wǔ），似玉的石头。剖，分析、分辨。朱紫，古代以朱为正色，紫为杂色。《论语·阳货》：“恶紫之夺朱也。”相倾，犹言互相排斥。 [10]“故辨专车之骨”四句：想要辨认罕见的事物必须寻找通晓各种事物的博物学家。要辨别占满一车的巨骨，必定要等待孔子；识别织女的支机石，必定寻访卖卜的严君平。王世贞运用这两则典故传说，说明通晓本草之学，必待李时珍之意。专车之骨，整辆车子才装得下的一节大骨头。据《国语·鲁语下》载：吴伐越，取会稽，获骨一节，装一专车。吴子派人问孔丘。孔丘说：

禹会诸侯于会稽，防风氏后至，禹杀之，其骨节专车。俟（sì）：等待。鲁儒，指孔子。博，通晓。支机之石，《太平御览》卷五一引《荆楚岁时记》载：汉武帝派张骞寻河源，见妇人浣纱，问之，曰："此天河也。"乃与一石而归，问严君平。君平曰："此织女支机石也。"卖卜，借卜筮为生的人。此指在成都以卜筮为业的严君平。 [11]"予方著《弇州卮言》"三句：王世贞为读到《本草纲目》这么博学的著作而感慨。卮言，支离破碎之言，对自己著作的谦词。恚，怨恨，引申为可惜、遗憾。丹铅卮言，指明代杨慎所撰的《丹铅馀录》《丹铅续录》和《丹铅摘录》等考据学著作，后由其弟子梁佐删辑合并为《丹铅总录》。兹集，即指《本草纲目》。[12]"兹集也"四句：王世贞希冀《本草纲目》能够雕版印刷，流传于世。石室，古代为保护书籍而封闭藏书的地方。盍（hé）：何不。锲（qiè）：刀刻。这里指刻版印刷。共，同"供"，供给。味，研究体会。太玄，指汉代扬雄（字子云）所著的《太玄经》。据《汉书・扬雄传》载，扬雄模仿《周易》著《太玄经》后，在当世不为人理解，并受到讥讽，可作者不予理睬，还笑称后世将大显光彩。后果如其言。 [13]"时万历岁庚寅春上元日"两句：农历正月十五。弇州山人、凤洲，都是王世贞的号。拜，表恭敬。

[点评]

真正理解《本草纲目》的人都知道王世贞序的重要性。此次选取也是基于这方面的考虑，其原因有三：

1.该序是李时珍经过十年不懈努力得到的，可见作者的重视，选取此序符合李时珍的愿望。万历八年（1580）李时珍携带《本草纲目》的书稿乘船到江苏太仓弇山园拜见当时赋闲在家的文坛领袖王世贞，请求题序。

可惜未果。原因不得而知。有人猜测是当时王世贞心情不好，正赶上他道学师傅昙阳子“升天”。也有人猜测是当时的书稿不够成熟，王世贞认为不足以达到他写序的标准。李时珍没有气馁失望，而是继续修改补充完善，这一改就是足足十年。万历十八年，他来到南京，在南京刑部见到刑部尚书王世贞，这一次王世贞欣然应允。于是我们看到了这篇序。

2. 王世贞当时的影响和序文的精彩。王世贞何许人也？王世贞（1526—1590），字元美，号凤洲，又号弇州山人，南直隶苏州府太仓州（今江苏太仓）人，明代文学家、史学家。撇开仕途不论，在文坛上与李攀龙等合称“后七子”。李攀龙故后，王世贞独领文坛二十年，著有《弇州山人四部稿》《弇山堂别集》《嘉靖以来首辅传》《艺苑卮言》《觚不觚录》等。《四库全书总目提要》介绍王世贞称：“才学富赡，规模终大。譬诸五部列肆，百货具陈。”“考自古文集之富，未有过于世贞者。”指出王世贞文集之富、学问之博无人可及。据有学者考证，李时珍选择王世贞，除了看中他的才学盛名之外，还和李时珍的老师顾问一家有着关联。王世贞与顾问之弟顾阙同朝为官，且是好友，曾撰《顾氏祠堂记》。不排除顾家兄弟建议李时珍求序的可能性。

而王世贞在所作的《本草纲目序》中高度赞扬了《本草纲目》巨大的科学价值和社会作用，虽有溢美之词，皆可落到实处。“兹岂禁以医书觏哉，实性理之精微，格物之通典，帝王之秘箓，臣民之重宝也。”恰如其分地评价了《本草纲目》的地位，而为后世反复征引。

3. 该序在《本草纲目》传播过程中起了重要作用。《本草纲目》这样一部皇皇巨著的印刷成本显然是不低的，当时的李时珍人微言轻，又“一无长物”，想要说服出版商是很难的。借助了王世贞的文豪地位和影响力就不一样了。如果没有王世贞，可能我们今天就见不到这部经典了。不仅如此，王世贞的序对《本草纲目》的传播也有重大影响。自《本草纲目》问世，很快就风行全国，不仅医界，而且成为社会各阶层的必藏之书。

序例上

此篇系李时珍对明代以前重要本草著作的回顾，是简略的中药历史。

此部分内容选自《本草纲目》卷一、卷二，为历代本草文献与中药药性理论内容，历代本草文献可以看作是一个简略的本草历史，可以看出本草沿革的粗略脉络。药性理论是中药学的核心内容，是研究中药的性质、性能及其运用规律的理论，是指导临床用药的原则。《本草纲目》所引述内容表现出从《神农本草经》至明代药性理论的发展和变化。

历代诸家本草[1]

《神农本草经》

[掌禹锡曰][2]旧说《本草经》三卷，神农所作，而不经见，《汉书·艺文志》亦无录焉。《汉·平帝纪》云[3]："元始五年，举天下通知方

术本草者，所在轺传遣诣京师。”《楼护传》称[4]：“护少诵医经本草方术数十万言。”本草之名盖见于此。唐李世勣等[5]，以梁《七录》载《神农本草》三卷，推以为始。又疑所载郡县有后汉地名，似张机、华佗辈所为，皆不然也。按《淮南子》云：“神农尝百草之滋味，一日而七十毒。”由是医方兴焉。盖上世未著文字，师学相传，谓之本草。两汉以来，名医益众，张、华辈始因古学附以新说，通为编述，本草由是见于经录也。

《神农本草经》是中医四大经典著作之一，作为现存最早的中药学著作，于东汉时期集结整理成书，成书非一时一人之手，是对中药知识的第一次系统总结。其中规定的中药理论奠定了后世中药学的基础，全书载药三百六十五种，以上、中、下三品分类，文字简练古朴，成为中药理论精髓。原书至迟在宋代已经亡佚，明清有多种辑佚本。

［寇宗奭曰］[6]《汉书》虽言本草，不能断自何代而作。《世本》[7]《淮南子》虽言神农尝百草以和药，亦无本草之名。惟《帝王世纪》云[8]：“黄帝使岐伯尝味草木，定《本草经》，造医方以疗众疾。”乃知本草之名，自黄帝、岐伯始。盖上古圣贤，具生知之智，故能辨天下品物之性味，合世人疾病之所宜。后世贤智之士，从而和之，又增其品焉。

［韩保昇曰］[9]药有玉石、草、木、虫、兽，而云本草者，为诸药中草类最多也。

[注释]

[1] 历代诸家本草：本节原为《本草纲目》序例的一节，解说包括《本草纲目》在内的四十二种本草著作。此次选取了其中的四种。 [2] 掌禹锡：许州郾城（今属河南）人。北宋官吏。天禧进士，官至太子宾客。博学多闻，于《易经》、地域、医药诸学均有研究，著述颇多。奉敕与官吏、医官等编撰《嘉祐补注神农本草》二十卷。《本草纲目》以人名代指其书。 [3]《汉·平帝纪》：见《汉书》卷十二。此句是说汉平帝元始五年（5）征全国能精通方术、本草的人，从所在地乘传车，派到京师。轺（yáo）：古代的轻便马车。 [4] 楼护传：见于《汉书·游侠传》。此句说楼护从小就能背诵数十万字的医书。 [5] 李世勣（jì）：即李勣（594—669），原名徐世勣、李世勣，字懋功，曹州离狐（今山东东明）人。唐初名将，与李靖并称。兼通医学，曾参与编纂《唐本草》。此处以其名借指《唐本草》。 [6] 寇宗奭（shì）：宋代药物学家，政和（1111—1117）间任通直郎。于本草学尤有研究，尤重视药性之研究。撰《本草衍义》二十卷（成于1116）。此指其书。 [7]《世本》：先秦史籍名。世指世系，本为起源。相传由先秦时期史官修撰的，经西汉刘向整理。南朝时开始散佚，至南宋末年全部丢失。后世有多种不同辑本。 [8]《帝王世纪》：晋皇甫谧著，是专述帝王世系、年代及事迹的一部史书，所叙上起三皇，下迄汉魏。 [9] 韩保昇：五代后蜀时翰林学士，曾奉诏主修《蜀本草》二十卷，附有《图经》。此指其书。

《名医别录》系历代医家陆续零星编撰，在《神农本草经》之后被结集成册。经南朝梁陶弘景撰注《本草经集注》得以保存。原书的收药数目，应该在七百三十种以上，因为这一数目是陶弘景在编录成二部独立的著作时筛选出来的。该书早已亡佚。清末有辑佚本。现今流传的是近人尚志钧辑校本。

《名医别录》

[李时珍曰]《神农本草》药分三品，计三百六十五种，以应周天之数。梁陶弘景复增

汉、魏以下名医所用药三百六十五种[1]，谓之《名医别录》。凡七卷，首叙药性之源，论病名之诊；次分玉石一品，草一品，木一品，虫兽一品，果菜一品，米食一品，有名未用三品。以朱书《神农》，墨书《别录》，进上梁武帝。弘景字通明，宋末为诸王侍读[2]，归隐勾曲山[3]，号华阳隐居，武帝每咨访之，年八十五卒，谥贞白先生。其书颇有裨补，亦多谬误。

[弘景自序曰]隐居先生在乎茅山之上，以吐纳馀暇[4]，游意方技[5]，览本草药性，以为尽圣人之心，故撰而论之。旧称《神农本经》，予以为信然[6]。昔神农氏之王天下也[7]，画八卦以通鬼神之情[8]，造耕种以省杀生之弊，宣药疗疾以拯夭伤之命[9]。此三道者[10]，历众圣而滋彰。文王孔子[11]，彖象繇辞[12]，幽赞人天[13]。后稷、伊尹[14]，播厥百谷，惠被群生[15]。岐、黄、彭、扁[16]，振扬辅导，恩流含气[17]。岁逾三千，民到于今赖之[18]。但轩辕以前，文字未传。药性所主，当以识识相因[19]，不尔何由得闻。至于桐、雷[20]，乃著在编简。此书应

此为陶弘景《本草经集注》自序。从这篇文字可以窥见上古至南北朝时期本草沿革概貌，了解《名医别录》的概况和《本草经集注》的编纂方法。这段文字是本草史上最重要的文献。

与《素问》同类，但后人多更修饰之尔。秦皇所焚[21]，医方、卜术不预，故犹得全录。而遭汉献迁徙[22]，晋怀奔迸，文籍焚糜，十不遗一。今之所存，有此三卷。其所出郡县乃后汉时制，疑仲景、元化等所记。又有《桐君采药录》[23]，说其花叶形色。《药对》四卷[24]，论其佐使相须。魏晋以来，吴普、李当之等更复损益。或五百九十五，或四百四十一，或三百一十九。或三品混糅，冷热舛错，草石不分，虫兽无辨。且所主治，互有得失。医家不能备见，则智识有浅深[25]。今辄苞综诸经[26]，研括烦省[27]。以《神农本经》三品合三百六十五为主，又进名医副品亦三百六十五，合七百三十种。精粗皆取，无复遗落，分别科条，区畛物类[28]，兼注詺时用[29]，土地所出，及仙经道术所须，并此序录，合为七卷。虽未足追踵前良，盖亦一家撰制，吾去世之后，可贻诸知音尔。

[注释]

[1] 陶弘景：456—536，字通明，丹阳秣陵（今江苏南京）人，自号华阳隐居。道教上清派之重要传人，对医药学有重大贡

献。作品有《本草经集注》《肘后百一方》等。 [2] 侍读：官名。南北朝诸王属官，陪侍帝王读书论学或为皇子等授书讲学。有侍读，侍讲等。 [3] 勾曲山：即茅山。因山势曲折得名。位于江苏省句容市与常州市金坛区交界处。 [4] 吐纳：道家练气之术。 [5] 游意方技：留意医药及养生之类的技术。游意，留心，注意。方技，古代指医药及养生之类的技术。 [6] 信然：确实，诚然。 [7] 王（wàng）：统治、领有一国或一方。 [8]“画八卦以通鬼神之情”二句：发明农业以减少杀害生物的弊病。造耕种，指发明农业。省：减少。 [9] 宣：了解。 [10]“此三道者”二句：神农氏的画八卦、造耕种和宣药疗疾，经过后代众多圣人发展传播更加显著。滋：更加。彰：显著。 [11] 文王孔子：传说周文王和孔子都对《周易》有贡献。文王：即周文王姬昌。传说演绎《周易》，发明了六十四卦。孔子：传说孔子为《十翼》的作者，《十翼》即《易传》，是对《周易》的注释。 [12] 彖（tuàn）象繇（zhòu）辞：彖，《易经》中解释卦义的文字；象，是《易传》中说明《易经》各卦的卦象、爻象的文字；繇辞，亦作繇词，卦兆的占词。 [13] 幽赞：使隐微难见者明著。 [14] 后稷、伊尹：传说中与农耕有关的先人。后稷：周族始祖，姬姓，名弃。父帝喾，母姜嫄。出生于稷山（今山西稷山），传说为农耕始祖，五谷之神。伊尹：名挚。夏朝末年空桑（今河南杞县）人。因其母居伊水之上，故以伊为氏。商朝初年丞相。曾躬耕于有莘之野。 [15] 惠被（pī）群生：恩泽覆盖众生。被，古同“披”，覆盖。 [16] 岐、黄、彭、扁：与医学和养生有关的四位先人，即岐伯、黄帝、彭祖和扁鹊。 [17] 含气：含有气息，形容有生命者。亦特指人。 [18] 赖：倚靠，仗恃。 [19] 识识相因：不断认识再认识。指对事物认识的承袭。 [20] 桐、雷：传说中与药学有关的两位先人。桐，即桐君，著有《桐君采药录》。雷，即雷公，著《雷公

《唐本草》又称《新修本草》，五十四卷。唐苏敬等二十三人奉敕撰于显庆四年(659)。计有正文二十卷，目录一卷；《药图》二十五卷，目录一卷；《图经》七卷。正文实际载药八百五十种。书中纠正陶氏谬误处若干。该书是世界上最早一部由政府颁行的药典，在世界上有较大影响，日本曾经规定为学医必读之书。有清光绪十五年(1889)德清傅氏影刻唐卷子本残卷，1955年群联出版社影印本，1957年上海卫生出版社影印本，1985年上海古籍出版社铅印本，2005年安徽科学技术出版社出版尚志钧辑校《新修本草》(辑复本第二版)为现今最好版本。

药对》。[21]“秦皇所焚”三句：秦始皇焚书坑儒时，医药、卜筮之书不在其中，因此得以保全。预，通“与”，参与。[22]“而遭汉献迁徙”四句：但是兵燹仍是文化典籍散亡的重要原因。汉献帝、晋怀帝时的战乱都给书籍带来了灾难，留存下来不到十分之一。汉献迁徙，汉献帝之时，因董卓挟制而被迫西迁。晋怀奔迸，指晋怀帝时的永嘉之乱（匈奴攻陷洛阳，掳走怀帝）。迸（bèng）：奔散、逃窜。[23]《桐君采药录》：书名。相传黄帝时桐君所著，内容以记载药用植物生长形态为主。失传。[24]《药对》：书名。有两说，一为相传黄帝时雷公所著，一为北齐徐之才所著。李时珍认为是雷公所著，徐之才增饰。内容以药物配伍为主。失传。[25]智识：智慧才识。[26]苞综：总合，归纳。苞，通“包”。[27]研括：研考总括。烦省：详略、繁简。[28]区畛（zhěn）：区分。[29]詺（míng）：辨别物名，命名。

《唐本草》

[时珍曰]唐高宗命司空英国公李勣等修陶隐居所注《神农本草经》，增为七卷。世谓之《英公唐本草》，颇有增益。显庆中右监门长史苏恭重加订注[1]，表请修定。帝复命太尉赵国公长孙无忌等二十二人[2]，与恭详定，增药一百一十四种，分为玉石、草、木、人、兽、禽、虫鱼、果、米谷、菜、有名未用十一部。凡二十卷，目录一卷，别为《药图》二十五卷，《图经》七卷，共五十三卷。世谓之《唐新本草》。

苏恭所释虽明，亦多驳误。

［注释］

[1] 苏恭：即苏敬，599—674，宋时因避宋太祖祖父讳，改为苏恭，陈州淮阳（今属河南）人，曾任朝仪郎、右监门府长史骑都尉。奉敕主持编撰颁布《唐本草》。《本草纲目》常以“苏恭”代指《唐本草》。 [2] 长孙无忌：594—659，字辅机，河南洛阳人，官至宰相。曾参与监修《唐本草》。

［礼部郎中孔志约序曰］[1] 天地之大德曰生[2]，运阴阳以播物；含灵之所保曰命[3]，资亭育以尽年。蛰穴栖巢[4]，感物之情盖寡；范金揉木[5]，逐欲之道方滋。而五味或爽[6]，时昧甘辛之节；六气斯沴[7]，易愆寒燠之宜。中外交侵[8]，形神分战。饮食伺衅[9]，成肠胃之眚；风湿候隙[10]，构手足之灾。机缠肤腠[11]，莫知救止；渐固膏肓，期于夭折。暨炎晖纪物[12]，识药石之功；云瑞名官，穷诊候之术。草木咸得其性[13]，鬼神无所遁情。刳麝剸犀[14]，驱泄邪恶；飞丹炼石[15]，引纳清和。大庇苍生[16]，普济黔首；功侔造化，恩迈裁成。日用不知，于今是赖。岐、和、彭、缓[17]，腾绝轨于前；李

《唐本草》是在陶弘景《本草经集注》基础上补充资料而成，对《本草经集注》中的错谬之处也予以纠正。指出陶弘景处于南北割据之时，所以见识受限，又因为是个人著述，没有讨论共识，失误在所难免。无独有偶，当后代以《唐本草》为蓝本增删时，也发现了它的多处错误。这不仅仅是认识的进步，也是时代的进步，认识方法的进步。推陈出新、后出转精是历史的规律。

大约三百六十年后，当宋臣编纂了《开宝本草》之后，《唐本草》的使命完成了。在嘉祐三年（1058）北宋政府再次重修本草时，却发现已经找不到一本完整的《唐本草》了。

华张吴，振英声于后。昔秦政煨燔[18]，兹经不预；永嘉丧乱，斯道尚存。梁陶弘景雅好摄生，研精药术。以为《本草经》者，神农之所作，不刊之书也[19]。惜其年代浸远[20]，简编残蠹[21]，与桐雷众记，颇或踳驳[22]。兴言撰缉[23]，勒成一家。亦以雕琢经方，润色医业。然而时钟鼎峙[24]，闻见阙于殊方；事非佥议，诠释拘于独学。至如重建平之防己[25]，弃槐里之半夏。秋采榆仁，冬收云实。谬粱米之黄白，混荆子之牡蔓。异繁缕于鸡肠，合由跋于鸢尾。防葵狼毒，妄曰同根；钩吻黄精，引为连类。铅锡莫辨，橙柚不分。凡此比例，盖亦多矣。自时厥后，以迄于今。虽方技分镳[26]，名医继轨[27]，更相祖述[28]，罕能厘正。乃复采杜衡于及己[29]，求忍冬于络石。舍陟厘而取莂藤，退飞廉而用马蓟。承疑行妄[30]，曾无有觉[31]。疾瘵多殆[32]，良深慨叹[33]。

[注释]

[1] 孔志约：唐代官吏。尝任礼部郎中兼太子洗马、弘文馆大学士之职。显庆四年（659），奉敕与苏敬等人共同修纂《新

修本草》。尚著有《本草音义》二十卷，已佚。 [2]“天地之大德曰生”二句：自然界最高的恩惠是化生万物，运化阴阳来繁育万物。大德，最高的恩德、恩惠。语见《易·系辞下》。生，指生化万物。运，运化。播，播种，繁育。 [3]“含灵之所保曰命”二句：人类保养的东西是生命，依靠养育来活到自然赋予的寿限。含灵，人类。佛教用语，谓人为万物之灵，故称人为含灵。资，借助、依靠。亭育，养育。年，天年，天赋的寿限。[4]“蛰穴栖巢”二句：（远古人们）穴居巢处时，对物质享受的要求大概很少。蛰穴，指穴居，蛰伏于洞穴。栖巢：指巢居，栖居于巢。 [5]“范金揉木”二句：（到了能）制造使用金属木制器具时，追求物欲的思想才产生。范金，冶炼金属。范，原为冶炼金属时用来浇铸的模子，这里同作动词，当冶炼讲。揉木，弯曲木材（做农具）。滋，产生。 [6]“而五味或爽”二句：然而饮食失调，经常违背饮食的规律。或，句中语气词，无义。爽，违背。昧，不明白、违背。甘辛，甘苦酸辛咸的省称，指饮食。节，规律。 [7]“六气斯沴（lì）”二句：六气不和，容易扰乱寒热温度的适宜能力。六气：即风寒暑湿燥火。斯：句中语气词，无义。沴：（气）不和。愆（qiān）：过度。燠（yù）：热。[8]“中外交侵”二句：内邪与外邪交相侵犯，躯体与精神分别抵御。中外：内外。 [9]“饮食伺衅”二句：饮食（失常）乘隙扰乱，造成肠胃的疾患。伺，趁机。衅，间隙、破绽。眚（shěng），疾苦，病患。 [10]“风湿候隙”二句：风湿外邪乘虚侵入，造成手足的疾病。候隙，与“伺衅”义同，趁机。构，造成。[11]“机缠肤腠”四句：疾病初起不知道及时治愈，逐渐病入膏肓，等待的只有死亡。机，先兆，征兆。缠，谓受疾病困缚。[12]“暨（jì）炎晖纪物”四句：到神农时代记录药物，了解药物的功用；黄帝任命岐伯等众多医官，探求诊疗病证的技术。暨，到。炎，炎帝，指神农。晖，日光。纪物，记事，此谓作《神农本草经》。云瑞名官，传说黄帝出，有祥云相应，遂以云命名百官。名，命名。穷，探求。 [13]“草木咸得其性”二句：对药物都能掌握它的性能，病魔没有地方逃避。草木，指植物类药物。鬼神，指病魔。遁，逃避。 [14]“刳（kū）麝剸（tuán）犀”二句：剖取麝香截断犀角，可以辟恶除邪。刳麝剸犀，泛指获取动物药。刳，剖开。剸，割断、截断。 [15]“飞丹炼石”二句：水飞朱砂火炼金石，导引吐纳清静平和之气。飞丹炼石，泛指中药炮制。飞，水飞，一种炮制技术。丹，丹砂，即朱砂。炼，用火烧炼。石，金石。清和，清和之气，正气。 [16]“大庇苍生”六句：保佑天下百姓，功德无量。人们日常使用倚靠，却浑然不知。庇，庇护。苍生、黔首，皆指百姓。侔（móu），相等，齐。造化，化育万物的天地。迈，超过。裁成，筹谋而成就，指筹谋成就万物的帝王。 [17]“岐、和、彭、缓”四句：岐伯、医和、巫彭、医缓，在前代创造了优异卓越的功绩；李当之、华佗、张机、吴普，在后世振起了杰出的声誉。岐、和、彭、缓，即岐伯、医和、巫彭、医缓，都是上古先秦的名医。腾，奔驰。引申为开创。绝轨，卓绝的功业。李华张吴，即李当之、华佗、张机、吴普，都是后汉医家。振，振兴、发扬。英声，英名、美誉。 [18]“昔秦政煨燔”四句：秦始皇焚书坑儒，晋怀帝永嘉之乱，都未能阻碍医道的流传。秦政，指秦始皇，始皇姓嬴名政。煨燔，焚烧，指焚书坑儒事件。永嘉丧乱，指晋怀帝永嘉五年（311），京城洛阳被匈奴攻破，宫殿和古籍毁于战火。斯道，此指医书。 [19]不刊：不可删改。 [20]浸：逐渐，渐渐。 [21]简编残蠹：书册残缺蛀蚀。简编，指书籍。蠹，蛀蚀。 [22]踳（chuǎn）驳：错误杂乱。踳，古同“舛”，乖违、相背、错乱。驳，混杂，杂乱。 [23]“兴言撰缉”四句：（因此他）立说著书，独成一家，用来深入研究经方，为医学增光添色。兴言，立说。缉，通“辑”。勒，刻，编写。雕琢，研究探讨。润色，增添光彩。 [24]“然而时钟鼎峙”四句：但是当时正逢天下割据，对于远方异域的药物缺少见闻了解；编写内容也未经众人讨论，注释局限于个人的学识见解。时，当时，那时。钟，当。鼎峙，鼎足并峙，当时正是南北朝时期天下不统一。阙，空缺，欠缺。殊方，异域，指他乡。佥，众。 [25]“至如重建平之防己”十八句：都是在指出陶弘景《本草经集注》的错谬之处。重，推崇、重视。建平，郡名，今四川巫山。防己，有汉防己、木防己之分。陶弘景只知道建平的木防己而未见过汉中产的汉防己。弃，遗弃。槐里，今陕西省兴平县东南。半夏，陶弘景认为最好的半夏出自青州（今属山东）而不是槐里。榆仁，榆树的果实。榆实三月成熟即坠落，陶氏误以为秋季八月采实。云实，为豆科植物。晚秋采摘，陶氏误为冬收。谬粱米之黄白，有黄粱米和白粱米之分，被陶弘景搞错。混荆子之牡蔓，有牡荆子和蔓荆子之分，也被陶弘景搞错。异繁缕于鸡肠，繁缕又名鸡肠草，陶弘景误分为两种药物。合由跋于鸢尾，由跋和鸢尾是两种植物，被陶弘景误合并成一种植物。防葵狼毒妄曰同根，防葵、狼毒是两种植物，被乱说是同根。钩吻黄精引为连类，钩吻（有毒）黄精（补益），却被当成同类。铅锡，两种不同的金属。橙柚，两种不同的水果。 [26] 分镳（biāo）：分道扬镳的省语。镳：马铃。此谓医学与本草学的研究分头进行。 [27] 继轨：继踵，接续。继承前人的业绩。 [28] 祖述：效法遵循前人的所作所为。 [29]“乃复采杜衡于及己”四句：还是列举陶弘景的错误。把及己当作杜衡，把络石当成忍冬，舍弃陟厘而取莂藤，去掉飞廉而用马蓟。杜衡，为马兜铃科植物杜衡和小叶马蹄香。及己为金粟兰科植物及己。忍冬又名金银花，为忍冬科植物忍冬。

络石为夹竹桃科植物络石。陟（zhì）厘，为一种蕨类植物。莂（bié）藤，不详。退，屏退、去掉。飞廉，为菊科植物飞廉。马蓟，大蓟的别名，为菊科植物大蓟。 [30] 承疑行妄：承袭前人的疑惑之处而胡乱用药。 [31] 曾：竟然。 [32] 疾瘵（zhài）多殆（dài）：治疗疾病，多造成危险。瘵，疾苦、困顿。殆，危险。 [33] 良：很，确实。

这段文字简略陈述《唐本草》之前本草的错谬，以彰显新修本草的必要性和紧迫性。介绍解说《唐本草》编纂修订的宗旨、方法和目的。

既而朝议郎、行右监门府长史、骑都尉臣苏恭[1]，摭陶氏之乖违[2]，辨俗用之纰紊，遂表请修定，深副圣怀。乃诏太尉、扬州都督、监修国史、上柱国、赵国公臣无忌[3]，大中大夫、行尚药奉御臣许孝崇等二十二人，与苏恭详撰。窃以动植形生[4]，因方舛性；春秋节变，感气殊功。离其本土，则质同而效异[5]；乖于采摘[6]，乃物是而时非。名实既爽[7]，寒温多谬。用之凡庶[8]，其欺已甚；施之君父，逆莫大焉。于是上禀神规[9]，下询众议；普颁天下，营求药物[10]。羽毛鳞介[11]，无远不臻[12]；根茎花实，有名咸萃[13]。遂乃详探秘要，博综方术。《本经》虽缺，有验必书；《别录》虽存，无稽必正[14]。考其同异，择其去取[15]。铅翰昭章[16]，定群言之得失；丹青绮焕[17]，备庶物之形容。撰《本草》

并《图经》《目录》等，凡成五十四卷。庶以网罗今古，开涤耳目[18]。尽医方之妙极，拯生灵之性命。传万祀而无昧[19]，悬百王而不朽[20]。

[注释]

[1] 朝议郎、行右监门府长史、骑都尉：此句为苏敬的官职。朝议郎，唐代官名，正六品上。行，唐代官制，凡官员的身份级别高于其职务官的品级时，在官名前加“行”字。右监门府长史，唐代官名。从七品上。骑都尉，唐代第八等军功勋号。 [2]“摭（zhí）陶氏之乖违”四句：（苏敬）摘取陶弘景的错误，辨别人们用药的错误，于是上表请求修订本草，十分符合皇帝的心意。摭：拾取、摘取。乖违：错乱、反常。纰（pī）紊：错误和紊乱。副，符合。圣怀：皇帝的心意。 [3]“乃诏太尉、扬州都督、监修国史、上柱国、赵国公臣无忌”三句：于是命令长孙无忌、许孝崇等二十二人，和苏敬一起编写《唐本草》。诏，（皇帝的）命令。太尉，官名，唐代三公之一，品级虽高，无实际职事。都督，官名，唐代军事首长的官名。监修国史，领衔编修国史，实际上不参加具体编写，只是挂名而已。上柱国，唐代第一等军功勋号。赵国公，唐代开国大臣长孙无忌的封爵。他后来因反对高宗立武则天为皇后，被放逐黔州（今四川黔江一带），旋又赐死。大中大夫，唐代从四品下的文官。尚药奉御，唐代中央官署殿中省设尚药奉御二人（正五品下），主管御医。许孝崇，唐代医生，著有《箧中方》三卷。 [4]“窃以动植形生”四句：我等认为动植物的形状和禀性，因产地不同而有改变；四季的变更，感受不同的气候而功效有别。窃，代词，用作表示自己的谦词。形生，形状和性质。方，地方，指产地。 [5] 质同而效异：模样相同而疗效不同。质，

本体。 [6]“乖于采摘”二句：违反采摘季节，那么药物虽是但采摘时令已错过。乖，背离、违背、不和谐。 [7]爽：差错，失误。 [8]凡庶：庶民百姓。 [9]神规：此指以《神农本草经》为代表的规范。 [10]营求：谋求，引申为搜集。 [11]羽毛鳞介：鸟类、兽类、鱼类、虫类。 [12]臻：达到。 [13]萃：荟萃、聚集、汇集。 [14]稽：根据。 [15]去取：删除与存留。 [16]“铅翰昭章”二句：文词清楚明白，判定各家学说的正误。铅翰，书写用的笔墨，指代文词。章，同“彰”。得失，正误。 [17]“丹青绮焕”二句：药图美丽鲜明，完备地描绘各种药的形状外貌。丹青，古代绘画时常用的颜料。指代图画。《新修本草》附有药物图谱。绮焕，美丽鲜明。庶物，万物，此指各种药物。 [18]开涤耳目：使人耳目为之一新。开，打开，指打开眼界。涤，洗，此指澄清见闻。 [19]传万祀（sì）而无昧：流传万年而不埋没。祀，世、代。昧，暗、不明。 [20]悬百王而不朽：颁行百世而不衰朽。悬，公布、颁行。百王，历代帝王，此指百世、百代。

《证类本草》全称《经史证类备急本草》，三十一卷。北宋唐慎微撰。本书系将《嘉祐本草》《本草图经》两书合一，扩充调整编成。共载药一千七百四十八种。唐慎微续添药物资料参引经史百家典籍二百四十馀种。本书重在汇集前人有关药物资料，各注出处。同时辑录众多医方，不仅为宋代本草集大成之作，而且集医方大成。其资料之富、内容之广、体例之严，对后世本草发展影响深远。宋以前的本草著作几乎都赖此书才得以保存。

《证类本草》

[时珍曰]宋徽宗大观二年，蜀医唐慎微取《嘉祐补注本草》及《图经本草》合为一书[1]，复拾《唐本草》《陈藏器本草》《孟诜食疗本草》旧本所遗者五百馀种[2]，附入各部，并增八种。仍采《雷公炮炙》及《唐本》《食疗》、陈藏器诸说收未尽者，附于各条之后。又采古今单方，并经、史、百家之书有关药物者，亦附之。共

三十一卷，名《证类本草》。上之朝廷，改名《大观本草》。慎微貌寝陋而学该博[3]，使诸家本草及各药单方，垂之千古，不致沦没者，皆其功也。政和中，复命医官曹孝忠校正刊行[4]，故又谓之《政和本草》。

[注释]

[1] 唐慎微：字审元，北宋成都人。为读书人治病不收钱，求以名方秘录为酬。每于经史诸书中得一方一药，必录而相咨。约于1082年编成《经史证类备急本草》三十卷。《本草纲目》常以《证类》、“唐慎微”指代其书。 [2] 孟诜（shēn）：621—713，唐代汝州梁县（今河南汝州）人。其著作《食疗本草》是集古代食疗之大成之作。《本草纲目》常以“孟诜”“诜”指代其书。 [3] 貌寝陋而学该博：容貌虽然丑陋但学识渊博。寝陋，容貌丑陋；该博，见识广博。 [4] 曹孝忠：宋代医官。政和（1111—1117）间任中卫大夫，总辖修建明堂所医药提举、入内医官，编类《圣济经》提举太医学，政和六年，奉敕校勘《证类本草》。

[点评]

“历代诸家本草”为《本草纲目》序例的一节，简要概述了从《神农本草经》至《本草纲目》四十二种历代重要本草著作，既可以看成是一部简要的历代本草发展史，同时也是《本草纲目》引述最多的典籍的出处说明。注明文献出处，是对知识产权的尊重。这个传统在本草著作中至少可以追溯到《嘉祐补注神农本草》。因本书篇

大观二年（1108）仁和县尉管句学事艾晟受集贤学士孙觌之命，进行校正，并作适量增补，更名《经史证类大观本草》（简称《大观本草》）刊行于世。政和六年(1116)曹孝忠奉敕校勘此书，更名《政和新修经史证类备用本草》（简称《政和本草》）。南宋时王继先等又再次校修《证类本草》，略加增补而成《绍兴校定经史证类备急本草》（简称《绍兴本草》）。

《本草纲目》即以此书为蓝本，调整增补，扩充而成。

幅所限，此次选取了其中最重要的四种。

在中药发展历程中，逐渐形成了以主流本草构成江河主流而旁支本草形成支流的态势。主流本草是指在各个朝代中占据统治地位的本草文献，通常为官修或者被官方认可的私修综合性本草文献。这些著作起到了“范式”的作用，规定了本草的书写格式和发展方向。主流本草以《神农本草经》为源头的涓涓细流，《本草经集注》《新修本草》《开宝本草》《嘉祐本草》《本草图经》《证类本草》《本草品汇精要》《本草纲目》一脉相承，逐渐形成了波澜壮阔的洪流。在本草史中这些主流本草有一个特点，就是后位的本草要囊括前位本草的内容，比如《本草经集注》包括了《神农本草经》《名医别录》的全部内容，《新修本草》包括了《本草经集注》的全部内容，雪球越滚越大，前位的本草内容被包裹在核心牢不可破。《本草品汇精要》《本草纲目》两者互无关联，没有承继关系。但二者有个共同点，就是都不同程度地改变了原有的格式，有了若干“创新”，但基本内容没有改变。

阴阳应象论：即《阴阳应象大论》，《素问》的一篇。阐发事物的阴阳属性及其运动，并用取类比象的方法来论述阴阳五行的道理及其运用，提示阴阳理论的重要性。李时珍所引，并不完全照抄，前后顺序有调整。最后一部分甚至不是《阴阳应象大论》，而是《至真要大论》文字。

气味阴阳

《阴阳应象论》曰：“积阳为天，积阴为地。阴静阳躁，阳生阴长，阳杀阴藏[1]。阳化气，阴成形。阳为气，阴为味。”“味归形[2]，形归气，气归精，精归化，精食气[3]，形食味，化生精，气生形。味伤形，气伤精，精化为气，气伤于味。阴味出下窍，阳气出上窍。”“清阳发腠理[4]，浊阴走五脏；清阳实四肢，浊阴归六腑。”“味厚者为阴，薄者为阴中之阳；气厚者为阳，薄者为阳中之阴。味厚则泄，薄则通；气薄则发泄，厚则发热。”“辛甘发散为阳，酸苦涌泄为阴。咸味涌泄为阴，淡味渗泄为阳。六者或收或散，或缓或急，或润或燥，或软或坚，以所利而行之，调其气使之平也。”

〔元素曰〕清之清者发腠理，清之浊者实四肢；浊之浊者归六腑，浊之清者走五脏。附子气厚，为阳中之阳；大黄味厚，为阴中之阴。茯苓气薄，为阳中之阴，所以利小便，入手太阳，不离阳之体也；麻黄味薄，为阴中之阳，所以发汗，入手太阴，不离阴之体也。凡同气之物必有诸味，同味之物必有诸气。气味各有厚薄，故性用不等。

〔杲曰〕味之薄者则通，酸、苦、咸、平是也。味之厚者则泄，咸、苦、酸、寒是也。气之厚者发热，辛、甘、温、热是也。气之薄者渗泄，甘、淡、平、凉是也。渗谓小汗，泄谓利小便也。

〔宗奭曰〕天地既判[5]，生万物者五气耳。五气定位，则五味生。故曰生物者气也，成之者味也。以奇生则成而偶，以偶生则成而奇。寒气坚，故其味可用以软；热气软，故其味可用以坚；风气散，故其味可用以收；燥气收，故其味可用以散。土者冲气之所生[6]，冲气则无所不和，故其味可用以缓。气坚则壮，故苦可以养气。脉软则和，故咸可以养脉。骨收则强，故酸可以养骨。筋散则不挛，故辛可以养筋。肉缓则不壅，故甘可以养肉。坚之而后可以软，收之而后可以散。欲缓则用甘，不欲则弗用，用之不可太过，太过亦病矣。古之养生治疾者，必先通乎此，否则能已人之疾者盖寡矣。

中药的气味是指中药药性的四气与五味。四气五味理论构成了中药药性理论的核心，气味薄厚升降浮沉理论则是四气五味理论的重要组成部分。气味阴阳薄厚理论思想产生于先秦时期。到了宋代在理学思想的影响下，在此基础上建立了相对完善的法象理论体系。受此影响金元时期产生了药物气味阴阳薄厚升降理论。这一思想在张元素、李杲、王好古著作中得到了完美体现，李时珍非常认同，并落实在《本草纲目》的文字之中。

[注释]

[1] 杀：肃杀，原义是形容秋冬天气寒冷，草木枯落。此喻阳气的性质。 [2] 归：归属，归类于。 [3] 食：仰求给养的意思。 [4] 腠（còu）理：皮肤的纹理和皮下肌肉之间的空隙。 [5] 判：分开。 [6] 冲气：冲和之气，天地之间的真气。

李杲曰：夫药有温、凉、寒、热之气，辛、甘、淡、酸、苦、咸之味也。升、降、浮、沉之相互，厚、薄、阴、阳之不同。一物之内，气味兼有；一药之中，理性具焉。或气一而味殊，或味同而气异。气象天，温热者天之阳，凉寒者天之阴；天有阴、阳，风、寒、暑、湿、燥、火，三阴、三阳上奉之也。味象地，辛、甘、淡者地之阳，酸、苦、咸者地之阴；地有阴、阳，金、木、水、火、土，生、长、化、收、藏下应之也。气味薄者，轻清成象，本乎天者亲上也。气味厚者，重浊成形，本乎地者亲下也。

〔好古曰〕本草之味有五，气有四。然一味之中有四气，如辛味则石膏寒、桂附热、半夏温、薄荷凉之类是也。夫气者天也，温热天之阳，寒凉天之阴；阳则升，阴则降。味者地也，辛、甘、淡地之阳，酸、苦、咸地之阴；阳则浮，阴则沉。有使气者，使味者，气味俱使者，先使气而后使味者，先使味而后使气者。有一物一味者，一物三味者；一物一气者，一物二气者。或生熟异气味，或根苗异气味。或温多而成热，或凉多而成寒，或寒热各半而成温。或热者多，寒者少，寒不为之寒；或寒者多，热者少，热不为之热，不可一途而取也。或寒热各半，昼服则从热之属而升，夜服则从寒之属而降；或晴则从热，阴则从寒，变化不一如此。况四时六位不同[1]，五运六气各异[2]，可以轻用为哉。

《六节藏象论》云[3]：“天食人以五气[4]，地食人以五味。五气入鼻，藏于心肺，上使五色修明[5]，音声能彰。五味入口，藏于肠胃，味有所藏，以养五气，气和而生，津液相成[6]，神乃自生。”又曰：“形不足者温之以气，精不足者补之以味。”

〔王冰曰〕五气者，臊气凑肝[7]，焦气凑心，香气凑脾，腥气凑肺，腐气凑肾也。心荣色，肺主音，故气藏于心肺，而明色彰声也[8]。气为水之母，故味藏于肠胃而养五气。

〔孙思邈曰〕精以食气，气养精以荣色；形以食味，味养形以生力。精顺五气以灵，形受五味以成。若食气相反则伤精，食味不调则损形。是以圣人先用食禁以存生，后制药物以防命，气味温补以存精形。

[注释]

[1] 四时六位：即春夏秋冬四季和东西南北上下六方。 [2] 五运六气：是运气学说的中心内容。简单说就是从年干推算五运，从年支推算六气，并从运与气之间的观察，推算其生制与承制的关系，以判断该年气候的变化与疾病的发生。 [3] 六节藏象论：《素问》的一篇。讨论天以六为节和藏象问题。节，次也，度也，这里有周期的意思；藏象，意为脏腑居于体内，而形象表现于外，从外可以知内。 [4] 食（sì）：拿东西给人吃。 [5] 修明：清新，鲜明。 [6] 津液：泛指一切体液及其代谢产物。 [7] 凑：

接近、亲和。 [8] 明色彰声：使色泽明润、声音响亮。

[点评]

张景岳说："用药之道无他也，惟在精其气味，识其阴阳。"气味阴阳理论出自《素问》，是中药理论的基础，"阳为气，阴为味。""气味辛甘发散为阳，酸苦涌泄为阴。""咸味涌泄为阴，淡味渗泄为阳。"这些理论系统地揭示了中药气味阴阳的复杂性，进而阐释了中药临床功用的非单一性，同一中药往往有不同的、甚至相反的效用，这在不了解中医的人看来简直是匪夷所思。而中医常常在气味阴阳中找到理论依据。金元时期医家张元素、李杲、王好古等又进一步作了发挥，李时珍将历代各个医家的论述进行了整合。只有正确理解中药药性的阴中有阴、阴中有阳、阳中有阴和阳中有阳，才能灵活地应用于临床，辩证地了解药物。例如清热解毒的金银花，大剂量使用竟有补气的功效。缪希雍就是从其气味阐释如此奇妙的功效，金银花味甘性寒，"甘能益血，甘能和中，微寒即生气也"。因此它在清热解毒中孕育补气功能。再如白芍药，自古关于其性能是补是泻、是敛是泄，众说纷纭，莫衷一是。而近代经方大家曹颖甫为了弄清白芍的性味，亲自品尝，发现"白芍味甘微苦，赤芍则甚苦"。于是得知《神农本草经》谓其苦平之解甚为得当。认为芍药苦者善泄，能通血络之瘀。当代著名中医朱步先曾指出："从药物的气味阴阳入手，借助于阴阳范畴的聚散、阖辟、动静作分析，认识到单味药作为阴阳对待的统一体，具有补泻、敛散、阖辟兼备等特征，这不仅有助于我们减少认识的片面性，领悟正反两个方面的药性，还能扩大选药组方的视野……须知中药性味的不'纯'，是它区别于化学合成药物的一个重要标志，显示了中药的不可替代性。前人指出的中药具有一物一味、三味、一气二气等气味相兼的状况，正是药物功用多样性的客观基础所在，也为历代医家借助药物的配伍，于某药或取其气，或取其味，或气味兼取，从而展现无穷的变化提供了广阔的思维空间。"

五味即酸、苦、甘、辛、咸，是五行学说在中药学中的应用。它最集中系统的记载是在《黄帝内经》中。五味自身的特性决定了它的功能走向，辛味能散能行，酸味能收能涩，甘味能补能缓，苦味能泻能燥，咸味能软坚润下。五味与五脏有着对应关系，酸味入肝、苦味入心、辛味入肺、甘味入脾、咸味入肾。将五味的功能应用于五脏，在五行学说框架下形成一种理论，即能实现对临床治疗的指导。

现代研究认为药物味的不同，与所含的化学成分有关。如辛味的多含挥发油，酸味的多含有机酸，甘味的多含糖类，味苦的则可能含生物碱、苷类或苦味质等。

五味宜忌

岐伯曰："木生酸，火生苦，土生甘，金生辛，水生咸。辛散，酸收，甘缓，苦坚，咸软。毒药攻邪，五谷为养，五果为助，五畜为益，五菜为充，气味合而服之，以补精益气。此五味各有所利，四时五脏，病随所宜也。"又曰："阴之所生，本在五味；阴之五宫[1]，伤在五味。骨正筋柔，气血以流，腠理以密，骨气以精，长有天命。又曰：圣人春夏养阳，秋冬养阴，以从其根，二气常存。"春食凉，夏食寒，以养阳；秋食温，冬食热，以养阴。

五欲　肝欲酸，心欲苦，脾欲甘，肺欲辛，肾欲咸，此五味合五脏之气也。

五宜 青色宜酸，肝病宜食麻、犬、李、韭。赤色宜苦，心病宜食麦、羊、杏、薤。黄色宜甘，脾病宜食粳、牛、枣、葵。白色宜辛，肺病宜食黄黍、鸡、桃、葱。黑色宜咸，肾病宜食大豆黄卷、猪、栗、藿。

五禁 肝病禁辛，宜食甘：粳、牛、枣、葵。心病禁咸，宜食酸：麻、犬、李、韭。脾病禁酸，宜食咸：大豆、豕、栗、藿。肺病禁苦，宜食[2]：麦、羊、杏、薤。肾病禁甘，宜食辛：黄黍、鸡、桃、葱。

〔思邈曰〕春宜省酸增甘以养脾，夏宜省苦增辛以养肺，秋宜省辛增酸以养肝，冬宜省咸增苦以养心，四季宜省甘增咸以养肾。

〔时珍曰〕五欲者，五味入胃，喜归本脏，有馀之病，宜本味通之。五禁者，五脏不足之病，畏其所胜，而宜其所不胜也。

五走 酸走筋，筋病毋多食酸，多食令人癃[3]。酸气涩收，胞得酸而缩卷[4]，故水道不通也。苦走骨，骨病毋多食苦，多食令人变呕。苦入下脘，三焦皆闭，故变呕也。甘走肉，肉病毋多食甘，多食令人悗心[5]。甘气柔润，胃柔则缓，缓则虫动，故悗心也。辛走气，气病毋多食辛，多食令人洞心[6]。辛走上焦，与气俱行，久留心下，故洞心也。咸走血，血病毋多食咸，多食令人渴。血与咸相得则凝，凝则胃汁注之，故咽路焦而舌本[7]干。《九针论》作咸走骨[8]，骨病毋多食咸。苦走血，血病毋多食苦。

五伤　酸伤筋，辛胜酸。苦伤气，咸胜苦。甘伤肉，酸胜甘。辛伤皮毛，苦胜辛。咸伤血，甘胜咸。

五过　味过于酸，肝气以津[9]，脾气乃绝，肉胝腸而唇揭[10]。味过于苦，脾气不濡，胃气乃厚，皮槁而毛拔。味过于甘，心气喘满，色黑，肾气不平，骨痛而发落。味过于辛，筋脉沮绝，精神乃失，筋急而爪枯。味过于咸，大骨气劳，短肌，心气抑，脉凝涩而变色。

〔时珍曰〕五走五伤者，本脏之味自伤也，即阴之五宫伤在五味也。五过者，本脏之味伐其所胜也，即脏气偏胜也。

[注释]

[1] 五宫：五脏。 [2] 宜食：此下《灵枢・五味》《素问・脏气法时论》有“苦”字，但与上文“禁苦”相反，被李时珍删去。 [3] 癃（lóng）：癃闭，小便不通或淋沥点滴而出。 [4] 胞得酸而缩卷：膀胱受到酸的作用会发生收缩卷曲。胞，膀胱；缩卷，收缩、卷曲。 [5] 悗（mán）心：指心中烦闷。 [6] 洞心：心中悬吊如空洞。 [7] 舌本：舌根。 [8]《九针论》：《灵枢经》

的一篇，主要说明九针的原理，九针名字的由来，以及如何对应关系等。 [9] 肝气以津：过度地使用酸味使肝木的疏泄作用减弱，使津液的代谢不能够正常地运行，腐熟后的水谷停留在胃中，而口中生津液，是呕吐的先兆。 [10] 肉胝腐（zhī zhù）而唇揭：使肌肉变厚皱缩，而嘴唇也会掀起。胝腐，皮肉因生茧而皱缩；揭，掀起。

［点评］

《本草纲目》中有多篇关于“五味”的药性理论章节，如五味宜忌、五味偏胜、五脏五味补泻等，这些篇章都是根据《内经》关于五味宜忌理论进行阐发的。涉及五欲、五宜、五禁、五走、五伤、五过等。《内经》中关于五味的理论非常丰富，散见于《素问·生气通天论》《素问·阴阳应象大论》《素问·六节藏象论》《素问·脏气法时论》《灵枢·五味》等篇章。李时珍对此进行了整合，并不是完全照搬原文，有些篇章也有紊乱。但与《内经》主旨脉络相承，同时结合历代医家的论述进行了发挥。

升降浮沉

李杲曰：药有升降浮沉化，生长收藏成，以配四时。春升夏浮，秋收冬藏，土居中化。是以味薄者升而生，气薄者降而收，气厚者浮而长，味厚者沉而藏，气味平者化而成。但言补之以辛、甘、温、热及气味之薄者，即助春夏之升浮，便是泻秋冬收藏之药也。在人之身，肝心是矣。但言补之以酸、苦、咸、寒及气味之厚者，即助秋冬之降沉，便是泻春夏生长之药也。在人之身，肺肾是矣。淡味之药，渗即为升，泄即为降，佐使诸药者也。用药者循此则生，逆此则死；纵令不死，亦危困矣。

王好古曰：升而使之降，须知抑也；沉而使之浮，须知载也[1]。辛散也，而行之也横；甘发也，而行之也上；苦泄也，而行之也下；酸收也，其性缩；咸软也，其性舒，其不同如此。鼓掌成声，沃火成沸[2]，二物相合，象在其间矣。五味相制，四气相和，其变可轻用哉。本草不言淡味、凉气，亦缺文也。

味薄者升：甘平、辛平、辛微温、微苦平之药是也。

气薄者降：甘寒、甘凉、甘淡寒凉、酸温、酸平、咸平之药是也。

气厚者浮：甘热、辛热之药是也。

味厚者沉：苦寒、咸寒之药是也。

气味平者，兼四气四味：甘平、甘温、甘

凉、甘辛平、甘微苦平之药是也。

李时珍曰：酸咸无升，甘辛无降，寒无浮，热无沉，其性然也。而升者引之以咸寒，则沉而直达下焦[3]；沉者引之以酒，则浮而上至颠顶[4]。此非窥天地之奥而达造化之权者[5]，不能至此。

一物之中，有根升梢降，生升熟降，是升降在物亦在人也。

[注释]

[1] 载（zài）：承载，负担。 [2] 沃火成沸：用水浇火水会沸腾。沃，把水从上浇下。 [3] 下焦：中医人体部位名，系三焦之一。三焦的下部，指下腹腔自胃下口至二阴部分。能分别清浊，渗入膀胱，排泄废料，其气主下行。 [4] 颠顶：巅顶，头顶。 [5] 窥天地之奥而达造化之权：看清、懂得天地自然变化规律的境界。窥奥，看清、理解深层次的意境；造化，自然界自身发展变化的功能；达权，通晓权宜。

[点评]

升降浮沉是中药药性理论之一，指药物作用具有一定的趋向。升是上升，降是下降，浮是发散上行，沉是泻利下行。升浮药上行而向外，有疏散解表、宣毒透疹、解毒消疮、宣肺止咳、温里散寒、暖肝散结、温通经脉、通痹散结、行气开郁、活血消癥、开窍醒神、升阳举陷、涌吐等作用。故解表药、温里药、祛风寒湿药、行气药、活血祛瘀药、开窍药、补益药、涌吐药等多具有升浮特性。沉降药下行而向内，有清热泻火、泻下通便、利水渗湿、重镇安神、平肝潜阳、息风止痉、降逆平喘、止呕、止呃、消积导滞、固表止汗、敛肺止咳、涩肠止泻、固崩止带、涩精止遗、收敛止血、收湿敛疮等作用。故清热药、泻下药、利水渗湿药、降气平喘药、降逆和胃药、安神药、平肝息风药、收敛止血药、收涩药等多具有沉降药性。

升降浮沉的理论依据来自《黄帝内经》。《素问·六微旨大论》："升降出入，无器不有。"指出这是人体生命活动的基础。在治疗上也依据这一理论，《素问·阴阳应象大论》："其高者，因而越之；其下者，引而竭之；中满者，泻之于内；其有邪者，渍形以为汗；其在皮者，汗而发之。"指出应根据升降出入障碍所产生疾病的病势和病位的不同，采取相应的治疗方法。金元时期升降浮沉学说得到了全面发展，产生了更加深入具体的中药升降浮沉的理论。张元素在《医学启源》中，提出"气味厚薄升降图说"，用运气学说阐发了药物具有升降浮沉不同作用趋向的道理。其后，李东垣、王好古、李时珍等又作了进一步的补充，使药物升降浮沉学说趋于完善。它作为说明药物作用指导临床用药的理论依据，是对四气五味的补充和发展。

五脏五味补泻

肝　苦急，急食甘以缓之，甘草。以酸泻之，赤芍药。实则泻子。甘草。　欲散，急食辛以散之，川芎。以辛补之，细辛。虚则补母。地黄、黄檗。

心　苦缓，急食酸以收之，五味子。以甘泻之，甘草、参、芪。实则泻子。甘草。　欲软，急食咸以软之，芒消。以咸补之，泽泻。虚则补母。生姜。

脾　苦湿，急食苦以燥之，白术。以苦泻之，黄连。实则泻子。桑白皮。　欲缓，急食甘以缓之，炙甘草。以甘补之，人参。虚则补母。炒盐。

肺　苦气上逆。急食苦以泄之，黄芩。以辛泻之，桑白皮。实则泻子。泽泻。　欲收，急食酸以收之，白芍药。以酸补之，五味子。虚则补母。五味子。

肾　苦燥，急食辛以润之，黄檗、知母。以咸泻之，泽泻。实则泻子。芍药。　欲坚，急食苦以坚之，知母。以苦补之，黄檗。虚则补母。五味子。

张元素曰：凡药之五味，随五脏所入而为补

泻，亦不过因其性而调之。酸入肝，苦入心，甘入脾，辛入肺，咸入肾。辛主散，酸主收，甘主缓，苦主坚，咸主软。辛能散结润燥，致津液，通气。酸能收缓敛散。甘能缓急调中。苦能燥湿坚软。咸能软坚。淡能利窍。

李时珍曰：甘缓、酸收、苦燥、辛散、咸软、淡渗，五味之本性，一定而不变者也。其或补或泻，则因五脏四时而迭相施用者也。温、凉、寒、热，四气之本性也。其于五脏补泻，亦迭相施用也。此特洁古张氏因《素问》饮食补泻之义，举数药以为例耳，学者宜因意而充之。

[点评]

五脏苦欲补泻为中医用药法则之一，源自《素问·脏气法时论》。

五脏各有天性，苦就是所恶的东西，欲就是所好的东西，违其性则苦，遂其性则欲。能够滋生所好的东西就是补，能够去掉所恶的东西就是泻，本脏所欲为补，本脏所苦为泻。把这一理论用于指导药物应用，就形成了药性理论。这一理论在金元时期逐渐形成发展，李时珍明确地强调药物五脏苦欲理论与四气五味的结合。

脏腑虚实标本用药式[1]

阐述肝脏的生理、病理特点，本病、标病的常见临床表现，有馀、不足及本病、标病治疗的常用药物。

肝　藏魂，属木。胆火寄于中。主血，主目，主筋，主呼，主怒。

本病[2]：诸风眩运，僵仆强直惊痫[3]，两胁肿痛，胸肋满痛，呕血，小腹疝痛痃瘕[4]，女人经病。

标病[5]：寒热疟，头痛吐涎，目赤面青多怒，耳闭颊肿，筋挛卵缩[6]，丈夫癞疝[7]，女人少腹肿痛阴病[8]。

有馀泻之

泻子甘草[9]

行气香附　芎䓖　瞿麦　牵牛　青橘皮

行血红花　鳖甲　桃仁　莪茂　京三棱　穿山甲　大黄　水蛭　虻虫　苏木　牡丹皮

镇惊雄黄　金薄　铁落　真珠　代赭石　夜明砂　胡粉　银薄　铅丹　龙骨　石决明

搜风[10]羌活　荆芥　薄荷　槐子　蔓荆子　白花蛇　独活　防风　皂荚　乌头　白附子　僵蚕　蝉蜕

不足补之

补母[11]枸杞　杜仲　狗脊　熟地黄　苦参

萆薢　阿胶　菟丝子

补血当归　牛膝　续断　白芍药　血竭　没药　芎䓖

补气天麻　柏子仁　白术　菊花　细辛　密蒙花　决明　谷精草　生姜

本热寒之

泻木芍药　乌梅　泽泻

泻火黄连　龙胆草　黄芩　苦茶　猪胆

攻里大黄

标热发之

和解[12]柴胡　半夏

解肌[13]桂枝　麻黄

[注释]

[1] 脏腑虚实标本用药式：此节除本书所选之外，还包括命门和六腑三焦、胆、胃、大肠、小肠、膀胱部分，因篇幅所限，此次仅选取五脏部分。 [2] 本病：中医术语。与“标病”相对应。标本是个相对概念，表示一种主次关系。“本”是事物的根本。这里指疾病的根本、源头。“标”指次要方面，是由“本”引发出来的其他事物。此处所谓本病指脏腑本体疾病，标病指由本体疾病引发的其他病证。 [3] 僵仆：倒下。强（jiàng）直：症状名。指身体某部肌肉之僵硬，活动受限。以颈项部尤为多见。惊痫：泛指惊风、痫证各种痫证。 [4] 痃瘕（xuán jiǎ）：

中医病名，痃癖疝瘕。痃癖：脐腹偏侧或胁肋部时有筋脉攻撑急痛的病证。疝瘕：腹部腹皮隆起推之可移腹痛牵引腰背的病证。 [5] 标病：见上“本病”。 [6] 筋挛：中医症名，即筋瘛。指肢体筋脉挛急抽瘛。卵缩：中医症名，又称囊缩。睾丸上缩之症。 [7] 㿉（tuí）疝：中医病名。以阴囊肿坠，如升如斗，不痒不痛为主要表现的疾病。 [8] 少腹：脐下腹部两旁。 [9] 泻子：中医治则。即“实者泻其子”。指根据五行相生和五脏母子关系的理论，对于五脏实证应采用攻泻“我生”之脏的方药进行治疗的原则。例如肝木生心火，肝是母，心是子，出现肝实证时，不仅要泻肝，还必须泻心火。 [10] 搜风：中医治则术语。风邪潜藏体内脏腑骨骼，日久而顽固，平常之药难以到达，须用特殊的药物才能搜寻并清除风邪（比如动物类药材）。 [11] 补母：中医治则术语。即“虚者补其母”。指根据五行相生和五脏母子关系的理论，五脏母子关系，生我者为母，所生者为子。对于五脏虚证应采用补益“生我”之脏的方药进行治疗的原则。例如，肾为肝之母，肝病不仅补肝，还须补肾。 [12] 和解：中医治则术语。和解法为八法之一，又称和法。指用具有疏通表里、和解寒热、调和脏腑作用的方药治疗疾病的治法。 [13] 解肌：中医治则术语。即解除肌表之邪。是对外感证初起有汗的病证的治法。

心　藏神，为君火[1]。包络为相火[2]，代君行令。主血，主言，主汗，主笑。

本病：诸热瞀瘛[3]，惊惑谵妄烦乱[4]，啼笑骂詈[5]，怔忡健忘[6]，自汗，诸痛痒疮疡[7]。

标病：肌热畏寒战栗，舌不能言，面赤目

阐述心脏的生理特点，本病、标病的常见临床表现，有馀、不足及本病、标病治疗的常用药物。并指出心与心包络的君相关系。

黄，手心烦热，胸胁满痛，引腰背肩胛肘臂。

火实泻之

泻子黄连 大黄

气甘草 人参 赤茯苓 木通 黄檗

血丹参 牡丹 生地黄 玄参

镇惊朱砂 牛黄 紫石英

神虚补之

补母细辛 乌梅 酸枣仁 生姜 陈皮

气桂心 泽泻 白茯苓 茯神 远志 石菖蒲

血当归 乳香 熟地黄 没药

本热寒之

泻火黄芩 竹叶 麦门冬 芒消 炒盐

凉血地黄 栀子 天竺黄

标热发之

散火[8]甘草 独活 麻黄 柴胡 龙脑

[注释]

[1]君火：此指心火。 [2]包络：中医术语。即心包络，指心脏外围的包膜，有络，可通行气血，具有保护心脏的作用。相火：与君火相对，中医认为肝、胆、肾、三焦均内寄相火。此指心包络之火。 [3]瞀瘛（mào chì）：指各种发热引起的视物昏花，肢体抽搐的病证。瞀，目眩、眼花或心烦闷乱、神识昏

糊。瘛，四肢抽搐。 [4] 谵（zhān）妄：中医病证名。一作俨妄。指神志不清，语无伦次，妄见妄闻的证候。 [5] 啼笑骂詈（lì）：症状名。指神智失常，喜怒笑骂不受约束的症状。 [6] 怔忡（zhēng chōng）：中医病名。又名心忪、忪悸。是指以心跳剧烈，不能自安，而又持续不断为主要表现的心悸。 [7] 痛痒疮疡：泛指由心火上炎引起的外科疾病。 [8] 散火：指具有泻火行气，利水通淋功能。治疗热郁气滞，心胸烦热，口渴面赤，意欲冷饮，以及口舌生疮，小便赤涩刺痛等。

脾 藏意，属土，为万物之母[1]。主营卫[2]，主味，主肌肉，主四肢。

阐述脾脏的生理特点，本病、标病的常见临床表现，有馀、不足及本病、标病治疗原则及其常用药物。

本病：诸湿肿胀，痞满噫气[3]，大小便闭，黄疸痰饮[4]，吐泻霍乱[5]，心腹痛，饮食不化。

标病：身体胕肿[6]，重困嗜卧，四肢不举，舌本强痛[7]，足大趾不用，九窍不通，诸痉项强[8]。

土实泻之

泻子诃子　防风　桑白皮　葶苈

吐豆豉　栀子　萝卜子　常山　瓜蒂　郁金　齑汁　藜芦　苦参　赤小豆　盐汤　苦茶

下大黄　芒消　青礞石　大戟　甘遂　续随子　芫花

土虚补之

补母桂心　茯苓

气人参　黄芪　升麻　葛根　甘草　陈橘皮　藿香　葳蕤　缩砂仁　木香　扁豆

血白术　苍术　白芍药　胶饴　大枣　干姜　木瓜　乌梅　蜂蜜

本湿除之

燥中宫[9]白术　苍术　橘皮　半夏　吴茱萸　南星　草豆蔻　白芥子

洁净府[10]木通　赤茯苓　猪苓　藿香

标湿渗之

开鬼门[11]葛根　苍术　麻黄　独活

[注释]

[1] 万物之母：此处借用《道德经》"有名，万物之母也。"土地生长万物，为万物之母。脾属土，吸收饮食水谷精微，化为气血津液滋养人体，同"土"有相同的性质。　[2] 营卫：中医术语。此处代指气血。　[3] 噫（yī）气：即嗳气。　[4] 痰饮：中医术语。指体内水液不得输化，停留或渗注于体内某一部位而发生的病证。　[5] 霍乱：中医病名。俗称触恶。是以起病急骤，卒然发作，上吐下泻，腹痛或不痛为特征的疾病。因其病变起于顷刻之间，挥霍撩乱，故名霍乱。　[6] 胕（fú）肿：全身浮肿。胕，浮肿。　[7] 舌本：舌根部位。　[8] 痓（jìng）：痓挛。肌肉收缩，手脚抽搐的现象。　[9] 中宫：中医术语，指脾胃。　[10] 洁净府：中医治疗学术语。是治疗水肿的一种方法，透过通利小便，把积聚于关节、肢体以及脏腑中的水饮排出体

外。净府，指膀胱。 [11] 开鬼门：中医治疗学术语。是治疗水肿的一种方法，即发汗的意思。鬼门，汗孔。

肺 藏魄，属金，总摄一身元气。主闻，主哭，主皮毛。

阐述肺脏的生理、病理特点，本病、标病的常见临床表现，有馀、不足及本病、标病治疗原则及其常用药物。

本病：诸气膹郁[1]，诸痿喘呕，气短，咳嗽上逆，咳唾脓血，不得卧，小便数而欠[2]，遗失不禁[3]。

标病：洒淅寒热[4]，伤风自汗，肩背痛冷，臑臂前廉痛[5]。

气实泻之

泻子泽泻 葶苈 桑白皮 地骨皮

除湿半夏 白矾 白茯苓 薏苡仁 木瓜 橘皮

泻火粳米 石膏 寒水石 知母 诃子

通滞[6]枳壳 薄荷 干生姜 木香 厚朴 杏仁 皂荚 桔梗 紫苏梗

气虚补之

补母甘草 人参 升麻 黄芪 山药

润燥蛤蚧 阿胶 麦门冬 贝母 百合 天花粉 天门冬

敛肺乌梅 粟壳 五味子 芍药 五倍子

本热清之

清金[7] 黄芩 知母 麦门冬 栀子 沙参 紫菀 天门冬

本寒温之

温肺丁香 藿香 款冬花 檀香 白豆蔻 益智 缩砂 糯米 百部

标寒散之

解表麻黄 葱白 紫苏

[注释]

[1] 膹（fèn）郁：中医病证名。指呼吸气促、胸闷痞满不适。 [2] 小便数（shuò）而欠：频繁小便、打呵欠。数，屡次、频繁。欠，数欠。指频繁地打呵欠，又名善欠。 [3] 遗失：大便失禁。“失”“矢”通用，“矢”通“屎”。 [4] 洒淅寒热：恶寒发热。洒淅，洒洒淅淅，形容恶寒发热的样子。 [5] 臑（nào）臂前廉痛：上臂前侧疼痛。臑，上臂；廉，边、侧。 [6] 通滞：中医治法。又称消积导滞法。消散和破消体内有形积滞，以祛除病邪的治疗方法。 [7] 清金：中医治法术语。系清法之一。即清肺热。又称清金降火。治疗肺热而肺气上逆的一种方法。

阐述肾脏的生理特点，本病、标病的常见临床表现，有馀、不足及本病、标病治疗原则及其常用药物。

肾 藏志，属水，为天一之源[1]。主听，主骨，主二阴。

本病：诸寒厥逆，骨痿腰痛[2]，腰冷如冰，足胻肿寒[3]，少腹满急疝瘕，大便闭泄，吐利腥秽，水液澄彻清冷不禁，消渴引饮。

标病：发热不恶热，头眩头痛，咽痛舌燥，脊股后廉痛。

水强泻之

泻子大戟　牵牛

泻腑泽泻　猪苓　车前子　防己　茯苓

水弱补之

补母人参　山药

气知母　玄参　补骨脂　砂仁　苦参

血黄檗　枸杞　熟地黄　锁阳　肉苁蓉　山茱萸　阿胶　五味子

本热攻之

下伤寒少阴证，口燥咽干，大承气汤。

本寒温之

温里附子　干姜　官桂　蜀椒　白术

标寒解之

解表麻黄　细辛　独活　桂枝

标热凉之

清热玄参　连翘　甘草　猪肤

[注释]

[1] 天一：此指水。 [2] 骨痿：中医病名，痿证之一。症见腰背酸软，难于直立，下肢痿弱无力，面色暗黑，牙齿干枯等。由大热灼伤阴液，或长期过劳，肾精亏损，肾火亢盛等，使骨枯而髓减所致。 [3] 足胻（héng）肿寒：中医病证名。指小腿连及足背浮肿，皮色不泽，皮肤清冷等。

[点评]

脏腑虚实标本用药式源自张元素《脏腑标本寒热虚实用药式》，阐述了脏腑的生理，所主疾病（本病、标病），标本、寒热、虚实常用药物。丝丝入扣的设计，恰似有条不紊的程式，医者在辨证之后所有适宜使用的药物便都一目了然。

张元素发《黄帝内经》之微义奥旨，结合自己数十年的临床经验，把药物的应用与脏腑的生理及病理变化密切相联，在使脏腑辨证论治形成了一个较完整体系的同时，亦建立了脏腑用药理论。其体系有以下特点：

1. 在完善脏腑辨证的同时，把五行学说应用于中药药性理论上来，其在五脏之用药中，始终贯彻着“虚则补其母，实则泻其子”的原则。

2. 注重气血辨证用药，在脏腑辨证用药同时配合行气、补气，行血、补血。其补气常用补不足、升阳、甘温除热；其行气常用泻气、敛气、除湿、行气、通滞、泻火；其补血常用补血活血、甘温补血；其行血常用凉血、活血、祛瘀生新。

3. 用药尊古而不泥古。张元素认为：“运气不齐，古今异轨；古方新病，不相能也。”临床用药上以《神农本草经》为本，同时结合自己的临床用药经验，灵活应用每一味药，扩大并发展其用药范围。李时珍对此十分推崇，不但不惜篇幅收录了张元素的原文，而且在具体药物用法上也以临床实际为遴选标准。

引经报使[1]《洁古珍珠囊》

引经药在方剂中居于“使药”地位。具有先驱先行作用。引经药是引导药力入经的药物。在处方用药时，能准确运用引经药配入方中以作向导，药力直达病所，这是提高疗效的重要环节。

手少阴心黄连　细辛

手太阳小肠藁本　黄檗

足少阴肾独活　桂　知母　细辛

足太阳膀胱羌活

手太阴肺桔梗　升麻　葱白　白芷

手阳明大肠白芷　升麻　石膏

足太阴脾升麻　苍术　葛根　白芍

足阳明胃白芷　升麻　石膏　葛根

手厥阴心主[2]柴胡　牡丹皮

手少阳三焦连翘　柴胡　上地骨皮　中青皮　下附子[3]

足厥阴肝青皮　吴茱萸　川芎　柴胡

足少阳胆柴胡　青皮

[注释]

[1]引经报使：中药学术语。指某些药物具有引导其他药物的药力到达相应病变部位或某一经脉的作用，类似“向导”。 [2]心主：此指心包络。 [3]上、中、下：此指三焦的上焦、中焦和下焦。

[点评]

引经是归经与配伍理论结合的发展，通过配伍引经药，有些药物可改变其他药物的作用方向或部位，或使其作用侧重或集中于特定的方向或部位，甚至可直接影响和引导正气以及病邪。

引经报使在《医鉴》所称引经，《珍珠囊》称“通经以为使”，《汤液本草》称“报使”，《医学启源》《本草发挥》称“各经引用”，《本草纲目》称“引经报使”。

引经报使的作用论述首见易水学派张元素，他依据《内经》理论，对药物的引经进行了深入探讨，创立了“引经报使”理论，他认为取各药性之长，使之各归其经，则力专效宏。脾胃学家李杲在遣方用药上也深受影响，运用引经药很有建树。李时珍也备加推崇，载入《本草纲目》中。引经报使有两类，一类是引向经脉，一类是引向病位。《本草纲目》此节是前者，分别介绍了十二条经脉各自的常用引经药物。

百病主治药上[1]

呕吐

有痰热，有虚寒，有积滞

【痰热】

〔草部〕葛根大热呕吐，小儿呕吐，荡粉食[2]。 泽泻行水止吐。 香附妊娠恶阻[3]，同藿香、甘草煎服。 黄连 苦耽[4]劳乏呕逆。 麦门冬止呕吐燥渴。 前胡化痰止吐。 芦根主呕逆不食，除膈间客热，水煮服。或入童尿。 干苔煮汁。 赤小豆 豌豆止呕逆。 绿豆粉 葍草子[5]

〔果木〕[6]茯苓 猪苓 栀子 楸白皮 梓

与西医不同，中医的病名很多就是主症之名。在西医的眼中，很多疾病会引起某症状。在中医的眼中，某病之下有很多证型。如呕吐之下又分痰热、虚寒和饮食积滞的不同证型。每种证型之下又选择了不同部类的药物，有些甚至就是处方。体现了中医辨证与辨病相结合的治疗原则和方法。

白皮止呕逆，下气。 苏方木人常呕吐，用水煎服。 杨梅止呕吐，除烦愦[7]。 枇杷止吐下气。 木白皮止呕逆，煮服大佳。 叶止呕吐不止。

〔水石〕黄丹[8]止吐逆。 胡粉[9] 水银 铅 滑石暴得吐逆，汤服二钱。 石膏胃火吐逆。 阴阳水[10]饮数口即定。

〔虫兽〕蝉蜕胃热吐食，同滑石末水服。 芦蠹虫小儿乳后吐逆，二枚煮汁服。 羊屎呕吐酸水，以十枚煎酒服。 牛乳小儿吐乳，入葱姜煎服。 兔头骨天行吐不止[11]，烧研饮服。

〔人部〕人乳小儿初生吐乳，同籧篨篾[12]、盐少许，煎汁入牛黄服。

【虚寒】

〔草部〕细辛虚寒呕吐，同丁香末服。 苍术暖胃消谷，止呕吐。白术胃虚呕逆，及产后呕吐。 人参止呕吐，胃虚有痰，煎汁入姜汁、竹沥服；胃寒，同丁香、藿香、橘皮煎服；妊娠吐水，同干姜丸服。 艾叶口吐清水，煎服。 半夏呕逆厥冷，内有寒痰，同面作弹丸[13]，煮吞之；妊娠呕吐，同人参、干姜丸服；小儿痰吐，同面包丁香煨熟丸服。 南星除痰下气止呕。 旋覆花止呕逆不下食，消痰下气。 苏子止吐。 香薷伤暑呕吐。 藿香脾胃吐逆为要药。 木香 当归温中，止呕逆。 茅香温胃止吐。 白豆蔻止吐逆，散冷气，胃冷忽恶心，嚼数枚酒下。小儿胃寒吐乳，同缩砂、甘草末饮服。 生附子胃寒有痰，同半夏、生姜煎服。 缩砂仁 廉姜 白芷 红豆蔻 高良姜温中下气消食。忽呕清水，含咽即平。 肉豆蔻温中下气止吐，及小儿乳霍[14]。 益智子胃冷。

〔谷菜〕糯米虚寒吐逆。 烧酒 白扁豆 豇豆 干姜 生姜煎醋食。又同半夏煎服，去痰下气，杀虫止呕吐。 芥子胃寒吐食。 白芥子

〔果木〕橘皮止吐消痰温中。嘈杂吐清水[15]，去白研末，时舐之。 蜀椒止吐杀虫。 胡椒去胃中寒痰，食已即吐水，甚验。 毕澄茄 吴茱萸 食茱萸并止冷吐。 槟榔止吐水，同橘皮煎服。 沉香 檀香 丁香治吐，同陈皮煎服；小儿丸服；或同半夏丸服。 厚朴痰壅呕逆不食，姜汁炙研，米饮服。主胃冷，吐不止。 诃黎勒止呕吐不食，消痰下气，炒研糊丸服。

〔石兽〕赤石脂饮食冷过多，成澼吐水，每酒服方

寸匕，尽一斤，终身不吐痰水。 **硫黄**诸般吐逆，同水银研，姜汁糊丸服。 **鹿髓**主呕吐。 **熊脂**饮食呕吐。

【积滞】

〔草谷〕**香附子**止呕吐，下气消食。 **缩砂蔤**温中消食止吐。 **大黄**口中常呕淡泔，煎服。 **续随子**痰饮不下食，呕吐。 **牵牛** **神麯** **麦蘖**

〔木禽〕**巴豆** **五灵脂**治呕吐，汤药不能下者，狗胆丸服。

[注释]

[1] 百病主治药：为《本草纲目》的卷三、卷四，相当于一部临证用药手册，是该书的主要组成部分。以病原为纲，罗列主治药，共设诸风等七十馀种病证，大的病证名下往往囊括若干小的病证名及其阐述。约有十八万字。本次选取其中的若干病证，以期解剖麻雀，小中见大。 [2] 荡粉食：研粉冲泡服用。荡，方言，冲泡的意思。 [3] 恶阻：中医病证名。是指怀孕初期出现恶心呕吐、挑食，或食入即吐，甚则呕吐苦水或血性物者。 [4] 苦耽：即酸浆草，中药，来自酢浆草科酢浆草属植物酢浆草。李时珍："酸浆，以子之味名也。苦蒇苦耽，以苗之味名也。" [5] 菥（shī）：草名。莎草科。生海滨沙地，种子可食。 [6] 果木：即果部和木部的缩写。《本草纲目》此章节中常用此种缩写方法，如下面的水石，即水部和石部的缩写。以下类此，不出注。 [7] 烦愦（kuì）：心烦意乱。 [8] 黄丹：铅丹别名。 [9] 胡粉：粉锡别名。 [10] 阴阳水：即生熟汤。李

时珍："以新汲水百沸汤合一盏和匀，故曰生熟，今人谓之阴阳水。" [11] 天行：中医病证名。即疫病的别称。指由天地间的疫毒戾气流行传播而引起的传染性流行病。 [12] 籧蒢篾（qú chú miè）：粗竹席上的竹条。籧蒢，即籧篨，粗竹席；篾，竹条。 [13] 弹丸：此指弹丸大小的丸药。相当于一个鸡子黄或十个梧桐子大小。 [14] 小儿乳霍：中医儿科病名。即哺乳期幼儿上吐下泻的病证。 [15] 嘈杂：中医病证名。指以自觉胃中空虚，脘部懊憹，似饥非饥，似痛非痛，莫可名状为主要表现的疾病。

[点评]

呕吐是中医常见病证名，是以胃失和降，气逆于上所致的一种病证。呕吐可出现在许多疾病的过程中。临床辨证以虚实为纲。治疗以和胃降逆为原则，但须根据虚实不同情况分别处理。《本草纲目》将其辨证分型为三类：痰热、虚寒和积滞。痰热治以化痰清热，虚寒治以健脾温胃，积滞治以消食导滞。

咳嗽

有风寒，痰湿，火热，燥郁

【风寒】

〔草菜〕麻黄发散风寒，解肺经火郁。 细辛去风湿，泄肺破痰。 白前风寒上气，能保定肺气，多以温药佐使。久咳唾血，同桔梗、桑白皮、甘草煎服。 百部止暴嗽，浸酒服。三十年嗽，煎膏服。小儿寒嗽，同麻黄、杏仁丸服。 款冬花为温肺治嗽要药。 牛蒡根风寒伤肺壅咳。 飞廉风邪咳嗽。 佛耳草除寒嗽。同款冬花、地黄，烧烟吸，治久近咳嗽。 缩砂 紫苏 芥子并主寒嗽。 生姜寒湿嗽，烧含之。久嗽，以白饧或蜜煮食[1]。小儿寒嗽，煎汤浴之。 干姜

〔果木〕蜀椒 桂心并主寒嗽。

〔土石〕釜月下土[2]卒咳嗽，同豉丸服。 车釭[3]妊娠咳嗽，烧投酒中，冷饮。 石灰老小暴嗽，同蛤粉丸服。 钟乳石肺虚寒嗽。

〔虫鱼〕蜂房小儿咳嗽，烧灰服。 鲫鱼烧服，止咳嗽。

〔禽兽〕白鸡卒嗽，煮苦酒服。 鸡子白皮久咳，同麻黄末服。 羊胰远年咳嗽，同大枣浸酒服。

【痰湿】

〔草部〕半夏湿痰咳嗽，同南星、白术丸服。气痰咳嗽，同南星、官桂丸服。热痰咳嗽，同南星、黄芩丸服。肺热痰嗽，同栝楼仁丸服。 天南星气痰咳嗽，同半夏、橘皮丸服。风痰咳嗽，炮研煎服。 莨菪子久嗽

不止，煮炒研末，同酥，煮枣食。三十年呷嗽，同木香、熏黄烧烟吸。　葶苈肺壅痰嗽，同知母、贝母、枣肉丸服。　芫花卒得痰嗽，煎水煮枣食。有痰，入白糖，少少服。　玄胡索老小痰嗽，同枯矾和饧食。　旋覆花　白药子　千金藤　黄环　荛花　大戟　甘遂　草犀　苏子　荏子

〔菜谷〕白芥子　蔓菁子并主痰气咳嗽。　莱菔子痰气咳嗽，炒研和糖含。上气痰嗽，唾脓血，煎汤服。　莱菔痨瘦咳嗽，煮食之。　丝瓜化痰止嗽，烧研，枣肉丸服。　烧酒寒痰咳嗽，同猪脂、茶末、香油、蜜浸服。

〔果木〕白果　榧子　海枣　榇子[4]　都念子[5]　盐麸子并主痰嗽。　香橼煮酒，止痰嗽。　橘皮痰嗽，同甘草丸服。经年气嗽，同神麯、生姜，蒸饼丸服。　枳壳咳嗽痰滞。　皂荚咳嗽囊结。卒寒嗽，烧研，豉汤服。咳嗽上气，蜜炙丸服。又同桂心、干姜丸服。　淮木久嗽上气。　楮白皮水气咳嗽。　桑白皮去肺中水气。咳血，同糯米末服。　厚朴

〔金石〕矾石化痰止嗽，醋糊丸服，或加人参，或加建茶。或同炒栀子丸服。　浮石清金，化老痰。咳嗽不止，末服或丸。　雌黄久嗽，煅过丸服。　雄黄冷痰劳

嗽。 密陀僧 礞石 硇砂[6]

〔介虫〕马刀 蛤蜊粉并主痰嗽。 鲎鱼壳[7]积年咳嗽，同贝母、桔梗、牙皂丸服。 蚌粉痰嗽面浮，炒红，齑水入油服[8]。 鬼眼睛[9] 白蚬壳卒嗽不止，为末酒服。 海蛤 白僵蚕酒后痰嗽，焙研茶服。

【痰火】

〔草部〕黄芩 桔梗 荠苨 前胡 百合 天门冬 山豆根 白鲜皮 马兜铃并清肺热，除痰咳。 甘草除火伤肺咳。小儿热嗽，猪胆汁浸炙，蜜丸服。 沙参益肺气，清肺火，水煎服。 麦门冬心肺虚热，火嗽，嚼食甚妙。寒多人禁服。 百部热咳上气，火炙，酒浸服。 暴咳嗽，同姜汁煎服。 三十年嗽，汁和蜜炼服。 小儿寒嗽，同麻黄、杏仁丸服。 天花粉虚热咳嗽，同人参末服。 栝楼润肺，降火，涤痰，为咳嗽要药。干咳，汁和蜜炼含。 痰嗽，和明矾丸服。 痰咳不止，同五倍子丸噙。 热咳不止，同姜、蜜蒸含。 肺热痰嗽，同半夏丸服。 酒痰咳嗽，同青黛丸服。 妇人夜咳，同香附、青黛末服。 灯笼草肺热咳嗽喉痛，为末汤服，仍敷喉外。 贝母清肺消痰止咳，沙糖丸食。 又治孕嗽。小儿晬嗽[10]，同甘草丸服。　知母消痰润肺，滋阴降火。久近痰嗽，同贝母末，姜片蘸食。　石韦气热嗽，同槟榔，姜汤服。　射干老血在心脾间，咳唾气臭。散胸中热气。　马勃肺热久嗽，蜜丸服。　桑花

〔谷菜〕丹黍米并止热咳。　百合肺热咳嗽，蜜蒸含之。　土芋[11]

〔果木〕枇杷叶并止热咳。　杏仁除肺中风热咳嗽，童尿浸，研汁熬丸、酒服。　巴旦杏　梨汁消痰降火，食之良。卒咳，以一碗入椒四十粒，煎沸入黑饧一块，细服。又以一枚刺孔，纳椒煨食。又切片酥煎冷食。又汁和酥、蜜、地黄汁熬稠含。　干柿润心肺，止热咳。嗽血，蒸熟，掺青黛食。　柿霜　馀甘子丹石伤肺咳嗽。　甘蔗汁虚热咳嗽涕唾，入青粱米煮粥食。　大枣　石蜜　刺蜜　桑叶并主热咳。

〔金石〕金屑风热咳嗽。　石膏热盛喘咳，同甘草末服。热嗽痰涌如泉，煅过，醋糊丸服。　浮石热咳，丸服。　不灰木肺热，同玄精石诸药末服。　玄精石　硼砂消痰止咳。　五倍子敛肺降火，止嗽。　百药煎清肺化痰，敛肺劫嗽，同诃子、荆芥丸含。化痰，同黄芩、橘皮、甘草丸咽。

【虚劳】

〔草部〕黄芪补肺泻火，止痰嗽、自汗及咳脓血。 人参补肺气。肺虚久嗽，同鹿角胶末煎服。 化痰止嗽，同明矾丸服。 喘嗽有血，鸡子清五更调服。 小儿喘嗽，发热自汗，有血，同天花粉服。 五味子收肺气，止咳嗽，乃火热必用之药。 久咳肺胀，同粟壳丸服。 久嗽不止，同甘草、五倍子、风化消末噙。 又同甘草、细茶末噙。 紫菀止咳脓血，消痰益肺。肺伤咳嗽，水煎服。 吐血咳嗽，同五味子丸服。 久嗽，同款冬花、百部末服。 小儿咳嗽，同杏仁丸服。 款冬花肺热劳咳，连连不绝，涕唾稠粘，为温肺治嗽之最。痰嗽带血，同百合丸服。以三两烧烟，筒吸之。 仙灵脾劳气，三焦咳嗽，腹满不食，同五味子、覆盆子丸服。 地黄咳嗽吐血，为末酒服。 柴胡除劳热胸胁痛，消痰止嗽。 牛蒡子咳嗽伤肺。 鬼臼咳劳。

〔谷果〕罂粟壳久咳多汗，醋炒，同乌梅末服。 阿芙蓉久劳咳，同牛黄、乌梅诸药丸服。同粟壳末服。 寒具[12]消痰润脾止咳。 桃仁急劳咳嗽，同猪肝、童尿煮，丸服。 胡桃润燥化痰。久咳不止，同人参、杏仁丸服。 金果补虚，除痰嗽。 仲思枣 乌梅

〔木石〕干漆并主劳嗽。　诃黎勒敛肺降火，下气消痰。久咳，含之咽汁。　钟乳粉虚劳咳嗽。　赤石脂咳则遗屎，同禹馀粮煎服。

〔诸虫鳞介〕蜜蜡虚咳，发热声嘶，浆水煮，丸服。　蛇含蛙久劳咳嗽，吐臭痰，连蛇煅末，酒服。　鲫鱼头烧研服。　鳖骨蒸咳嗽，同柴胡诸药煮食。　生龟一二十年咳嗽，煮汁酿酒服。　龟甲　蛤蚧

〔禽兽〕鸜鹆[13]　鹦䳇并主劳咳。　慈乌骨蒸劳咳，酒煮食。　乌鸦骨蒸劳咳嗽，煅末酒服。心，炙食。　五灵脂咳嗽肺胀，同胡桃仁丸服，名敛肺丸。　猪肾同椒煮食。卒嗽，同干姜煮食，取汗。　猪胰二十年嗽，浸酒饮。同腻粉煅研服。　猪肺肺虚咳嗽，麻油炒食。　猪胆瘦病咳嗽，同人尿、姜汁、橘皮、诃子煮汁服。　羊胰久嗽，温肺润燥，同大枣浸酒服。　羊肺　羊肉　貒骨　獭肝　阿胶并主劳咳。　黄明胶久嗽，同人参末、豉汤日服。　人尿虚劳咳嗽。

【外治】

木鳖子肺虚久咳，同款冬花烧烟，筒吸之。　榆皮久嗽欲死，以尺许出入喉中，吐脓血愈。　熏黄三十年呷

嗽[14]，同木通、莨菪子烧烟，筒熏之。 **钟乳粉**一切劳嗽，同雄黄、款冬花、佛耳草烧烟，吸之。 **故茅屋上尘**老嗽不止，同石黄诸药，烧烟吸。

[注释]

[1] 白饧（xíng）：用米或杂粮加麦芽或谷芽熬成的一种糖。 [2] 釜（fǔ）月下土：又名伏龙肝、灶心土。中药名。为经多年用柴草熏烧而结成的灶心土。 [3] 车釭（gāng）：亦作车缸。车毂内外口用以穿轴的铁圈。 [4] 梌（chán）子：一种果实，可入药。《本草纲目》引陈藏器云："梌子似梨，生江南。" [5] 都念子：即桃金娘，中药名。为桃金娘科植物桃金娘的果实。 [6] 硇（náo）砂：中药名。为氯化物类卤砂族矿物卤砂（硇砂）的晶体或人工制成品。 [7] 鲎（hòu）：一种生活在海中的节肢动物，甲壳类。 [8] 齑（jī）水：李时珍在该药集解项下注曰：此乃作黄齑菜水也。齑，切碎的腌菜。 [9] 鬼眼睛：李时珍在蜗螺（螺蛳）释名项下注曰：烂壳名鬼眼睛。 [10] 小儿晬嗽：中医儿科病名。指小儿百日内咳嗽不止，痰涎壅盛，面白唇淡，白眼带青。 [11] 土芋：即马铃薯。又叫土豆。可解诸药毒。 [12] 寒具：李时珍在该条列有捻头、环饼、馓等别名。古代食品名。用面粉、糯米粉加盐或蜜、糖，搓成细条，油煎而成。因起于寒食节禁火，用以代餐，故称。 [13] 鸜鹆（qú yù）：鸟名。即八哥。 [14] 呷（gā）嗽：中医病证名。症见胸膈痰饮停聚，咳嗽时呀呷有声。

[点评]

咳嗽，中医病证名。是指以咳嗽、咯痰为主要表现的疾病。为肺系疾患的一种常见病证。宋以前，咳、嗽同义。金代刘完素进行了划分：“咳谓无痰而有声，肺气伤而不清也；嗽是无声而有痰，脾湿动而为痰也。咳嗽谓有痰而有声，盖因伤于肺气动于脾湿，咳而为嗽也。”

咳嗽一般分为外感和内伤，外感为六淫外邪侵袭肺系；内伤咳嗽为脏腑功能失调，内邪干肺。不论外感内伤，均可引起肺失宣肃，肺气上逆作咳。中医认为，咳嗽既是具有独立性的证候，又是肺系多种疾病的一个症状，因久咳致喘，表现肺气虚寒或寒饮伏肺等证者。

李时珍在此节之首列有风寒、痰湿、火热和燥郁等证型，而正文中却有所不同，是风寒、痰湿、痰火、虚劳和外治，应该更加符合临床实际。

百病主治药下[1]

咽喉是人体器官，这里指代咽痛和喉痹，也是咽喉疾病的统称。嗌疸是喉痹中比较危重的一种。

咽喉

咽痛是君火[1]，有寒包热。喉痹是相火[2]，有嗌疸[3]，俗名走马喉痹，杀人最急，惟火及针淬效速[4]，次则拔发咬指，吐痰嗅鼻[5]。

【降火】

〔草部〕甘草缓火，去咽痛，蜜炙煎服。肺热，同桔梗煎。桔梗去肺热。利咽嗌，喉痹毒气，煎服。知母 黄芩并泻肺火。薄荷 荆芥 防风并散风热。玄参去无根之火[6]。急喉痹，同鼠粘子末服。发斑咽痛，同升麻、甘草煎服。蠡实同升麻煎服。根、叶同。恶实除风热，利咽膈。喉肿，同马蔺子末服。悬痈肿痛[7]，同甘草煎咽，名开关散。牛蒡根捣汁服，亦煎。射干喉痹咽痛，不得消息，利肺热，捣汁服，取利。灯笼草热咳咽痛，末服，仍醋调外涂。白头翁下痢咽痛，同黄连、木香煎服。麦门冬虚热上攻咽痛，同黄连丸服。缩砂热咳咽痛，为末水服。悬钩子茎喉塞[8]，烧研水服。蔷薇根尸咽[9]，乃尸虫上蚀，痛痒，语声不出，同甘草、射干煎服。栝楼皮咽喉肿痛，语声不出，同僵蚕、甘草末服。乌敛莓同车前、马兰杵汁咽。络石喉痹欲死，煎水呷之。马勃蜜水揉呷。马喉痹，同火硝吹之。龙胆　大青　红花　鸭跖草　紫葳并捣汁服。榼藤子烧。鹅抱　忍冬并煎酒服。通草含咽，散诸结喉痹。灯心草烧灰，同盐吹喉痹甚捷。同蓬砂，同箬叶灰皆可[10]。同红花灰，酒服一钱，即消。葛蔓卒喉痹，烧服。木通咽痛喉痹，煎水呷。商陆熨、炙，及煎酒涂项。白芷同雄黄水和，涂项。都管草　百两金　钗子股　辟虺雷　蒺藜　谷精草　蛇含　番木鳖　九仙子　山豆根　朱砂根　黄药子　白药子　苦药子并可咽，及煎服，末服，涂喉外。

〔谷菜〕豆豉咽生瘜肉，刺破出血，同盐涂之，

神效。 白面醋和涂喉外。 水苦荬磨服。 糟酱茄 丝瓜汁

〔果木〕西瓜汁 橄榄 无花果 苦茗并噙咽。 吴茱萸醋调涂足心。 李根皮磨水涂顶，先以皂末吹鼻。 黄檗酒煮含。喉肿，醋傅之。 龙脑香同黄檗、灯芯、白矾烧吹。 梧桐泪磨汁扫。 槐花 槐白皮 诃黎勒 盐麸子 皋芦 朴消并含咽，煎服，末服。 不灰木同玄精石、真珠丸服。 石蟹磨汁，及涂喉外。 黑石脂口疮咽痛。 食盐点喉风、喉痹、咽痛甚效。 戎盐 盐蟹汁

〔兽人〕牛涎并含咽。 牛靥[11]喉痹。 猪肤咽痛。 沙牛角[12]喉痹欲死，烧研酒服。 牛鼻拳[13]烧灰，缠喉风。 猪胆腊月盛黄连、朴消，风干吹之。 腊猪尾烧灰，水服。 败笔头饮服二钱。 鼫鼠肚[14] 人尿并含咽，或入盐。

[注释]

[1] 咽痛是君火：咽痛源自手少阴心经虚火上炎，心火为君火。 [2] 喉痹是相火：喉痹源于手少阳三焦经，《素问·阴阳别论》："一阴一阳结谓之喉痹。""三焦心主，脉并络喉，气热内结，故为喉痹。"三焦之火为相火。喉痹，中医病名。一作喉闭。为咽喉肿痛病证的统称。是指以咽部红肿疼痛，或干燥，异

物感，或咽痒不适，吞咽不利等为主要表现的疾病。 [3] 嗌疽（yì jū）：中医病名。即走马喉痹，系指咽喉生疽之病证，为喉痹的危重者，系指喉痹暴发暴死，势如走马的病证。嗌，咽喉。 [4] 火及针淬：即淬针，亦名燔针、焠针、烧针、煨针。一种特殊的针刺法。其方法是将金属针的尖端烧红后，迅速刺至人体一定部位的皮下组织，并迅速拔出。 [5] 嗅鼻：中医外治法。又称鼻嗅法。是让患者用鼻嗅吸药气或药烟以治疗疾病的一种方法。 [6] 无根之火：即相火。前人认为相火为龙雷之火，寄于肝肾之间。肝肾不足，龙雷之火离其窟宅，自下冲上，失其根柢，故名。 [7] 悬痈：中医病名。即上腭痈。指生于上腭，引起上腭肿起、疼痛、色红，饮食吞咽困难的疾病。 [8] 喉塞：中医病名。咽喉阻塞不通利。同喉痹。 [9] 尸咽：中医古病名。旧说因腹内尸虫上食人喉咽而成，故名。 [10] 箬（ruò）叶：箬竹的叶子。 [11] 靥（yè）：动物的甲状腺。 [12] 沙牛：即黄牛。[13] 桊（quàn）：牛鼻木。 [14] 鼫（shí）鼠：蝼蛄的别名。

【风痰】

〔草部〕羌活喉闭口噤，同牛蒡子煎灌。 升麻风热咽痛，煎服，或取吐。 半夏咽痛，煎醋呷。 喉痹不通，吹鼻。 同巴豆、醋同熬膏化服，取吐。 天南星同白僵蚕末服。 菖蒲汁烧铁秤锤淬酒服。 贝母 细辛 远志并吹之。 蛇床子冬月喉痹，烧烟熏之，其痰自出。 蓖麻油烧燃熏焠，其毒自破。 仁，同朴消，研水服，取吐。 麻黄尸咽痛痒，烧熏。 苍耳根缠喉风，同老姜研酒服。 木贼烧服一钱，血出即安。 高良姜同皂荚吹鼻。 马蔺根 艾叶 地松 马蹄香 箭头草 益母草 蛤蟆衣同霜梅。 萱草根 瑞香花根 紫菀根 牛膝并杵汁入酢灌之，取吐，甚则灌鼻。 藜芦 恒山 钩吻 荠草 荛花并末，吐痰。 白附子同矾涂舌。 草乌头同石胆吹。 天雄 附子蜜炙含。 蕳茹 云实根汁

〔谷菜〕饴糖 大豆汁并含咽。 粳谷奴[1]走马喉痹，研服立效。 稻穰烧煤和醋灌鼻，追痰。 麻子尸咽，烧服。 青蘘飞丝入咽，嚼咽。 韭根 薤根 芥子并傅喉外。 葱白 独蒜并塞鼻。 百合 桑耳并浸蜜含。 生姜汁和蜜服，治食诸禽中毒，咽肿痹。 萝卜子

〔果木〕秦椒 瓜蒂并吐风痰。 桃皮 荔枝根并煮含。 榧子尸咽，杀虫。 杏仁炒，和桂末服。 白梅同生矾含。 山柑皮 桂皮 荆沥并含咽。 干漆喉痹欲死，烧烟吸之。 巴豆烧烟熏焠。纸卷塞鼻。 皂荚急喉痹，生研点之，即破，外以醋调涂之。挼水灌[2]。 乌药煎醋。 桐油 无患子研灌，并吐风痰。 楮实水服一个。 枣针烧服。 枸橘叶咽喉

成漏，煎服。 胡颓根喉痹煎酒。 紫荆皮 篁竹叶[3] 百草霜并煎服。

〔土器〕梁上尘同枯矾、盐、皂，吹。 土蜂窠擦舌根。 漆箸烧烟熏焠。 故甑蔽烧服。 履鼻绳尸咽，烧服。 牛鼻拳灰

〔金石〕绿矾并吹喉。 白矾生含，治急喉闭。 同盐，点一切喉病。 巴豆同枯过，治喉痈甚捷。 猪胆盛过，吹。 新砖浸取霜，吹。 蓬砂含咽，或同白梅丸。 或同牙消含。 硇砂悬痈卒肿，绵裹含之。 喉痹口噤，同马牙消点之。 代赭石 马衔并煎汁服。 车辖烧，淬酒饮。 铁秤锤烧焠，菖蒲汁饮。 铅白霜同甘草含，或同青黛丸噙。 银朱同海螵蛸吹。 雄黄磨水服。 同巴豆研服，取吐下。 或入瓶烧烟熏鼻，追涎。 石胆吹喉痹神方。或入牙皂末。 马牙消同僵蚕末、蓬砂，吹。 消石

〔虫部〕天浆子并含咽。 白僵蚕喉痹欲死，姜汁调灌。 或加南星。 加石胆。 加白矾。 加甘草。 加蜂房。 同乳香烧烟熏。 蚕退纸灰蜜丸含。 桑螵蛸烧，同马勃丸服。 壁钱同白矾烧吹。 蜘蛛焙研吹。 五倍子同僵蚕、甘草、白梅丸含，自破。 土蜂

子嗌痛。 蜂房灰

〔鳞介〕海螵蛸并吹。 黄颡鱼颊骨烧灰，茶服三钱。 鲤鱼胆同灶底土，涂喉外。 鳢鱼胆水化灌之。 青鱼胆含咽。 或灌鼻，取吐。 或盛石胆，阴干，吹。 鲛鱼胆[4]和白矾扫喉，取吐。 鼋胆[5]薄荷汁灌，取吐。 蛇蜕烧烟吸之。 裹白梅含。 同当归末酒服，取吐。 牡蛎

〔禽兽〕鸡内金烧吹。 鸡屎白含咽。 雄雀屎水服。 沙糖丸含。 猪脑喉痹已破，蒸熟，入姜食之。

[注释]

[1] 粳谷奴：中药名。李时珍在粳条下注为“谷穗煤黑者”，现代考证为麦角菌科真菌稻绿核菌的菌核及分生孢子。 [2] 挼（ruó）：揉搓。 [3] 箽（jīn）竹：竹名。 [4] 鲛（jiāo）鱼：即鲨鱼。 [5] 鼋（yuán）：大鳖。

[点评]

《本草纲目》此节为咽喉疾病的总括，根据虚实轻重李时珍把咽喉疾病分为咽痛和喉痹两类。在病势上有轻微咽痛，也有危急的“走马喉痹”。在治疗上有清热降火和祛风除痰的治则。治法上除药物内服外，还有多种外治法。辨证上火热也有外感邪实的实火和相火妄动的虚火；风痰有偏风热和偏风寒之别。

瘰疬[1]

附结核[2]。

在瘰疬的治疗中，除内治外，外治是更加常用的方法，疗效常有意外惊喜。历史上“一招鲜吃遍天”专治瘰疬的中医外科医生不乏其人。

【内治】

〔菜草〕夏枯草煎服，或熬膏服，并贴。入厥阴血分，乃瘰疬圣药也。 连翘入少阳，乃瘰疬必用之药。 同脂麻末，时食。 马刀挟瘿[3]，同瞿麦、大黄、甘草煎服。 海藻消瘰疬，浸酒日饮，滓为末服。 蛇盘疬[4]，同僵蚕丸服。 昆布为末浸酒，时时含咽，或同海藻。 玄参散瘰疬结核。 久者生捣傅之。 何首乌日日生服，并嚼叶涂之。 土茯苓久溃者，水煎服。 白蔹酒调多服，并生捣涂之。 苦参牛膝汁丸服。 野菊根擂酒服[5]，渣涂甚效。 薄荷取汁，同皂荚汁熬膏，丸药服。 木鳖子鸡子白蒸食。 白鲜皮煮食。 水荭子末服。 大黄乳中瘰疬起，同黄连煎服，取利。 蚤休吐泻瘰疬。 蓖麻子每夜吞二三枚。 同白胶香熬膏服。 同松脂研贴。 芫花根初起，擂水服，吐利之。 月季花同芫花，酿鲫鱼煮食。 荆芥洗。 牛蒡子 防风 苍耳子 续断 积雪草 白芷 芎䓖 当

归 白头翁 黄芪 淫羊藿 柴胡 桔梗 黄芩 海蕴 海带 胡麻 水苦荬项上风疬[6]，酒磨服。

〔果木〕橙发瘰疬。 槲皮吐瘰疬，并洗之。 皂荚子醋、硇煮过，照疮数吞之。 连翘、玄参煮过，嚼之。 胡桐泪瘰疬，非此不除。 桑椹汁熬膏内服。 巴豆小儿瘰疬，入鲫鱼内，草包煅研，粥丸服，取利。 黄檗

〔器虫〕毡屉灰[7]酒服，吐瘰疬。 黄蜡同白矾丸服。 全蝎 白僵蚕水服五分，日服，一月愈。 蜘蛛五枚，晒末，酥调涂。 斑蝥粟米炒研，鸡子清丸服。 入鸡子内蒸熟，去蝥食，入药甚多。 红娘子 芫青 葛上亭长 地胆

〔鳞介〕白花蛇同犀角、牵牛、青皮、腻粉服。 壁虎初起，焙研，每日酒服。 鼋甲酒浸炙研服。 牡蛎粉同玄参丸服。 同甘草末服。 蜗牛壳小儿瘰疬，牛乳炒研，入大黄末服，取利。 鼍甲[8]

〔禽兽〕左蟠龙[9]饭丸服。 夜明砂炒服。 狸头炙研服。 猫狸鼠瘘[10]，如常作羹食。

[注释]

[1] 瘰疬（luǒ lì）：中医病名。生于颈部的一种感染性外科疾病。在颈部皮肉间可扪及大小不等的核块，互相串连，其中小

者称瘰，大者称疬，统称瘰疬。［2］结核：中医病证名。指结聚成核，发于皮里膜外浅表部位的病理性肿物。因风火气郁，或湿痰凝结而致。中医所言结核与西医不同，相当于急、慢性淋巴结炎，或淋巴结结核及部分皮下肿物等病。［3］马刀挟瘿：瘰疬别名。生于腋下形如长形贝壳的叫马刀；生于颈部的叫挟瘿。多为颈、腋部的淋巴结结核。［4］蛇盘疬：又称蟠蛇疬。瘰疬别名。指绕颈项串生，如蛇盘绕的瘰疬。［5］擂（léi）：研磨。［6］风疬：瘰疬之一种。指瘰疬之因风邪引发者。［7］毡屉：鞋垫。李时珍在毡屉下注曰："凡履中荐，袜下毡，皆曰屉，可以代替也。"［8］鼍（tuó）：一种爬行动物，亦称扬子鳄、鼍龙、猪婆龙等。［9］左蟠龙：即野鸽粪。［10］鼠瘘：瘰疬别名。又名鼠瘰、筋瘘。是指疾病日久，成脓溃破并形成窦道的淋巴结结核病。即颈腋部淋巴结结核。

【外治】

〔草菜〕山慈姑磨酒涂。荠草鸡子白调涂。地菘生涂。半夏同南星、鸡子白涂。草乌头同木鳖子涂。猫儿眼草熬膏涂。商陆切片，艾灸。车前草同乌鸡屎涂。紫花地丁同蒺藜涂。青黛同马齿苋涂。毛蓼纳入，引脓血。葶苈已溃，作饼灸。白及同贝母、轻粉傅。白敛　土瓜根　半夏　水堇　藜芦　通草花上粉

〔谷菜〕大麻同艾灸。蒜同茱萸，涂恶核肿结[1]。芥子和醋涂。干姜作挺纳入[2]，蚀脓。山

药少阳经分疙瘩，不问浅深，同蓖麻子捣贴。　堇菜寒热瘰疬，结核鼠漏[3]，为末煎膏，日摩之。　桑菰同百草霜涂。　马齿苋　鹿藿

〔果木〕胡桃和松脂涂。　桃白皮贴。　杏仁炒，榨油涂。　鼠李寒热瘰疬，捣傅。　枫香同蓖麻子贴。　楸叶煎膏。　柏叶　栎木皮

〔器土〕油鞋　鞋底灰　多年茅厕中土同轻粉，傅年久者。

〔金石〕黑铅灰和醋，涂瘰疬结核，能内消为水。　铁热[4]涂。　砒霜蚀瘰疬败肉，作丸用。　磨刀垽[5]涂瘰疬结核。　食盐和面烧。　消石　芒消并下。　雄黄同水银、黄蜡、韶脑[6]，作膏贴。　轻粉　盐药

〔虫〕蜈蚣炙，同茶末涂。　蝼蛄同丁香烧贴。　矾石　硇砂　红娘子瘰疬结核。　蚯蚓同乳、没诸药涂。　蜗牛烧，同轻粉涂。　蛤蟆烧涂。　蜂房烧，和猪脂涂瘰疬漏。　蜘蛛晒研，酥调涂。

〔鳞介〕黄颡鱼溃烂，同蓖麻子煅涂。　穿山甲溃烂，烧傅。　一加斑蝥、艾。　田螺烧涂。　鬼眼精已破，研涂。　马刀主肌中窜鼷[7]。

〔禽兽〕伏翼年久者，同猫头、黑豆烧涂之。 鸭脂同半夏傅。 鸡膍胵[8]烧傅。 雄鸡屎烧傅。 羊屎同杏仁烧傅。 狼屎烧涂。 猫头骨及皮毛烧傅。 舌，生研涂。 涎，涂之。 屎，烧傅。 狸头骨 狐头骨同狸头烧傅。 羊膍胵 猬心、肝并烧傅。 猪膏淹生地黄煎沸，涂瘰疬瘘。 虎肾 羚羊角 女人精汁频涂。 乱发灰鼠瘘，同鼠骨入腊猪脂煎消，半酒服，半涂，鼠从疮中出。

【结核】

〔草菜〕天南星治痰瘤结核，大者如拳，小者如栗，生研涂之。 甘遂同大戟、白芥子为丸，治痰核[9]。 金星草末服。 桔梗 玄参 大黄酒蒸。 白头翁 连翘 射干 三棱 莪茂 黄芩 海藻 昆布 海带 蒲公英并散颈下结核。 蒜同茱萸捣，涂恶核肿结。 堇菜结核聚气，为末，油煎日摩。 百合同蓖麻研涂。 詹糖香

〔土石〕土墼[10]痰核红肿，菜子油和涂，即消。 浮石枕后生脑痹[11]、痰核，烧研，入轻粉，油调涂。 石灰结核红肿，状如瘰疬，煅研，同白果捣

贴。 **慈石**鼠瘘项核喉痛。 **白僵蚕** **蜘蛛**项下结核，酒浸研烂，去滓服。 **鲫鱼**生捣涂恶核。 **牡蛎**以茶引之，消项下结核；以柴胡引之，去胁下坚。

[注释]

[1] 恶核：中医外科病名。此指瘰疬。 [2] 作挺：挺通梃，即制成棍棒状。梃，棍棒。 [3] 鼠漏：同鼠瘘。 [4] 铁爇：中药名。又名刀烟、刀油。《本草拾遗》："以竹木爇火，于刀斧刃上烧之，津出如漆者是也。" [5] 垽（yìn）：渣滓。 [6] 韶脑：即樟脑。因樟脑自古产自韶州而命名。 [7] 肌中窜鼷：瘰疬亦作老鼠疮。《名医别录》作"除五脏热，肌中鼠鼷"。皆为形容瘰疬体征。 [8] 膍胵（pí chī）：反刍动物或鸟类的胃。 [9] 痰核：此指瘰疬。 [10] 土墼（jī）：石灰窑中烧结的土渣。 [11] 脑痹：中医病名。指肿核生于头枕部旁侧的疾患。

[点评]

瘰疬是外科常见病，多见于青少年及原有结核病者，好发于颈部、耳后，也有的缠绕颈项，延及锁骨上窝、胸部和腋下。多由三焦、肝、胆等经风热气毒蕴结而成，肝肾两经气血亏损，虚火内动所致。有急性、慢性两类。急性多因外感风热、内蕴痰毒而发；慢性多因气郁、虚伤而发。该病约相当于现代医学的淋巴结核，多是由于结核杆菌侵入颈部所引起的特异性感染，严重时可溃破流脓。中医在治疗上往往内治与外治相结合，尤其重视外治。《本草纲目》也是内外治并重，对现代临床有指导借鉴作用。

结核与瘰疬相近，因而李时珍将其列于瘰疬之后。结核多因风火气郁，或湿痰凝结而致。中医所谓结核与西医不同，约相当于现代医学的急、慢性淋巴结炎，或淋巴结核及部分皮下肿物等病。

崩中漏下[1]

月水不止，五十行经[2]。

【调营清热】

当归漏下绝孕，崩中诸不足。 丹参功同当归。 芎䓖煎酒。 生地黄崩中及经不止，擂汁酒服。 芍药崩中痛甚，同柏叶煎服。 经水不止，同艾叶煎服。 肉苁蓉血崩，绝阴不产。 人参血脱益阳，阳生则阴长。 升麻升阳明清气。 柴胡升少阳清气。 防风炙研，面糊煮酒服一钱，经效。 白芷主崩漏，入阳明经。 香附子炒焦，酒服，治血如崩山，或五色漏带，宜常服之。 黄芩主淋漏下血，养阴退阳，去脾经湿热。 阳乘阴，崩中下血，研末，霹雳酒服一钱。四十九岁，月水不止，条芩醋浸七次，炒研为丸，日服。 青蘘汁服半升，立愈。 鸡冠花及子为末，酒服。 大、小蓟汁煎服。或浸酒饮。 菖蒲产后崩中，煎酒服。 蒲黄止崩中，消瘀血，同五灵脂末炒，煎酒服。 凌霄花为末，酒服。 茜根止血内崩，及月经不止。五十后行经，作败血论，同阿胶、柏叶、黄芩、地黄、发灰，煎服。 三七酒服二钱。 石韦研末，酒服。 水苏煎服。 柏叶月水不止，同芍药煎服。 同木贼炒，末服。 槐花漏血，烧研酒服。 血崩不止，同黄芩，烧秤锤酒服。 淡竹茹崩中，月水不止，微炒，水煎服。 黄麻根水煎。 甜瓜子月经太过，研末，水服。 黑大豆月水不止，炒焦，冲酒。 白扁豆花血崩，焙研，饮服。 蒸饼烧研，饮服。 玄胡索因损血崩，煮酒服。 缩砂焙研，汤服。 益智子同上。 椒目焙研，酒服。 胡椒同诸药，丸服。 艾叶漏血，崩中不止，同干姜、阿胶，煎服。 木莓根皮煎酒，止崩。 续断 石莲子 蠡实 茅根 桃毛 小檗 冬瓜仁 松香 椿根白皮 鹿角 鹿茸 鹿血 猪肾 乌骨鸡 丹雄鸡 鸡内金 雀肉 鲎尾 蚌壳 文蛤 海蛤 鲍鱼并主漏下崩中。 毛蟹壳崩中腹痛，烧研，饮服。 牡蛎崩中及月水不止，煅研，艾煎醋膏，丸服。 鳖甲漏下五色，醋炙研，酒服。 同干姜、诃黎勒，丸服。 紫矿经水不止，末服。 鳔胶崩中赤白，焙研，鸡子煎饼食，酒下。 阿胶月水不止，炒焦，酒服，和血滋阴。 羊肉崩中垂死，煮归、芐、干姜服。

【止涩】

棕灰酒服。 莲房经不止，烧研，酒服。 血崩，同荆芥烧服。 产后崩，同香附烧服。 败瓢同莲房烧服。 丝瓜同棕烧服。 木耳炒黑，同发灰服，取汗。 桑耳烧黑，水服。 槐耳烧服。 乌梅烧服。 梅叶同棕灰服。 荷叶烧服。 桃核烧服。 胡桃十五个，烧研，酒服。壳亦可。 甜杏仁黄皮烧服。 皂荚[3]一岁一个，烧研，酒服。 漆器灰同棕灰服。 故绵同发烧服。 败蒲席灰酒服。 木芙蓉花经血不止，同莲房灰，饮服。 槐枝灰赤白崩，酒服。 幞头灰[4]水服。 白纸灰酒服。 蚕蜕纸灰同槐子末服。 百草霜狗胆汁服。 松烟墨漏下五色，水服。 乌龙尾[5]月水不止，炒，同荆芥末服。 绵花子血崩如泉，烧存性[6]，酒服三钱。 贯众煎酒。 丁香煎酒。 地榆月经不止，血崩，漏下赤白，煎醋服。 三七酒服。 地锦酒服。 木贼崩中赤白，月水不断，同当归、芎䓖服。 漏血不止，五钱，煎水服。 血崩气痛，同香附、朴消，末服。 石花同细茶、漆器末，酒服。 桑花煎水。 翻白草擂酒。 醍醐菜杵汁，煎酒。 夏枯草研末，饮服。 桂心煅研，饮服二钱。 何首乌同甘草，煮酒服。 枎杨皮[7]同牡丹、升麻、牡蛎煎酒，止白崩。 橡斗壳 金樱根 榴皮根同。 鬼箭羽 城东腐木 石胆 代赭石 白垩土 玄精石 硇砂 五色石脂 太乙馀粮并主赤沃崩中，漏下不止。 赤石脂月水过多，同补骨脂末，米饮服二钱。 禹馀粮崩中漏下五色，同赤石脂、牡蛎、乌贼骨、伏龙肝、桂心，末服。 伏龙肝漏下，同阿胶、蚕沙末，酒服。 五灵脂血崩不止，及经水过多，半生半炒，酒服，能行血止血。 为末熬膏，入神麯，丸服。 烧存性，铁锤烧淬酒服。 鹊巢积年漏下，烧研，酒服。 牛角䚡[8]烧研，酒服。 羊胫骨月水不止，煅，入棕灰，酒服。 狗头骨血崩，烧研，糊丸，酒服。 乌驴屎血崩，及月水不止，烧研，糊丸，酒服。 乌驴皮 羖羊角烧。 马悬蹄煅。 马鬐毛及尾[9]烧。 牛骨及蹄甲煅。 孔雀屎煅。 龙骨煅。 鼍甲煅。 海螵蛸 鲤鱼鳞并主崩中下血，漏下五色。

[注释]

[1] 崩中漏下：即崩漏，中医病名。是月经的周期、经期、经

量发生严重失常的病证。崩指发病急骤，暴下如注，大量出血者；漏指病势缓，出血量少，淋漓不绝者。 [2] 五十行经：又作老妇行经。中医病证名。指妇女年过五十岁后，仍然行经者。 [3] 凫茈（fú cí）：亦作凫茨。即荸荠。 [4] 幞（fú）头：又名折上巾、软裹，是一种古代男子包裹头部的纱罗软巾。 [5] 乌龙尾：即旧屋梁上倒挂尘。 [6] 烧存性：中药炮制方法之一。是把药烧至外部焦黑，里面焦黄为度，使药物表面部分炭化，里层部分还能尝出原有的气味，即存性。 [7] 栱（fū）杨：即唐棣。也称栱移、移、移杨。 [8] 鳃（sāi）：角中骨。 [9] 鬐（qí）：鬃毛。

[点评]

崩漏是妇科常见病，也是疑难急重病证。可发生在月经初潮后至绝经的任何年龄。不仅影响生育，甚至危害健康。相当于西医的无排卵性功能性子宫出血。中医对崩漏的认识很早，《素问·阴阳别论》就指出："阴虚阳搏谓之崩。"阐述了崩漏的病机。汉代张仲景《金匮要略·妇人妊娠病脉证并治》首先提出"漏下"病名，并指出崩漏病机、治法及方药，为后世辨证治疗崩漏奠定了基础。崩漏的证型主要有脾虚、肾虚、血热和血瘀等，《本草纲目》在治疗上对于漏症采用调营清热、对于崩症采用固涩止血的治则，体现了中医学急则治其标、缓则治其本的思想。

《百病主治药上》和《百病主治药下》是例举卷三、卷四中的代表性病证，小中见大，借以了解《百病主治药》的体例格式。《百病主治药》直接沿袭了南北朝陶弘景创立的"诸病通用药"旧例。日本学者渡边幸三根据文中有“疗风通用”等文字，称其为“诸病通用药”。后被学界所沿用。敦煌卷子共列举病证八十三种，病证下罗列主治药物，病证下药物种数相加共一千零一十九种（包括重复）。唐慎微编撰《证类本草》时，转录了《嘉祐本草》的内容（根据《新修本草》增补五种药物，根据《蜀本草》增补七十三种药物，依据徐之才《药对》增补九种病证、四百六十五种药物）。又依据《太平圣惠方》增补一百五十四种药物。

也有学者提出“诸病通用药”是自《神农本草经》首创后，经由本草学和方剂学两种途径流传。《名医别录》《本草经集注》《药对》《唐本草》《千金翼方》《蜀本草》《开宝本草》《太平圣惠方》《嘉祐本草》《证类本草》《普济方》和《本草纲目》等书中均予载录，并在病种和收药数量上不断充实完善。“诸病通用药”的沿革历史与本草学一样久远。它发端于《神农本草经》，完善于《本草纲目》。

至《本草纲目》，《百病主治药》已经发展为共有一百馀个病证的主治药物。第三卷主要包括内科杂病和外科的主治药，如诸风、伤寒热病、瘟疫等病证，第四卷主要包括五官、外科、妇、儿诸病等病证。其特点主要有：博而不杂，检索方便；功效突出，便于应用；病种齐全，选药精当。《百病主治药》把纲目贯穿到底，是临床极为便利的应用手册。

水部[1]

选取《本草纲目》分类十六部（水部、火部、土部、金石部、草部、谷部、菜部、果部、木部、服器部、虫部、鳞部、介部、禽部、兽部、人部）的小序。体现李时珍分类的思想、标准，及与前代本草的差异。便于了解该部药物的意义、特性、范围，与人类的关系及其养生治病的作用。

李时珍曰：水者，坎之象也[2]。其文横则为☵，纵则为巛。其体纯阴，其用纯阳。上则为雨露霜雪，下则为海河泉井。流止寒温，气之所钟既异；甘淡咸苦，味之所入不同。是以昔人分别九州水土，以辨人之美恶寿夭。盖水为万化之源，土为万物之母。饮资于水[3]，食资于土。饮食者，人之命脉也，而营卫赖之[4]。故曰："水去则营竭，谷去则卫亡。"然则水之性味，尤慎疾卫生者之所当潜心也[5]。今集水之关于药食者，凡四十三种，分为二类：曰天，曰地。

[注释]

[1] 水部：出《本草纲目》第五卷卷首。 [2] 坎：八卦之一，象征水。 [3] 资：供给、资助。 [4] 营卫：即营气和卫气。中医学指血气的作用，是人体生命活动中所必需的物质和基础。分而言之，营气是运行于脉中而具有营养作用的气。因其富有营养，在脉中营运不休，故称之为营气。卫气是运行于脉外而具有保卫作用的气。因其有卫护人体，避免外邪入侵的作用，故称之为卫气。 [5] 慎疾卫生者：犹言养生家。慎疾，谨防生病。卫生，养生。

[点评]

李时珍强调“水为万化之源”，水的基本性质是体阴而用阳，水是千变万化的，水土亦即饮食决定了人体营卫气血的盛衰，水的好坏对人体美恶寿夭有着深刻影响，因而水是人生的命脉。所以养生治疾不可不留意于水。于是李时珍收集了可以用于治疾饮食的四十三种水，分为天水和地水。

历代本草文献之中，对水的记载始自汉代《名医别录》，此后，经过各家的补充，至明代有了突破性的进展。郑金生、张志斌考证，明代以前本草多把水类药物放在玉石部，明代卢和《食物本草》首列水部。而天水地水的设立则始于《本草纲目》。李时珍对水的药用论述不仅详尽细致，品种数量多，而且对之认识更加深入，从中可以了解古代不同的水具有不同的药用价值。

据陈仁寿分析，《本草纲目》水部还可分天降之水、大地之水、加工之水三类。天降之水是指从天空降下来的如雨水、露水、冬霜、腊雪、雹等。大地之水是天降之水盛于河、海、溪流、植物等处或被大地吸收藏于其中，则成为半天河、流水、井泉水、井华水、温汤等。加工之水有了人力的加入，无论何种水，经过加温、降温、搅拌澄清或与他物混合绞汁、发酵而成的水液，可称为加工之水，如热汤、生熟汤、浆水、甑气水、斋水、浸蓝水、盐胆水等。水的气味以味平、性平为多，具有补益延年、除烦止渴、清火明目、清热解毒、解酒、祛风润肤、杀虫止痒、安神定志等功用，使用有饮服、灌服、点穴、外洗、沐浴等方法。

雨水[1]《拾遗》

[校正][2]并入《拾遗》梅雨水。

【释名】[时珍曰]地气升为云，天气降为雨。故人之汗，以天地之雨名之。

【气味】咸，平，无毒。

立春雨水

【主治】夫妻各饮一杯，还房，当获时有子，神效。 藏器

宜煎发散及补中益气药。 时珍

【发明】[时珍曰]虞抟《医学正传》云[3]：立春节

古人对于煎药用水是有讲究的。熟知的《红楼梦》中的冷香丸就要用雨水这个节气当天的雨水、白露当天的露水、霜降当天的霜、小雪当天的雪各十二钱煎药。虽是有深意的隐喻，但也折射出煎药用水是不可随意的。从雨水可以看出，煎药用水不仅是水，还有一定的治疗功效。

雨水，其性始是春升生发之气，故可以煮中气不足、清气不升之药。古方妇人无子，是日夫妇各饮一杯，还房有孕，亦取其资始发育万物之义也。

梅雨水

【主治】洗疮疥，灭瘢痕，入酱易熟。藏器

【发明】[藏器曰]江淮以南，地气卑湿，五月上旬连下旬尤甚。《月令》[4]："土润溽暑"[5]，是五月中气[6]。过此节以后，皆须曝书画[7]。梅雨沾衣，便腐黑。浣垢如灰汁[8]，有异他水。但以梅叶汤洗之乃脱，馀并不脱。

[时珍曰]梅雨或作霉雨，言其沾衣及物，皆生黑霉也。芒种后逢壬为入梅，小暑后逢壬为出梅。又以三月为迎梅雨，五月为送梅雨。此皆湿热之气，郁遏熏蒸，酿为霏雨。人受其气则生病，物受其气则生霉，故此水不可造酒醋。其土润溽暑，乃六月中气，陈氏之说误矣[9]。

液雨水

【主治】杀百虫，宜煎杀虫消积之药。时珍

【发明】[时珍曰]立冬后十日为入液，至小雪为出液，得雨谓之液雨，亦曰药雨。百虫饮此皆伏蛰，至来春雷鸣起蛰乃出也。

[注释]

[1] 雨水：出自水部第五卷水之一。其后小字书名表示该药最早出处，下同。 [2] 校正：此为《本草纲目》调整古书药物条目的义项，凡合并、分列、移转等皆以此义项说明。下同。 [3] 虞抟：1438—1517，字天民，自号华溪恒德老人。今浙江义乌人，明代中期医家。撰《医学正传》等书。该书系作者摘取《内经》《脉经》之要旨，旁采历代医学之宏论效方，秉承家传，旁通己意而成。 [4] 月令：古代天文历法著作。是上古一种文章体裁，按照一年十二个月的时令，记述朝廷的祭祀礼仪、职务、法令、禁令，并把它们归纳在五行相生的系统中。此指《礼记·月令》篇。 [5] 溽（rù）暑：潮湿闷热。 [6] 中气：古代历法以太阳历二十四气配阴历十二月，阴历每月二气：在月初的叫节气，在月中以后的叫中气。五月的中气是夏至。 [7] 曝（pù）书画：晒书画。古时有七夕晒书的习俗。按陈藏器的说法是从五月中气后就开始了。 [8] 浣垢（huàn gòu）：洗过衣物的脏水。 [9] 陈氏之说：此指陈藏器《本草拾遗》。李时珍认为他推算出了问题。

[点评]

中医重视自然，讲究天人合一。许多现在司空见惯的东西，在当时人眼中都是药物。不仅如此，即便是同样来自天上的雨水也被详细区分，成立春雨水、梅雨水、液雨水和一般雨水等，每种雨水又有着不同的寓意与功效。这种今人难以理解的现象，在古人那里是不言自明，天经地义的。我们理解古人要从他们的思维环境、思维方式入手，不能简单地用我们浅薄的知识想当然地评判。以现代的认知来看，不同季节的雨所含的微生物类群、微量元素等可能有所区别，可见在没有完全阐明古人论述之前，不能轻易否定，有待将来科技发展能够解释这些现象。

火部[1]

李时珍曰：水火所以养民，而民赖以生者也。本草医方，皆知辨水而不知辨火，诚缺文哉。火者南方之行，其文横则为☲卦，直则为火字，炎上之象也。其气行于天，藏于地，而用于人。太古燧人氏上观下察[2]，钻木取火，教民熟食，使无腹疾。《周官》司烜氏以燧取明火于日[3]，鉴取明水于月[4]，以供祭祀。司爟氏掌火之政令[5]，四时变国火以救时疾[6]。《曲礼》云[7]：圣王用水火金木，饮食必时。则古先圣王之于火政，天人之间，用心亦切矣，而后世慢之何哉[8]？今撰火之切于日用灸焫者凡一十一种[9]，为火部云。

[注释]

[1]火部：出《本草纲目》第六卷卷首。 [2]燧（suì）人氏：古代传说钻木取火的发明者。燧，燧石，可以摩擦起火的石头。 [3]《周官》：即《周礼》，儒家经典十三经之一。世传为周公旦所著，但实际上可能是战国时期归纳创作而成。司烜（xuān）氏：官名。周设此官，掌取明火明水供祭祀用，有大事供大烛庭燎，并掌火禁。 [4]鉴：古代用来盛水或冰的青铜大盆。 [5]司爟（guàn）氏：官名。《周礼》夏官之属。掌理用火之政令。 [6]变国火：即变火。相传古代随着季节的变换，一年之中取火的木材也相应变换，称“变火”。 [7]曲礼：《礼记》的一篇。曲，细小的杂事。曲礼是指具体细小的礼仪规范。 [8]慢：生疏。 [9]灸焫（ruò）：燃烧。灸，用火灼烧；焫，点燃焚烧。

[点评]

李时珍指出，水火都是“民赖以生者”，缺一不可。火与人体健康疾病息息相关，燧人氏钻木取火，使先民摆脱茹毛饮血的时代，“使无腹疾”。周代的四时变火避免了时疾的发生。说明火的重要性。火的发现和使用，是原始人类的一项特别重大的成就。人类认识并掌握了火，就增强了同寒冷气候做斗争的能力。火可以使人类吃上易于消化的熟食，可以照明，烘干潮湿的衣物被褥等。所以恩格斯指出：“摩擦生火第一次使人支配了一种自然力，从而最终把人同动物界分开。”火的发现和使用，对于人类的预防治疗疾病有着极为重要的作用，随着火的应用，艾灸、汤剂也随之发明，成为中医不可或缺的工具。郑金生、张志斌考证，虽然在《太平御览》

等类书中也有火部，在本草中，《本草纲目》却是第一个设立火部的。但是火部也有自身的先天不足。《本草纲目》火部只列十一种火类药物，在十六部中是载药种数最少者，而每味药下所列项目（总共八项）缺项最多也是火部药。如火部十一药“气味”项全缺，而“阴火阳火”“燧火”仅有“集解”一项。更重要的是，火部中除少数外，大多不是作为药物使用，而是制药的工具。严格意义上不属于药物。在使用中药的过程中，汤剂是最重要的剂型。而这一剂型的实现需要复杂细致的煎药过程，这个过程的用火是关键环节之一。

土部[1]

李时珍曰：土者五行之主，坤之体也[2]。具五色而以黄为正色，具五味而以甘为正味。是以《禹贡》辨九州之土色[3]，《周官》辨十有二壤之土性。盖其为德，至柔而刚，至静有常，兼五行生万物而不与其能，坤之德其至矣哉。在人则脾胃应之，故诸土入药，皆取其裨助戊己之功[4]。今集土属六十一种为土部。

[注释]

[1]土部：出《本草纲目》第七卷卷首。 [2]坤：八卦之一，象征地。 [3]《禹贡》：《尚书》之一篇，为中国区域地理著作。战国时魏人托名大禹所作。以山脉、河流等为标志，将全国划分为“九州”，并简要描述其疆域、山川、植被、土壤、物产、贡

赋、民族、交通等现象。 [4] 戊己：古代天干中的两干，在五行属土，代指脾胃。

[点评]

五行学说中，土是其他四行的中心，在八卦中对应的是坤卦，是万物生发的中心。因此在五色五味中，与之相对应黄色、甘味也是正色正味。在人体对应的是脾胃，脾胃为后天之本。五行中土行的性质特点是柔中有刚，沉静而变化有规律，土部的药物都具备这样的特性，具备辅助脾胃的功能。《本草纲目》土部是其首次从以往本草金石部中分立而成。收录白垩、黄土、东壁土等六十一种药物，二十一种是其新增，赤土、蚯蚓泥、乌爹泥、百草霜等九种原载于有关医书中，为李时珍首次专立条目，太阳土、螺蛳泥、田中泥等十二种为其首列。

百草霜为稻草、麦秸、杂草燃烧后附于烟囱内的黑色烟灰。为黑色粉末，或结成小颗粒状，手捻即为细粉。采收时从烧柴草的烟囱内刮取，用细筛筛去杂质，置瓶中用。当今随着农村的城市化，百草霜、伏龙肝等这类的药物已经没有来源了。

百草霜[1]《纲目》

【释名】灶突墨[2]《纲目》、灶额墨。

[时珍曰] 此乃灶额及烟炉中墨烟也。其质轻细，故谓之霜。

【气味】辛，温，无毒。

【主治】消化积滞，入下食药中用。 苏颂

止上下诸血，妇人崩中带下、胎前产后诸

病，伤寒阳毒发狂[3]，黄疸，疟，痢，噎膈[4]，咽喉口舌一切诸疮。 时珍

【发明】[时珍曰]百草霜、釜底墨、梁上倒挂尘[5]，皆是烟气结成，但其体质有轻虚结实之异。重者归中下二焦，轻者入心肺之分。古方治阳毒发狂，黑奴丸，三者并用，而内有麻黄、大黄，亦是攻解三焦结热，兼取火化从治之义。其消积滞，亦是取其从化，故疸、膈、疟、痢诸病多用之。其治失血胎产诸病，虽是血见黑则止，亦不离从化之理。

[注释]

[1]百草霜：出自土部第七卷土之一。 [2]灶突、灶额：灶上烟囱。 [3]伤寒阳毒：中医病证名。指阳气独盛，阴气暴衰，阴为阳所胜，内外皆阳，故名为阳毒。病候有伤寒初得便成阳毒者；有服药经五六日不瘥，变成阳毒者。证见面赤发躁，狂走妄言，或发斑如锦纹，或咽喉疼痛，或涕吐脓血，或下痢黄赤。其脉洪实滑促。 [4]噎膈：中医病名。噎膈是指食物吞咽受阻，或食入即吐的一种疾病。 [5]釜底墨、梁上倒挂尘：与百草霜相似的两种药物。釜底墨：又名釜脐墨，为杂草经燃烧后，附于锅脐或锅底部之烟灰。梁上倒挂尘：又名梁上灰等，指老屋房梁上久积倒悬的灰尘。

【附方】新二十[1]。

衄血不止[2]：百草霜末吹之，立止也。

衄血吐血：《刘长春经验方》治吐血，及伤酒食醉饱，低头掬损肺脏，吐血汗血，口鼻妄行，但声未失者。用乡外人家百草霜末，糯米汤服二钱。　一方：百草霜五钱，槐花末二两。每服二钱，茅根汤下。

齿缝出血：百草霜末掺之，立止。《集简方》

妇人崩中[3]**：**百草霜二钱，狗胆汁拌匀，分作二服，当归酒下。《经验方》

胎动下血[4]**，或胎已死：**百草霜二钱，棕灰一钱，伏龙肝五钱。为末。每服一二钱，白汤入酒及童尿调下。《笔峰杂兴方》

胎前产后，逆生横生[5]**，瘦胎**[6]**，产前产后虚损，月候不调，崩中：**百草霜、白芷等分。为末。每服二钱，童子小便、醋各少许调匀，热汤化服，不过二服。《杜壬方》

妇人白带[7]**：**百草霜一两，香金墨半两。研末，每服三钱。猪肝一叶批开[8]，入药在内，纸裹煨熟，细嚼，温酒送之。《永类方》

脏毒下血[9]**：**百草霜五钱，以米汤调，露一夜，次早空心服。　邵真人《经验方》

暴作泻痢：百草霜末，米饮调下二钱。《续十全方》

瘦胎这个词在当代，即使去问中医，相信绝大多数人也是不解。其实它就是给胎儿减肥。古代医生知道："难产多见于安逸郁闷之人，富贵奉养之妇，其贫贱者未之有也。"最早的古方"瘦胎饮"，就是为汉代的湖阳公主设置的。以后历代瘦胎丸、瘦胎散、瘦胎金液丸、束胎丸等应运而生。瘦胎是解决难产的前奏。

一切痢下，初起一服如神，名铁刷丸：百草霜三钱，金墨一钱[10]，半夏七分，巴豆（煮）十四粒。研匀，黄蜡三钱，同香油化开，和成剂。量大小，每服三五丸，或四五十丸，姜汤下。《瀔江方》

小儿积痢，驻车丸[11]：用百草霜二钱，巴豆（煨去油）一钱。研匀，以飞罗面糊和丸绿豆大[12]。每服三五丸，赤痢甘草汤下，白痢米饮下，红白姜汤下。《全幼心鉴》

挟热下痢脓血[13]：灶突中墨、黄连各一两。为末。每酒下二钱，日二服。《圣惠方》

寒热疟疾：方见铅丹下。

本书未选用铅丹。其方如下：寒热疟疾，体虚汗多者。黄丹、百草霜等分，为末。发日，空心米饮服三钱，不过二服愈。或糊丸，或蒜丸，皆效。

魇寐猝死[14]：锅底墨，水灌二钱，并吹鼻。《医说》

尸厥不醒[15]，脉动如故：灶突墨弹丸，浆水和饮，仍针百会，足大趾、中趾甲侧。《千金方》

咽中结块[16]，不通水食，危困欲死：百草霜，蜜和丸芡子大。每新汲水化一丸灌下。甚者不过二丸，名百灵丸。《普济方》

鼻疮脓臭[17]：百草霜末，冷水服二钱。《三因方》

白秃头疮[18]：百草霜和猪脂涂之。《简便方》

头疮诸疮：以醋汤洗净，百草霜入腻粉少许[19]，生油调涂，立愈。《证类本草》

瘭疽出汁[20]，着手足肩背，累累如米：用灶突墨、灶屋尘、釜下土研匀。水一斗，煮三沸，取汁洗，日三、四度。《外台秘要》

[注释]

[1] 新二十：新，表示是《本草纲目》新增加的方子。二十，表示方子的数量。下同类推。 [2] 衄（nǜ）血：原义是鼻出血，引申泛指人体各部位的出血。 [3] 妇人崩中：中医病证名。简称崩，又名血崩。指阴道忽然大量流血。 [4] 胎动下血：中医妇产科病证名。指孕妇有腰酸腹痛，胎动不安，兼见阴道流血。症状逐渐加重，流血量多，可致流产。 [5] 逆生横生：中医妇产科病证名，即胎位不正。逆生：即倒产。横生：婴儿未生先露手臂，谓之横生。 [6] 瘦胎：使胎儿瘦身，易于生产。 [7] 妇人白带：此指妇女异常。妇女从阴道经常流出白色黏液，绵绵如带，称为白带。一般在经期前后或妊娠期中，白带量可能略多，属正常生理现象。若量过多有味，并伴有腰腹酸痛等，则属病态。 [8] 批：劈开。 [9] 脏毒：中医病名。此指脏中积毒所致的痢疾。 [10] 金墨：或当为京墨，京墨是一种药。由松烟末和胶质作成。 [11] 小儿积痢：中医儿科病名。由食积内阻所致的痢疾。 [12] 飞罗面：指磨面时飞落下来混有尘土的面。 [13] 挟热下痢脓血：挟热下痢是痢疾的一种，下痢脓血是其症状。其他主要见证有腹痛里急后重，小便短少，口渴喜冷饮，肛门燥辣。 [14] 魇寐（yǎn mèi）猝死：被巫术加害突然昏死。魇寐：同“厌魅”。 [15] 尸厥：中医古病名。指各种原因导致的突然昏倒，神志丧失，身体僵直，不能言动，二便失禁，其状若尸为主要表现的疾病。 [16] 咽中结块：中医病证名。亦称喉中结块。指咽喉间如结硬块，状如龙眼，胀塞

于喉，致呼吸障碍、饭食难进的疾病。[17] 鼻疮脓臭：鼻疮是病名。脓臭是症状名。鼻疮指鼻窍中生疮，干燥疼痛，甚则鼻外色红痛似火炙的病证。[18] 白秃：中医病名。又名癞头疮、秃疮、白秃疮。指以头皮覆盖灰白色鳞屑斑片，毛发折断为主要表现的癣病。[19] 腻粉：中药轻粉的别名。[20] 瘭疽（biāo jū）：中医病名。又名蛇头疔。指手指末节的一种急性化脓性感染疾病。随处可生，尤多见于指端腹面。多因外伤感毒，脏腑火毒凝结所致。

[点评]

百草霜的主要成分为碳粒，此外尚含有硅酸、三氧化铁、三氧化铝、氧化镁、氧化钙等。药材形态为黑色粉末或结成小颗粒状，手捻即为细末。百草霜质地轻，入水则漂浮分散，无油腻感，无臭。炭类药材大多具有止血之功效，因此李时珍在前人基础上总结为“止上下诸血”。

百草霜的药用范围还扩大到了兽医界，它对于家畜家禽的许多病害也有着良好的治疗作用。但是随着农村现代化进程发展，百草霜或许就将成为一个历史遗迹了。

金石部[1]

李时珍曰：石者，气之核，土之骨也。大则为岩岩[2]，细则为砂尘[3]。其精为金为玉，其毒为礜为砒[4]。气之凝也，则结而为丹青[5]；气之化也，则液而为矾汞[6]。其变也：或自柔而刚，乳卤成石是也[7]；或自动而静，草木成石是也；飞走含灵之为石[8]，自有情而之无情也[9]；雷震星陨之为石，自无形而成有形也[10]。大块资生[11]，鸿钧炉鞴[12]，金石虽若顽物[13]，而造化无穷焉[14]。身家攸赖，财剂卫养[15]，金石虽曰死瑶[16]，而利用无穷焉。是以《禹贡》《周官》列其土产，农经、轩典详其性功[17]，亦良相、良医之所当注意者也。乃集其可以济国却病者一百六十一种为金石部，分为四类：曰金，曰玉，曰石，曰卤。

[注释]

[1] 金石部：出《本草纲目》第八卷卷首。 [2] 岩岩：高峻的样子。[3] 细：微小。 [4] 为礜（yù）为砒（pī）：两种毒药。礜，礜石，为硫化物类矿物毒砂的矿石。砒，砒霜，即三氧化二砷，俗名称砒霜或信石。 [5] 丹青：丹砂和青雘。古代绘画常用的两种颜料。 [6] 矾汞：矾石液（硫黄）和水银。古人认为产硫黄的山上有温泉，泉水有硫黄气。 [7] 乳卤：石钟乳和盐卤。古人认为它们都是液体变成为石头。 [8] 含灵：具有灵性，指人类。 [9] 有情、无情：来自佛教用语。有情旧译为众生，即生存者之意。指人类、诸天、饿鬼、畜生、阿修罗等有情识的生物。无情指其他如草木金石、山河大地等，则称无情。有情与无情合起来是佛教对世界的总概括。 [10] 无形：指某事物的存在不能被人的眼、耳等感觉器官感知。有形：指有一定的形体或形式，感官能感觉到的。 [11] 大块资生：宇宙赖以生长。大块，天地、宇宙、大自然。资生，赖以生长、赖以为生。 [12] 鸿钧炉韛（bài）：天地自然的磨炼。鸿钧，指天地；炉韛，火炉鼓风的皮囊。亦借指熔炉。 [13] 顽物：坚硬无知的东西。 [14] 造化：创造演化，指自然界自身发展繁衍的功能。 [15] 财剂卫养：金石是保养身体的财富。财：财富、财产。剂：通“资”，资财。卫养：犹保养。 [16] 死瑶：犹言没有生命的宝物。 [17] 农经、轩典：农经指《神农本草经》，轩典指《黄帝内经》。

[点评]

金石部药物现代归为矿物类，李时珍分为四类：金类即金属及其制品或矿石，玉类是古代认为的美石，石类为各种矿石和制品，卤石类主要是各种天然的盐碱。李时珍认为金石为一类物质，其中精华的成为金、成为玉，毒性的成为礜石、砒霜等。有金银财物，也有药物。所以无论是国家还是医生都应该关注。古人曾一度流行过服食金石类药物，文人名士津津乐道。最初由玄学宗师何晏所倡导，很快得到当时文人士大夫的仿效而开始流行，并由魏晋至唐，整整流行了五六百年。致残致死的现象时有发生。李时珍对此持批判态度，在金石部具体药物中多次阐述自己的观点，了解药性合理用药，才能治病养生，否则只能咎由自取。如：“石钟乳，乃阳明经气分药也，其气慓疾，令阳气暴充，饮食倍进，而形体壮盛。昧者得此自庆，益肆淫泆，精气暗损，石气独存，孤阳愈炽。久之营卫不从，发为淋渴，变为痈疽，是果乳石之过耶？抑人之自取耶？”“语云：上士服石服其精，下士服石服其滓。滓之与精，其力远也。”

水银[1]《本经》中品

【释名】汞《别录》、澒[2]汞同、灵液《纲目》、姹女[3]《药性》。

[时珍曰] 其状如水似银，故名水银。澒者，流动貌。

水银，为液态金属汞，并含有微量的银。天然汞矿不甚多见，通常系用辰砂矿石加热蒸馏而得。分布于贵州、四川、湖南、广西、云南等地。具有消毒、泻下、利尿、杀虫、灭虱之功效。常用于皮肤疥疮、顽癣、头虱。

汞有剧毒，现代临床基本不用，《药典》也未收载。

方术家以水银和牛、羊、豕三脂杵成膏，以通草为炷，照于有金宝处，即知金、银、铜、铁、铅、玉、龟、蛇、妖怪，故谓之灵液。

[颂曰]《广雅》[4]：水银谓之澒。丹灶家名汞[5]，其字亦通用尔。

[注释]

[1] 水银：出自石部第九卷金石之三。中品：《神农本草经》中药物的分类的品级。下同。《神农本草经》中药物共分上中下三品。水银，为液态金属汞，并含有微量的银。有毒。 [2] 澒（gǒng）：古同“汞”，水银。 [3] 姹（chà）女：道家炼丹用语，称水银为姹女。 [4] 广雅：古代百科词典，是仿照《尔雅》体裁编纂的一部词义训诂汇编，相当于《尔雅》的续篇。 [5] 丹灶家：指古代道家炼丹家。

【集解】[《别录》曰]水银生符陵平土[1]，出于丹砂。

[弘景曰]今水银有生熟[2]。此云生符陵平土者，是出朱砂腹中。亦有别出沙地者，青白色，最胜。出于丹砂者，是今烧粗末朱砂所得，色小白浊，不及生者。甚能消化金银，使成泥，人以镀物是也。烧时飞着釜上灰，名汞粉，俗呼为水银灰，最能去虱。

[恭曰]水银出于朱砂，皆因热气，未闻朱砂腹中自出之者。火烧飞取，人皆解法。南人蒸取之，得水银虽少，

而朱砂不损，但色少变黑尔。

[颂曰] 今出秦州、商州、道州、邵武军[3]，而秦州乃来自西羌界[4]。《经》云出于丹砂者，乃是山石中采粗次朱砂，作炉置砂于中，下承以水，上覆以盆，器外加火煅养，则烟飞于上，水银溜于下，其色小白浊。陶氏言别出沙地者青白色，今不闻有此。西羌人亦云如此烧取，但其山中所生极多，至于一山自折裂，人采得砂石，皆大块如升斗，碎之乃可烧煅，故西来水银极多于南方者。又取草汞法：用细叶马齿苋干之，十斤得水银八两或十两。先以槐木槌之，向日东作架晒之，三二日即干。如经年久，烧存性，盛入瓦瓮内，封口，埋土坑中四十九日，取出自成矣。

[时珍曰] 汞出于砂为真汞。雷敩言有草汞。陶弘景言有沙地汞。《淮南子》言："弱土之气生白礜石[5]，礜石生白澒。"苏颂言[6]："陶说者不闻有之。"按《陈霆墨谈》云[7]："拂林国当日没之处[8]，地有水银海，周围四五十里。国人取之，近海十里许掘坑井数十，乃使健夫骏马，皆贴金箔，行近海边。日照金光晃耀，则水银滚沸如潮而来，其势若粘裹。其人即回马疾驰，水银随赶。若行缓，则人马俱扑灭也。人马行速，则水银势远力微，遇坑堑而溜积于中。然后取之，用香草同煎，则成花银，此与中国

所产不同。”按此说似与陶氏沙地所出相合；又与陈藏器言人服水银病拘挛，但炙金物熨之，则水银必出蚀金之说相符。盖外番多丹砂，其液自流为水银，不独炼砂取出，信矣。胡演《丹药秘诀》云[9]：“取砂汞法：用瓷瓶盛朱砂，不拘多少，以纸封口，香汤煮一伏时，取入水火鼎内，炭塞口，铁盘盖定。凿地一孔，放碗一个盛水，连盘覆鼎于碗上，盐泥固缝，周围加火煅之，待冷取出，汞自流入碗矣。”邕州溪峒烧取极易[10]，以百两为一铫[11]，铫之制似猪脬[12]，外糊厚纸数重，贮之即不走漏。若撒失在地，但以川椒末或茶末收之，或以真金及鍮石引之即上[13]。

[嘉谟曰]取去汞之砂壳，名天流，可点化[14]。

[注释]

[1]符陵：治今重庆彭水。 [2]生熟：中药炮制术语。药材未经过炮制为“生”，经过炮制为“熟”。 [3]秦州、商州、道州、邵武军：古代地名。秦州，今甘肃天水。商州，今陕西商洛市所辖商州区。道州，今湖南永州所辖道县。邵武军，今福建邵武市。 [4]西羌：泛指羌族别支西羌居住的河西、赐支河和湟河一代。 [5]“弱土之气生白礜（yù）石”二句：西方之土产生的气会孕育出白礜石，白礜石会产生水银。弱土，西方的土。礜石，为硫化物类矿物毒砂的矿石。原文出自《淮南子·墬形训》：“弱土之气，御于白天，白天九百岁生白礜，白礜九百岁生白澒。” [6]苏颂：1020—1101，字子容，泉州同安（今属福建）人。北宋中期

宰相。与掌禹锡、林亿等一起编撰《嘉祐补注神农本草》(简称《嘉祐本草》)。 [7] 陈霆：约1477—1550，字声伯，号水南，浙江德清县人。明朝官员，学者。著有《仙潭志》《两山墨谈》《水南稿》《清山堂诗话》等。《两山墨谈》为考证类著作。 [8] 拂林国：指东罗马帝国。 [9] 胡演《丹药秘诀》：胡演，唐京兆鄠县（今陕西西安鄠邑）人。高祖武德元年（618），为宁州刺史。太宗贞观三年（629），为大理少卿。官至刑部侍郎。 [10] 邕州溪峒（dòng）：旧指广西南宁一带的少数民族地区。邕州，今广西南宁。溪峒，旧时对我国西南地区某些少数民族聚居地的统称。明清时期，溪峒由原来很广大地区缩窄到今武陵山区。 [11] 铫（diào）：铫子，一种煎药或烧水用的器具。此处用作量词。 [12] 铫之制：铫子的形状。制，式样。猪脬（pāo）：猪的膀胱。 [13] 鍮（tōu）石：自然铜矿石。中药名自然铜。 [14] 点化：道士术语，指点石成金。

【修治】[敩曰] 凡使，勿用草汞并旧朱漆中者，经别药制过者，在尸中过者，半生半死者。其朱砂中水银色微红，收得后用葫芦贮之，免遗失。若先以紫背天葵并夜交藤自然汁二味同煮一伏时，其毒自退。若修十两，二汁各七镒[1]。

【气味】辛，寒，有毒。

[权曰] 有大毒。

[大明曰] 无毒。

[之才曰] 畏磁石、砒霜[2]。

[宗奭曰] 水银得铅则凝，得硫则结，并枣肉研则散，

别法煅为腻粉、粉霜，唾研之死虱[3]，铜得之则明，灌尸中则后腐[4]，以金银铜铁置其上则浮，得紫河车则伏，得川椒则收。

[独孤滔曰]可以勾金，可为涌泉匮，盖借死水银之气也。

[土宿真君曰]荷叶、松叶、松脂、谷精草、萱草、金星草、瓦松、夏枯草、忍冬、莨菪子、雁来红、马蹄香、独脚莲、水慈菇，皆能制汞。

【主治】疥瘘痂疡[5]、白秃，杀皮肤中虱，堕胎除热，杀金银铜锡毒[6]。熔化还复为丹，久服神仙不死。《本经》

以敷男子阴，阴消无气。《别录》

利水道[7]，去热毒。藏器

主天行热疾[8]，除风，安神镇心，治恶疮瘑疥[9]，杀虫，催生，下死胎。大明。治小儿惊热涎潮[10]。宗奭

镇坠痰逆，呕吐反胃。时珍

【发明】[弘景曰]还复为丹，事出仙经[11]。酒和日曝，服之长生。

[权曰]水银有大毒，朱砂中液也。乃还丹之元母，神仙不死之药，能伏炼五金为泥。

[《抱朴子》曰] 丹砂烧之成水银，积变又还成丹砂，其去凡草木远矣[12]，故能令人长生。金汞在九窍，则死人为之不朽，况服食乎?

[藏器曰] 水银入耳，能食人脑至尽；入肉令百节挛缩，倒阴绝阳。人患疮疥，多以水银涂之，性滑重，直入肉，宜谨之。头疮切不可用，恐入经络，必缓筋骨，百药不治也。

[宗奭曰] 水银入药，虽各有法，极须审谨，有毒故也。妇人多服绝娠。今有水银烧成丹砂，医人不晓误用，不可不谨。唐韩愈云[13]："太学士李于遇方士柳泌[14]，能烧水银为不死药。以铅满一鼎，按中为空，实以水银，盖封四际，烧为丹砂。服之下血，四年病益急，乃死。余不知服食说自何世起，杀人不可计，而世慕尚之益至，此其惑也。在文书所记及耳闻者不说。今直取目见，亲与之游，而以药败者六七公，以为世诫。工部尚书归登[15]，自说服水银得病[16]，有若烧铁杖自颠贯其下，摧而为火，射窍节以出，狂痛呼号乞绝。其裀席得水银[17]，发且止，唾血十数年以毙。殿中御史李虚中[18]，疽发其背死。刑部尚书李逊谓余曰[19]：我为药误。遂死。刑部侍郎李建[20]，一旦无病死。工部尚书孟简[21]，邀我于万州[22]，屏人曰[23]：我得秘药，不可独不死。今遗子一器[24]，可用枣肉为丸服之。

别一年而病。后有人至，讯之，曰：前所服药误，方且下之[25]，下则平矣。病二岁卒。东川节度御史大夫卢坦[26]，溺血，肉痛不可忍，乞死。金吾将军李道古[27]，以柳泌得罪，食泌药，五十死海上。此皆可为戒者也。蕲不死乃速得死[28]，谓之智，可不可也？五谷三牲[29]，盐醯果蔬[30]，人所常御[31]。人相厚勉，必曰强食。今惑者皆曰：五谷令人夭，三牲皆杀人，当务减节。一筵之馔[32]，禁忌十之二三。不信常道而务鬼怪，临死乃悔。后之好者又曰[33]：彼死者皆不得其道也，我则不然。始动曰：药动故病[34]，病去药行[35]，乃不死矣。及且死又悔。呜呼！可哀也已。”

我国自古方士与医者就不断相互斗争，相互学习，方术与医学相互吸收，相互演变。医者以治病救人为目的，方士以个人长生不老为目的，方法上却常有互通。

［时珍曰］水银乃至阴之精，禀沉着之性。得凡火煅炼，则飞腾灵变[36]；得人气熏蒸，则入骨钻筋，绝阳蚀脑。阴毒之物无似之者。而大明言其无毒[37]，《本经》言其久服神仙[38]，甄权言其还丹元母[39]，《抱朴子》以为长生之药[40]。六朝以下贪生者服食，致成废笃而丧厥躯[41]，不知若干人矣。方士固不足道，本草其可妄言哉？水银但不可服食尔，而其治病之功，不可掩也。同黑铅结砂，则镇坠痰涎；同硫黄结砂，则拯救危病。此乃应变之兵，在用者能得肯綮而执其枢机焉[42]。馀见铅白霜及灵砂下[43]。

[注释]

[1] 镒（yì）：古代重量单位，一镒合二十两（一说二十四两）。 [2] 畏：相畏，中药学术语，系药物七情之一。指药物之间的互相抑制作用，药物毒性或副作用能被另一种药物消减。 [3] 死虱：使动用法。使虱子死掉。 [4] 后腐：使之推迟腐烂。 [5] 疥瘘痂疡：中医外科疾病的泛称。疥，疥疮，一种皮肤病，非常刺痒，是疥虫寄生而引起的。又名“疥癣”。瘘，中医指颈部生疮，久而不愈，常出浓水。痂，伤口或疮口血液、淋巴液等凝结成的东西。疡，疮、痈、疽、疖等的通称。 [6] 杀：中药配伍术语。相杀，为药物七情之一。指一药能减轻或消除另一药毒性或副作用的配伍关系。 [7] 水道：体内水液的道路。利水道，即利尿。 [8] 天行：中医病原名。指由天地间的疫毒戾气流行传播而引起的传染性流行病，所以天行是疫病的别称。 [9] 恶疮瘑（guō）疥：中医外科疾病的泛称。恶疮：中医病名。亦名久恶疮，恶毒疮，顽疮。指脓液多且严重而顽固的外疡。其临床特点为病程长，病位深，范围大，难敛难愈。瘑疥：疮疥。 [10] 涎潮：中医症状名。口涎上涌如潮也。 [11] 仙经：泛指道教经典。 [12] 凡草木：指平常药物。凡，平常。葛洪认为水银是仙药，所以如是说。 [13] “唐韩愈云”此段：此段文字见于韩愈《故太学博士李君墓志铭》，文字不完全相同。列举韩愈所见因服食水银而毙命致残的实例，痛斥滥服之弊端。 [14] 柳泌：唐方士，出任过台州刺史，驱吏民采药。宪宗服其所进金石药致死。穆宗即位后被杖杀。 [15] 归登：754—820，字冲之，吴县（今江苏苏州）人。唐官员，书法家。去世后赠太子少保。 [16] “自说服水银得病”五句：服水银后的痛苦表现。好像烧热的铁棍从头顶往下插，铁棍折断，火焰从身体所有的孔窍和关节迸射出来，痛得嚎叫哭泣，乞求早点死去。颠，头顶。摧，断裂。窍节，人

体的孔窍关节。乞绝，哀求快点死去。 [17] 裀（yīn）席：床褥被单。裀，古同“茵”，垫子、褥子。 [18] 李虚中：761—813，字常容，魏郡（今河北大名）人，祖籍陇西（今属甘肃）。唐官员，官至殿中侍御史。著作有《李虚中命书》。 [19] 李逊：761—823，字友道，荆州石首（今属湖北）人。唐官员，官至刑部尚书。赠右仆射。 [20] 李建：字杓直（？—822）。荆州石首（今属湖北）人，唐官员，刑部尚书李逊年弟。官职刑部侍郎。赠工部尚书。 [21] 孟简：字几道（？—823），德州平昌（今山东德平）人。唐官员。元和十三年（818）五月，为山南东道节度使，加工部尚书。 [22] 万州：今属重庆。 [23] 屏（bǐng）人：差退随从。 [24] 遗（wèi）子一器：赠君一罐（盒）。遗，赠。子，你。器，盛装食物的器皿。 [25] “方且下之”二句：正设法把药泻出来。如果泻出来便能平复病愈。 [26] 卢坦：748—817，字保衡，洛阳（今属河南）人。唐官员。元和八年（813）五月，为东川节度使，兼御史大夫。卒赠礼部尚书。 [27] 李道古：曹成王李皋子。宪宗朝诏求方士，李道古荐柳泌。宪宗食药，狂躁发病而死。穆宗即位，以柳泌付京兆府决死。道古贬吉州（今广东惠阳）司马，也以服丹呕血死。 [28] 蕲（qí）：古同“祈”，祈求。 [29] 五谷三牲：五谷，稻（一说麻）、黍、稷、麦、菽（一说豆）。三牲，牛、豕、羊。 [30] 盐醯（xī）：盐醋，此处泛指调味品。醯，醋。 [31] 常御：日常食用。御：进用。 [32] 一筵之馔（zhuàn）：一桌酒宴。馔，食物、菜肴。 [33] 好（hào）者：指迷于服食丹药之人。 [34] 药动：丹药在起作用。 [35] 药行：丹药开始运行。 [36] 飞腾灵变：迅速而神奇的飞扬变化。飞腾，指迅速飞起很快地向上升，飞扬。灵变，神奇莫测的变化。 [37] 大明：即《日华子诸家本草》，简称《日华子本草》。五代时本草著作。原书已散佚，佚文散见于有关书中。李时珍认为“日华子盖姓大名明也”，故称本书《大明本草》。[38]《本经》：此谓《神农本草经》。[39]甄权：唐代医家。许州扶沟（今属河南）人。与其兄甄立言皆以医名，精针灸术，亦谙养生。李时珍所引为其所著《药性论》一书。[40]《抱朴子》：道教典籍，晋葛洪撰。该书分内外篇，内篇论述神仙吐纳符篆炼丹之术，外篇论述时政得失，人事臧否。[41]废笃（dǔ）：病情严重。笃，病沉重。[42]在用者能得肯綮（qìng）而执其枢机焉：在于使用者能把握关键环节。肯綮：筋骨结合的地方，比喻要害或关键之处。枢机，户枢与弩牙。比喻事物的关键。[43]馀见铅白霜及灵砂下：其他见解列在本书铅白霜和灵砂的条文内。

【附方】旧五[1]，新二十四。

初生不乳，咽中有噤物如麻豆许[2]：用水银米粒大与之，下咽即愈。《圣惠方》

小儿痫疾[3]，能压一切热：水银小豆许，安盏中，沉汤内煮一食顷[4]，与服。勿仰儿头，恐入脑也。《圣济方》

急惊坠涎[5]：水银半两，生南星一两，麝香半分，为末，入石脑油同捣，和丸绿豆大。每服一丸，薄荷汤下。

失心风疾[6]：水银一两，藕节八个。研成砂子，丸如芡子大。每服二丸，磨刀水下，一二服。《经验方》

精魅鬼病[7]：水银一两，浆水一升，炭火煎减三分。取水银一豆许，神符裹吞之[8]，晚又服，一二日

限于历史条件的制约，古人对于一些无法确定病因的疾病，尤其是精神疾病，常认为是因鬼魅、精魅、祸祟、鬼神邪气等造成。这类疾病医疗上一时可能无法解决。方士会画符箓，古人相信具有驱避灾难、除邪去病的功效。这是一种历史现象。

止。《广济方》

反胃吐食，水不能停：黑铅、水银各一钱半（结砂），舶硫黄五钱[9]，官桂一钱，为末。每服六钱，一半米汤，一半自然姜汁，调作一处服。《圣济录》

消渴烦热：水银一两，铅一两（结砂），皂荚一挺（酥炙），麝香一钱。为末。每服半钱，白汤下。《圣济录》

胆热衄衊[10]，血上妄行：水银、朱砂、麝香等分。为末。每服半钱，新汲水下。《宣明方》

血汗不止[11]：方同上。

妊妇胎动，母欲死，子尚在，以此下之：水银、朱砂各半两。研膏。以牛膝半两，水五大盏。煎汁，入蜜调服半匙。《圣惠方》

妇人难产：水银二两，先煮后服，立出。《梅师方》

胎死腹中，其母欲死：水银二两吞之，立出。《梅师方》

妇人断产[12]：水银以麻油煎一日，空心服枣大一丸，永断，不损人。《妇人良方》

解金银毒：水银一两，服之即出。《千金方》

误吞金银及环子钗子：以汞半两吞之，再服即出。《圣惠方》

这是古代妇女常见的自杀方式，误吞是隐晦用语。古代妇女恪守妇道，易于蒙受无法排解的冤屈，吞金自杀非常常见。古人认为水银重于其他金属，可以将其坠下。

百虫入耳：水银豆许，倾入耳中，以耳向下，击铜物数声即出。能食人脑，非急切勿用。《圣济录》

头上生虱：水银和蜡烛油揩之，一夜皆死。《摘玄方》

腋下胡臭：水银、胡粉等分，以面脂和，频掺之。《千金方》

少年面疱：水银、胡粉等分。研，腊猪脂和。夜涂旦拭，勿见水，三度瘥[13]。《肘后方》

老小口疮：水银一分，黄连六分，水二升，煮五合。含之，日十次。《普济方》

白癜风痒[14]：水银数拭之，即消。《千金方》

虫癣瘙痒：水银、胡粉等分。研敷。又水银、芜荑，和酥傅之。《外台秘要》

痔虫作痒[15]：水银、枣膏各二两同研，绵裹纳下部，明日虫出。《梅师方》

恶肉毒疮：一女年十四，腕软处生物如黄豆大，半在肉中，红紫色，痛甚，诸药不效。一方士以水银四两，白纸二张揉熟，蘸银擦之，三日自落而愈。李楼《怪证方》

一切恶疮：水银、黄连、胡粉（熬黄），各一两，研匀傅之，干则以唾调。《肘后方》

杨梅毒疮[16]：水银、黑铅各一钱（结砂），黄丹一钱，乳香、没药各五分。为末。以纸卷作小捻，染油点灯日照疮三次，七日见效。　方广《附馀》[17]：用水银、黑铅（结砂）、银朱各二钱，白花蛇一钱。为末，作纸捻七条[18]。头日用三条，自后日用一条，香油点灯于炉中，放被内熏之，勿透风。头上有疮，连头盖之。　一方：水银一钱二分，黑铅、白锡各八分（共结砂），黄丹四分，朱砂六分。为末，分作十二纸捻，以香油浸灯盏内，点于小桶中。以被围病人坐之，以鼻细细吸烟，三日后口出恶物为效。

痘后生翳[19]：水银一钱，虢丹五钱。研作六丸，坩锅糊定[20]，火煅一日取出，薄绵裹之。左翳塞右耳，右翳塞左耳，自然坠下。《危氏方》

［注释］

[1] 旧：指以《证类本草》等原有本草书籍收载的方子。　[2] 噤（jìn）物：梗塞喉咙的东西。　[3] 痫疾：中医病名。即癫痫，俗称“羊痫风”“羊角风”。由脑部疾患或脑外伤等引起的一种病，发作时突然昏倒，全身痉挛，有的口吐白沫。　[4] 沉汤内煮一食顷：沉淀到热水中煮一顿饭时间。一食顷：古时约略计时的方法。一顿饭的时间。　[5] 急惊：即急惊风。中医病名。是指以发病急骤，发热、抽搐、昏迷为主要表现的惊风。　[6] 失心风疾：中医病名。癫病的俗称。指精神失常的疾病。　[7] 精魅鬼病：中医古病名。又称“鬼魅”等。古人认为因鬼魅、精

魅、祸祟、鬼神邪气等造成的疾病。症状或言语错谬，或啼哭惊走，或癫狂惛乱，或喜怒悲笑，或大怖惧如人来逐，或歌谣咏啸，或不肯语。 [8] 神符：术士所画的符箓，古人相传其具有驱避灾难、除邪去病的功效。 [9] 舶硫黄：又名舶硫、舶上硫黄、白硫黄。古称倭硫黄。为海外进口硫黄。主产日本、美洲等地。系将硫黄提炼而成。现多国内生产。 [10] 衄蔑：即"衄衊（miè）"，中医病证名。狭义专指各种程度的鼻出血，广义上也可指汗孔乃至全身各处出血。 [11] 血汗：中医病证名。又称红汗、汗血、肌衄。指以汗出色淡红如血为主要表现的汗证。 [12] 断产：绝孕。 [13] 瘥（chài）：病愈。 [14] 白癜风痒：白癜，中医病名，又称白驳风。风痒为其症状。多因风湿搏于肌肤，气血失和，血不荣肤而成。本病发无定处，初起皮肤出现边缘清楚、大小不等的白色斑片，可以单发，亦可泛发。周围皮色较深，斑内毛发亦变白，表面光滑。 [15] 痔虫：即蛲虫。所致疾病名为虫痔，指肛门痔而兼有蛲虫感染者。 [16] 杨梅毒疮：中医病名。又名霉疮、广疮、时疮、棉花疮。指以皮肤红斑脱屑、丘疹结节等为主要表现的梅毒。 [17] 方广：字约之，号古庵，休宁（今属安徽）人。明代医家。私淑朱丹溪，对《丹溪心法》深入研究，著《丹溪心法附馀》二十四卷。 [18] 纸捻：一种外治法工具。即用吸水性较强的纸（古代多用桑皮纸）搓成捻，外粘或内裹去腐生肌药，插入窦道或漏管中，引流去腐，促其疮口愈合。这种工具称纸捻或药捻，这种方法称药物引流。 [19] 痘后生翳：小儿痘后眼睛生翳。 [20] 坩（gān）锅：煅烧矿物药的器皿。

[点评]

水银在古代方士那里，既是炼丹原料，又是服食药物。由于水银与丹砂（硫化汞）在高温烧炼时可互相转化，故在炼丹术上被认为是修炼神丹的圣品。《抱朴子·金丹》："丹砂烧之成水银，积变又还成丹砂。"在服食方面，方士认为水银具有令人"升天腾虚，长生久视"的功效。《汉武帝外传》载："魏国方士封衡少好道，初服黄连五十馀年，乃入鸟鼠山。又于山中服炼水银百馀年，还乡里，年如三十者。"有些本草书也把服食水银作为长生之药。令李时珍十分愤慨，发出"方士固不足道，本草其可妄言哉"的质问。但对于水银治病的疗效，李时珍还是给予了充分肯定，以科学的态度提出"水银但不可服食尔，而其治病之功，不可掩也"。作为五百年前的古人，在当时服食之风盛行的时代背景下，能够实事求是地大胆提出这样的观点，是难能可贵的。事实上这种现象主要与道教修炼有关。在后世医界，水银基本上都是作为外用药使用，极少有人为了长生去服食。

石钟乳，《药典》作钟乳石。规定来源为碳酸盐类矿物方解石族方解石，主含碳酸钙。采挖后，除去杂石。临床多需煅钟乳石。

石钟乳[1]《本经》上品

【释名】公乳《别录》、虚中《吴普》、芦石《别录》、鹅管石《纲目》、夏石《别录》、黄石砂《药性》。

[时珍曰]石之津气[2]，钟聚成乳[3]，滴溜成石，故名石钟乳。芦与鹅管，象其空中之状也。

【集解】[《别录》曰]石钟乳生少室山谷及太山[4]，采无时。

[普曰]生太山山谷阴处岸下，溜汁所成，如乳汁，黄

白色，空中相通。二月三月采，阴干。

[弘景曰]第一出始兴[5]，而江陵及东境名山石洞亦皆有[6]。惟通中轻薄如鹅翎管，碎之如爪甲，中无雁齿[7]，光明者为善。长挺乃有一二尺者[8]，色黄，以苦酒洗刷则白。仙经少用，而俗方所重[9]。

[恭曰]第一始兴，其次广、连、澧、朗、郴等州者[10]，虽厚而光润可爱，饵之并佳[11]。今峡州、青溪、房州三洞出者[12]，亚于始兴。自馀非其土地[13]，不可轻服。多发淋渴[14]。止可捣筛，白练裹之[15]，合诸药草浸酒服之。陶云有一二尺者，谬说也。

[思邈曰]乳石必须土地清白光润，罗纹、鸟翮、蝉翼一切皆成[16]，白者可用。其非土地者，慎勿服之，杀人甚于鸩毒[17]。

[志曰]别本注云[18]：凡乳生于深洞幽穴，皆龙蛇潜伏[19]，或龙蛇毒气，或洞口阴阳不均，或通风气雁齿涩，或黄或赤乳无润泽，或煎炼火色不调，一煎已后不易水[20]，则生火毒，服即令人发淋[21]。又乳有三种：石乳者，其山洞纯石，以石津相滋，阴阳交备，蝉翼纹成，其性温；竹乳者，其山洞遍生小竹，以竹津相滋，乳如竹状，其性平；茅山之乳者，其山有土石相杂，遍生茅草，以茅

柳宗元在给他姐夫崔简的书信《与崔饶州论石钟乳书》中跟崔简讨论了对服食石钟乳的态度，柳宗元得到崔简寄来的石钟乳后，认为姐夫身体愦闷正是因为服用了质量不好的石钟乳，但崔简却不以为然，说："土之所出乃良，无不可者。"柳宗元又苦口婆心进行了劝说。但崔简依然故我，"卒以钟乳败也。"

津相滋为乳，乳色稍黑而滑润，其性微寒。一种之中，有上中下色，皆以光泽为好。馀处亦有，不可轻信。

[炳曰]如蝉翅者上，爪甲者次，鹅管者下。明白而薄者，可服。

[颂曰]今道州江华县及连、英、韶、阶、峡州山中皆有之[22]。生岩穴阴处，溜山液而成，空中相通，长者六七寸，如鹅翎管状，色白微红。唐李补阙《炼乳法》云[23]："取韶州钟乳，无问厚薄，但令颜色明净光泽者，即堪入炼，惟黄、赤二色不任用。"[24]柳宗元书亦云："取其色之美而已[25]，不必惟土之信。"是此药所重，惟在明白者，不必如上所说数种也。今医家但以鹅管中空者为最。又《本经》中品载殷蘖云："钟乳根也。"孔公蘖，殷蘖根也。石花、石床并与殷蘖同。又有石脑，亦钟乳之类。凡此五种，医家亦复稀用，但用钟乳尔。

《桂海虞衡志》里有"志金石"篇。有小序云："《本草》有玉石部，专主药物，非疗病虽重不录，此篇亦主为方药所须者。"其中对石钟乳有详细的记载，如产地：

[时珍曰]按：范成大《桂海志》所说甚详明[26]。云桂林接宜、融山洞穴中，钟乳甚多。仰视石脉涌起处，即有乳床，白如玉雪，石液融结成者。乳床下垂，如倒数峰小山，峰端渐锐且长如冰柱，柱端轻薄中空如鹅翎。乳水滴沥不已，且滴且凝，此乳之最精者，以竹管仰承取之。炼治家又以鹅管之端，尤轻明如云母爪甲者为胜。

[注释]

[1] 石钟乳：出自石部第九卷金石之三。石钟乳又作钟乳石，为碳酸盐类矿物方解石族方解石，主含碳酸钙。 [2] 津气：水汽。 [3]“钟聚成乳”二句：一滴一滴落下汇聚而成钟乳石。钟聚，汇集、聚集。滴溜，一滴一滴地落下。 [4] 少室山：少室山位于今天的河南登封市西北。太山：即泰山，在山东泰安。 [5] 始兴：在今广东韶关。 [6] 江陵：今湖北荆州。 [7] 雁齿：排列成行。 [8] 长挺：长的像棍棒状。挺，通梃，棍棒。 [9] 俗方：与道士仙方相对，指民间医家使用的方子。 [10] 广、连、澧（lǐ）、朗、郴（chēn）等州：今广东广州、连州，湖南澧县、常德和郴州等地。 [11] 饵：服饵，服食。古代方士服金饵丹的养生方法。 [12] 峡州、青溪、房州：今湖北宜昌、远安和房县。 [13] 自馀：犹其馀。以外、此外。 [14] 淋渴：中医病名。淋证与消渴。淋证指小便涩痛，滴沥不尽，常伴见溲行急迫、短数者。消渴泛指以多饮、多食、多尿为主要表现的疾病。 [15] 白练：白色的绢。练，素绢。 [16] 罗纹、鸟翮（hé）、蝉翼：形容石钟乳的纹理。回旋的、像飞鸟翅膀的和像知了翅膀的花纹。 [17] 鸩（zhèn）毒：毒药、毒酒。 [18] 别本注：是针对《唐本草》作订补注释的著作，最早引述的文字见于《开宝本草》。部分条文被《证类本草》保存。作者甚至书名现在无从考证。 [19] 龙蛇潜伏：此指毒虫野兽潜藏。 [20] 易：换。 [21] 发淋：引发淋证。淋证，中医病名。是指以小便频数、淋沥涩痛、小腹拘急引痛为主症的疾病。 [22] 道州江华县及连、英、韶、阶、峡州：今湖南江华，广东连州、英德、韶关，甘肃武都和湖北宜昌等地。 [23] 李补阙：出自《千金翼方》“李补阙研炼钟乳法”。补阙：为唐代官职名。 [24] 不任用：不能用、不堪用。 [25]“取其色之美而已”二句：选自《与崔连州论石

“桂林接宜（宜州）、融山中洞穴至多，胜连州远甚。”形态：“乳床如玉雪，石液融结所为……乳水滴沥未已，且滴且凝，此乳之最精者。”品质：“炼治家又以鹅管之端，尤轻明如云母爪甲者为胜。”这些记载，被之后的诸多方志本草所广泛引用。

钟乳书》。[26]范成大：1126—1193，字至能，晚号石湖居士。平江府吴县（今江苏苏州）人。南宋名臣。著有《石湖集》《吴船录》《吴郡志》《桂海虞衡志》等。《桂海志》是《桂海虞衡志》简称。该书是记述广南西路（今广西）风土民俗的著作。

【修治】[敩曰]凡使勿用头粗厚并尾大者，为孔公石，不用。色黑及经大火惊过[1]，并久在地上收者，曾经药物制者，并不得用。须要鲜明、薄而有光润者，似鹅翎筒子为上，有长五六寸者。凡修事法：钟乳八两，用沉香、零陵香、藿香、甘松、白茅各一两，水煮过，再煮汁，方用煮乳，一伏时漉出[2]。以甘草、紫背天葵各二两同煮，漉出拭干，缓火焙之，入臼杵粉，筛过入钵中。令有力少壮者二三人不住研[3]，三日三夜勿歇。然后以水飞澄[4]，过绢笼[5]，于日中晒干，入钵再研二万遍，乃以瓷盒收之。

[慎微曰]《太清经》炼钟乳法[6]：取好细末置金银器中，瓦一片密盖，勿令泄气，蒸之，自然化作水也。

李补阙《炼乳法》见后。

【气味】甘，温，无毒。

[普曰]神农：辛；桐君、黄帝、医和：甘；扁鹊：甘，无毒。

[权曰]有大毒。

[之才曰]蛇床为之使[7]。恶牡丹[8]、玄石、牡蒙。畏紫石英、蘘草。忌羊血。

[时珍曰]《相感志》云[9]：服乳石，忌参、术，犯者多死。

[土宿真君曰][10]钟乳产于阳洞之内，阳气所结，伏之可柔五金[11]。麦门冬、独蒜、韭实、胡葱、胡荽、猫儿眼草，皆可伏之。

[注释]

[1]惊：震动。 [2]一伏时：同“一复时”，指一天。漉（lù）出：过滤，让液体慢慢地渗下。 [3]不住：不停。 [4]以水飞澄：即水飞。中药炮制法。是制取药材极细粉末的方法。利用粗细粉末在水中悬浮性不同，将不溶于水的药材（矿物，贝壳类等药物）与水共研，经反复研磨制备成极细腻粉末的方法。 [5]绢笼：用绢制成用于过滤的器皿。 [6]《太清经》：道教经书。为《道藏》四辅经书之一。以补充《洞神三皇经》。讲述金丹服食之道，谓服御者将远升太清之境。 [7]为之使：中药术语。为它的使药。《神农本草经》中有自己的一套君臣佐使系统。此即是这个系统的处方使药。 [8]恶：相恶。中药“七情”之一。指一种药物能减弱另一种药物的性能。 [9]《相感志》：即《物类相感志》，题苏轼撰。分天、地、人、鬼、鸟、兽、草、木、竹、虫、鱼、宝器十二门。此书主要记述磁石引针、琥珀拾芥、蟹膏投漆漆化为水、皂角入灶突烟煤坠、胡桃烧炭可藏针、酸浆入盂水垢浮等物物相感之事。 [10]土宿真君：不详，宋元间

人。《本草纲目》引其著作《造化指南》，云“盖亦宋元时方士假托者尔”。又称《土宿本草》。原书佚，《本草纲目》引其若干条文。 [11] 伏之可柔五金：经处理后可以促进各种金石药熔解。伏，中药炮制术语。又称死、制，即制伏之使其不散失之义。是指对矿物药经高温处理。有两义：一、使其药物纯净；二、使原来能升华的物质不能升华。柔，中药炮制术语。指在高温下可以促进其他矿物药熔解。五金：泛指各种金石药物。

【主治】咳逆上气[1]，明目益精，安五脏，通百节[2]，利九窍[3]，下乳汁。《本经》。

益气，补虚损，疗脚弱疼冷[4]，下焦伤竭[5]，强阴[6]。久服延年益寿，好颜色[7]，不老，令人有子。不炼服之，令人淋。《别录》。

主泄精寒嗽，壮元气，益阳事，通声。甄权。

补五劳七伤[8]。大明。

补髓，治消渴引饮[9]。青霞子。

[注释]

[1] 咳逆上气：中医病证名。咳逆：咳嗽的一种。因气逆而作咳。上气：即肺气上逆之意。 [2] 通百节：疏通全身关节。百节，全身关节的泛称。 [3] 利九窍：中医术语。通利九窍。九窍为人体部位名，即头部七窍及前、后二阴。 [4] 脚弱：中医病证名。即脚气。以腿脚麻木、酸痛、软弱，或挛急、肿胀，或枯萎等为主要表现的疾病。 [5] 下焦：中医人体部位名。是

三焦之下部，指腹腔脐以下部位。 [6] 强阴：此处指壮阳。阴，此谓男子阴器。 [7] 好颜色：使面色好。 [8] 五劳七伤：泛指各种疾病和致病因素。五劳即五劳所伤，久视伤血、久卧伤气、久坐伤肉、久立伤骨、久行伤筋。七伤，大饱伤脾、大怒气逆伤肝、强力举重久坐湿地伤肾、形寒饮冷伤肺、形劳意损伤神、风雨寒暑伤形、恐惧不节伤志。 [9] 消渴引饮：中医病证名。消渴引饮为消渴三消之上消，症状以多饮为主。

【发明】[慎微曰] 柳宗元《与崔连州书》云[1]：“草木之生也依于土，有居山之阴阳，或近木，或附石，其性移焉。况石钟乳直产于石，石之精粗疏密，寻尺特异[2]，而穴之上下，土之厚薄，石之高下不可知；则其依而产者，固不一性。然由其精密而出者，则油然而清，炯然而辉[3]，其窍滑以夷[4]，其肌廉以微[5]，食之使人荣华温柔，其气宣流，生胃通肠，寿考康宁[6]。其粗疏而下者，则奔突结涩[7]，乍大乍小[8]，色如枯骨，或类死灰，奄悴不发[9]，丛齿积颣[10]，重浊顽璞[11]，食之使人偃蹇壅郁[12]，泄火生风，戟喉痒肺[13]，幽关不聪[14]，心烦喜怒，肝举气刚[15]，不能平和。故君子慎取其色之美，而不必惟土之信，以求其至精，凡为此也。”

[震亨曰] 石钟乳为慓悍之剂[16]。《内经》云：“石药之气悍。”仁哉言也[17]。凡药气之偏者，可用于暂而不可

久，夫石药又偏之甚者也。自唐时太平日久，膏粱之家惑于方士服食致长生之说[18]，以石药体厚气厚，习以成俗，迨宋至今，犹未已也。斯民何辜，受此气悍之祸而莫之能救，哀哉！本草赞其久服延年之功，柳子厚又从而述美之[19]，予不得不深言也[20]。

[时珍曰]石钟乳乃阳明经气分药也[21]，其气慓疾，令阳气暴充，饮食倍进，而形体壮盛。昧者得此自庆[22]，益肆淫泆[23]，精气暗损，石气独存，孤阳愈炽。久之营卫不从，发为淋渴，变为痈疽，是果乳石之过耶？抑人之自取耶？凡人阳明气衰，用此合诸药以救其衰，疾平则止，夫何不可？五谷五肉久嗜不已，犹有偏绝之弊，况石药乎？《种树书》云[24]：“凡果树，作穴纳钟乳末少许固密，则子多而味美。纳少许于老树根皮间，则树复茂。”信然，则钟乳益气、令人有子之说，亦可类推。但恐嗜欲者未获其福，而先受其祸也。然有禀赋异常之人，又不可执一而论。张杲《医说》载[25]：武帅雷世贤多侍妾，常饵砂、母、钟乳，日夜煎炼，以济其欲。其妾父苦寒泄不嗜食，求丹十粒服之，即觉脐腹如火，少焉热狂，投井中，救出遍身发紫泡，数日而死；而世贤服饵千计[26]，了无病恼，异哉！沈括《笔谈》载[27]：“夏英公性豪侈[28]，而禀赋异

“石钟乳为慓悍之剂”，但有些天生异禀之人却能日常服用。这说明不同体质之人用药也要不同。否则就会事与愿违，甚至戕伐性命。不能不慎之又慎。

于人。才睡即身冷而僵如死者，常服仙茅、钟乳、硫黄，莫知纪极[29]。每晨以钟乳粉入粥食之。有小吏窃食，遂发疽死。”此与终身服附子无恙者，同一例也。沈括又云：“医之为术，苟非得之于心[30]，未见能臻其妙也[31]。如服钟乳，当终身忌术，术能动钟乳也。然有药势不能蒸，须要其动而激发者。正如火少，必借风气鼓之而后发；火盛则鼓之反为害。此自然之理也。”凡服诸药，皆宜仿此。又《十便良方》云[32]：“凡服乳人，服乳三日，即三日补之；服乳十日，即十日补之。欲饱食，以牛、羊、獐、鹿等骨煎汁，任意作羹食之。勿食仓米、臭肉，及犯房事。一月后精气满盛，百脉流通，身体觉热，绕脐肉起，此为得力，可稍近房事，不可频数，令药气顿竭，弥更害人，戒之慎之！名之为乳，以其状人之乳也。与神丹相配，与凡石迥殊，故乳称石。”语云：“上士服石服其精，下士服石服其滓。”滓之与精，其力远也。此说虽明快，然须真病命门火衰者宜之，否则当审[33]。

[注释]

[1]《与崔连州书》：崔连州讳简，字子敬，柳宗元之姊夫，先任连州刺史，后改任永州刺史。 [2] 寻尺：很短的距离。寻，长度单位，八尺为寻。 [3] 炯然：形容明亮的样子。 [4] 其窍滑以夷：它的窟窿光滑而平整。窍，窟窿、孔洞。以，连词，同“而”。 [5] 其肌廉以微：它的纹理锐利而细腻。肌，肌理。廉，

锐利。［6］寿考康宁：年高长寿，平安无病。［7］奔突结涩：像是横冲直撞，扭结粗糙。喻形状难看，不平整光滑。结，扭结。涩，不光滑。［8］乍大乍小：或大或小。乍，或。［9］奄悴不发：形容晦暗无光。奄，通“淹”，淹没，引申为布满。悴，憔悴，败坏。不发，不能焕发出光彩。［10］丛齿积纇（lèi）：像杂乱的牙齿，疙里疙瘩。纇，疙瘩、颗粒。［11］顽璞：顽石。璞，本义为没有治理的玉石，此谓石头。［12］偃蹇壅郁：形容人因病困顿不能做事的样子。偃，仰面躺卧。蹇，跛脚。壅郁，阻塞不通。［13］戟喉痒肺：刺激咽喉而发痒。戟，刺激。痒，使动用法。使咽喉受刺激而发痒。肺，此指咽喉。［14］幽关：内心。［15］肝举：肝气上逆。［16］慓悍之剂：犹言猛剂，形容方药的强悍猛烈。［17］仁哉言也：说的好啊。［18］膏粱之家：豪富人家。膏粱：泛指肥美的食物。［19］柳子厚：柳宗元，字子厚。［20］深言：严肃地讨论。［21］阳明经气分药：阳明经气分病证的药物。阳明经，即阳明经证。指外邪入里化热，热与燥相合于胃中，以致消烁津液，出现身热、汗出、口渴引饮、脉洪大等。气分，此处指《金匮要略》中气分病的简称。指寒气乘阳之虚而结于气分之病。［22］昧者：糊涂的人。［23］益肆淫泆（yì）：更加放肆地恣纵逸乐。淫泆，恣纵逸乐。［24］《种树书》：元末明初吴县（今属江苏）人俞宗木（一作贞木）编撰。上卷逐月记载十二个月农事，中卷记述豆、麦、桑、竹、木的种植法，下卷记述花、果、菜的种植法。名为种树，实际上还介绍了多种农作物的种植方法。［25］张杲：1149—1227，字季明，新安（今安徽歙县）人。南宋医家。张杲出生于名医世家，少承家学，著有《医说》十卷，记载了宋以前名医一百一十六人的医学传记，论述涉及面广，内容丰富。［26］服饵：古代养生术语。指通过服食特殊药物（丹药和草木药）以养生。［27］沈括：

1031—1095，字存中，号梦溪丈人，浙江杭州钱塘县人，北宋官吏。著有《梦溪笔谈》等多种著作，医药著作有《良方》。后人将其和苏轼的验方集合编为《苏沈良方》一书。 [28] 夏英公：即夏竦（985—1051），字子乔，别称夏文庄、夏英公、夏郑公。德安县（今属江西）人。北宋副宰相。 [29] 莫知纪极：无法知道底限。纪极，终极、限度。 [30] 苟非：假如不是。 [31] 臻（zhēn）：达到。 [32]《十便良方》：南宋郭坦（履道）撰写。以孙稽仲《大衍方》为基础，又遍搜方书，附益而成。具有用药少、取用方便等“十便”，故名。 [33] 审：详究、考察。

【附方】新十一。

李补阙《服乳法》：主五劳七伤，咳逆上气，治寒嗽，通音声，明目益精，安五脏，通百节，利九窍，下乳汁，益气补虚损，疗脚弱疼冷，下焦伤竭，强阴，久服延年益寿不老，令人有子。取韶州钟乳，无问厚薄，但颜色明净光泽者，即堪入炼；惟黄、赤二色，不任用。置于金银器中，大铛着水[1]，沉器煮之[2]，令如鱼眼沸[3]，水减即添。乳少，三日三夜；乳多，七日七夜。候干，色变黄白即熟。如疑生，更煮满十日最佳。取出去水，更以清水煮半日，其水色清不变即止，乳无毒矣。入瓷钵中，玉槌着水研之。觉干涩，即添水，常令如稀米泔状。研至四五日，揩之光腻，如书中白鱼[4]，便以水洗之，不随水落者即熟，落者更研，乃澄取曝干。每用一钱半，温酒空腹调下，兼和丸散用。其煮乳黄浊水，切勿服。服之损人咽喉，伤肺，令人头痛，或下利不止。其有犯者，但食猪肉解之。 孙真人《千金方》

钟乳煎治风虚劳损，腰脚无力，补益强壮：用钟乳粉炼成者三两，以夹练袋盛之[5]，牛乳一大升，煎减三之一，去袋饮乳，分二服，日一作。不吐不利，虚冷人微溏无苦[6]。一袋可煮三十度，即力尽，别作袋。每煎讫，须濯净[7]，令通气。其滓和面喂鸡，生子食之[8]。此崔尚书方也。 孙真人《千金翼》

钟乳酒：安五脏，通百节，利九窍，主风虚，补下焦，益精明目。钟乳炼成粉五两，以夹练袋盛之，清酒六升，瓶封，汤内煮减三之二，取出添满，封七日，日饮三合。忌房事、葱、豉、生食、硬食。《外台秘要》

钟乳丸：治丈夫衰老，阳绝肢冷[9]，少气减食，腰疼脚痹，下气消食，和中长肌。钟乳粉二两，菟丝子（酒浸焙）、石斛各一两，吴茱萸（汤泡七次，炒）半两。为末，炼蜜和丸梧子大。每服七丸，空心温酒或米汤下，日二服。服讫行数百步，觉胸口热，稍定即食干饭豆酱。忌食粗臭恶食，及闻尸秽等气。初服七日，勿

为阳事，过七日乃可行，不宜伤多。服过半剂，觉有功，乃续服。此曹公卓方也。《和剂局方》

元气虚寒：方见阳起石下。

一切劳嗽[10]**，胸膈痞满，焚香透膈散**：用鹅管石、雄黄、佛耳草、款冬花等分。为末。每用一钱，安香炉上焚之，以筒吹烟入喉中，日二次。《宣明方》

肺虚喘急，连绵不息：生钟乳粉（光明者）五钱，蜡三两（化和）。饭甑内蒸熟[11]，研丸梧子大。每温水下一丸。《圣济录》

吐血损肺：炼成钟乳粉，每服二钱，糯米汤下，立止。《十便良方》

大肠冷滑不止：钟乳粉一两，肉豆寇（煨）半两。为末，煮枣肉丸梧子大。每服七十丸，空心米饮下。《济生方》

乳汁不通，气少血衰，脉涩不行，故乳少也：炼成钟乳粉二钱，浓煎漏芦汤调下。 或与通草等分为末，米饮服方寸匕，日三次。《千金方》

精滑不禁，大腑溏泄[12]**，手足厥冷**。方见阳起石下。

本书未选用阳起石，原方如下：元气虚寒，精滑不禁，大腑溏泄，手足厥冷。阳起石（煅研）、钟乳粉各等分，酒煮附子末同面糊丸梧子大，每空心米饮服五十丸，以愈为度。（《济生方》）下面“精滑不禁，大腑溏泄，手足厥冷”方亦此。

[注释]

[1] 铛（chēng）：温器，似锅，三足。 [2] 沉器煮之：查《外台秘要》原文为“沉金银器于铛中用火煎之”。 [3] 鱼眼沸：中药煎药术语，指煎药时水中冒出的泡泡和鱼眼相仿。 [4] 书中白鱼：即衣鱼。又称剪刀虫、蠹鱼、壁鱼、燕尾虫等，是一类较原始的无翅小型昆虫。该虫不仅是衣物的蛀虫，也是蛀蚀图书的害虫。 [5] 夹练袋：一种夹丝绢袋。 [6] 微溏（táng）：轻度腹泻。溏，大便稀。 [7] 须濯（zhuó）净：须（把练袋）洗净。濯，洗。 [8] 子：鸡蛋。 [9] 阳绝：中医病证名。即阳气衰竭。是比较危重的状况。 [10] 劳嗽：中医病名。因久嗽成劳或劳极伤肺所致者。 [11] 甑（zèng）：古代蒸饭的一种瓦器。底部有许多透蒸气的孔格，置于鬲上蒸煮。 [12] 大腑：大肠。

[点评]

李时珍针对盲目服用钟乳石的“昧者”进行了有力的抨击，提出“是果乳石之过耶？抑人之自取耶？”，针砭时弊，指出连普通食物偏嗜尚且易招疾病，更何况是金石矿物，“五谷五肉久嗜不已，犹有偏绝之弊，况石药乎？”可谓是振聋发聩。但也是以科学的态度提出“凡人阳明气衰，用此合诸药以救其衰，疾平则止，夫何不可？”。如今随着经济水平提高，不少人热衷于吃人参、鹿茸等保健品，且不论是否真虚，对症与否，甚至吃多更好，时珍于五百年前的提醒看来至今有用。

根据现代研究表明，石钟乳有多种治疗功能，但目前还存在多种问题无法解决。首先是资源问题，石钟乳是漫长的地质过程中形成的不可再生的资源。石钟乳不仅可药用，还有很大的观赏价值，如果大量开发，会对环境造成严重破坏。其次是药理及有效成分研究问题，至今人们对其治各种病证的有效成分和其药理尚缺乏足够的研究。最后是质量及鉴定问题，当今市场上矿物药种类多，现行矿物药质量标准不完善，检侧仪器和手段较少。掺假、造假现象尚未能完全杜绝。

草部[1]

李时珍曰：天造地化而草木生焉。刚交于柔而成根荄[2]，柔交于刚而成枝干。叶萼属阳，华实属阴。由是草中有木，木中有草。得气之粹者为良，得气之戾者为毒。故有五形焉，金、木、水、火、土。五气焉，香、臭、臊、腥、膻。五色焉，青、赤、黄、白、黑。五味焉，酸、苦、甘、辛、咸。五性焉，寒、热、温、凉、平。五用焉，升、降、浮、沉、中。炎农尝而辨之，轩岐述而著之，汉、魏、唐、宋，明贤良医代有增益。但三品虽存，淄渑交混[3]，诸条重出，泾渭不分[4]。苟不察其精微，审其善恶，其何以权七方、衡十剂而寄死生耶？于是剪繁去复，绳缪补遗[5]，析族区类，振纲分目[6]。除谷、菜外，凡得草属之可供医药者六百一十一种，分为十类：曰山，曰芳，曰隰[7]，曰毒，曰蔓，曰水，曰石，曰苔，曰杂，曰有名未用。

[注释]

[1] 草部：出《本草纲目》第十二卷卷首。 [2] 荄（gāi）：草根。 [3] 淄渑（zī shéng）：淄水和渑水的并称，皆在今山东省。相传二水味各不同，混合之则难以辨别。比喻性质截然不同的两种事物。 [4] 泾渭（jīng wèi）：指泾水和渭水，皆在陕西。意同上文“淄渑”。 [5] 绳缪：绳愆纠缪的省称。改正过失，纠正错误。绳，纠正；缪，错误。 [6] 振纲：振领提纲，提纲挈领。振，举动、挥动。 [7] 隰（xí）：低湿的地方。

[点评]

韩保昇《蜀本草》云：“按药有玉石、草木、虫兽，直云本草者，为诸药中草类最多也。”草部不仅在《本草纲目》中，在整个中药中也是占有压倒多数的部类。对于“草”的现代认识是指对高等植物中除了树木、庄稼、蔬菜以外的茎干柔软的植物的统称。李时珍的草部与此不完全对等。根据李时珍的分类把草部分成了十部：山草、芳草、隰草、毒草、蔓草、水草、石草、苔草、杂草和有名未用，其分类不是严格意义的逻辑分类，划分标准不完全统一。其中山草、隰草、水草、石草是按生长环境分类的，山草生长在山岭坡地，隰草生长在低洼湿地，水草生长在江河湖汉，石草生长在悬崖岩石。芳草一般具有芳香气味。毒草多有毒性。蔓草既包括草本的，也有木质的，都是不能直立，攀援生长或匍匐生长。苔草多属于低等植物，如苔藓、地衣、藻类等。杂草和有名未用都是无法归入以上八类的植物，其中有名未用是只知其名不知其实，其用更无从谈起的植物。记载有名未用的传统来自陶弘景的《本草经集注》，记载的是当时已经无法辨识的种类，作者把它记录下来的目的是为后世博识的人能够辨识。而实际上《本草纲目》已经对《本草经集注》中的某些有名未用药物进行了辨识。

甘草，《药典》规定来源为豆科植物甘草、胀果甘草或光果甘草。历代所用主流应该是甘草这一个种，胀果、光果是近代才开始用。

甘草被众多医家称为“国老”，起着调和平衡诸药，缓解过猛药性、解除药物毒性的作用。虽然甘草在众多中药中并不起眼，但是历代医家都很重视甘草的运用，“十方九草”，中医临床常用的数百种中药，使用频率最高的就是甘草。这体现出中医文化的“和”的思维哲学。

甘草[1]《本经》上品

【释名】蜜甘《别录》、蜜草《别录》、美草《别录》、蕗草[2]《别录》、灵通《记事珠》、国老[3]《别录》。

[弘景曰]此草最为众药之主，经方少有不用者，犹如香中有沉香也。国老即帝师之称，虽非君而为君所宗，是以能安和草石而解诸毒也。

[甄权曰]诸药中甘草为君，治七十二种乳石毒，解一千二百般草木毒，调和众药有功，故有国老之号。

[注释]

[1]甘草：出自草部第十二卷草之一。现今《药典》规定的

甘草品种为豆科植物甘草、胀果甘草或光果甘草的干燥根和根茎。 [2] 蕗（lù）：甘草的别名。 [3] 国老：国家的元老，古代用以称告老退职的公卿大夫。甘草有调和众药的功能，因而得名。

【集解】[《别录》曰] 甘草生河西川谷积沙山及上郡[1]。二月八月除日采根[2]，曝干，十日成。

[陶弘景曰] 河西上郡，今不复通市[3]。今出蜀汉中，悉从汶山诸夷中来[4]。赤皮断理[5]，看之坚实者，是抱罕草[6]，最佳。抱罕乃西羌地名。亦有火炙干者，理多虚疏。又有如鲤鱼肠者，被刀破，不复好。青州间有而不如[7]。又有紫甘草，细而实，乏时亦可用。

[苏颂曰] 今陕西、河东州郡皆有之[8]。春生青苗，高一二尺，叶如槐叶，七月开紫花似柰冬[9]，结实作角子如毕豆[10]。根长者三四尺，粗细不定，皮赤色，上有横梁，梁下皆细根也。采得去芦头及赤皮[11]，阴干用。今甘草有数种，以坚实断理者为佳。其轻虚纵理及细韧者，不堪，惟货汤家用之[12]。谨按《尔雅》云[13]：“蘦[14]，大苦。”郭璞[15]：“蘦，似地黄。”又《诗·唐风》云：“采苓采苓，首阳之巅”是也。蘦，与苓通用。首阳之山在河东蒲坂县[16]，乃今甘草所生处相近，而先儒所说苗叶与今全

豆科甘草属植物甘草一般称乌拉尔甘草，是古代的主流品种。在古代甘草产地有一个变迁过程，早先集中产于山东、山西、陕西、甘肃，逐步转移到现在的宁夏、内蒙古、新疆。现今主要分布于新疆、内蒙古、宁夏、甘肃、山西朔州野生为主。人工种植甘草主产于新疆、内蒙古、甘肃的河西走廊，陇西的周边，宁夏部分地区。

别，岂种类有不同者乎？

[李时珍曰]按：沈括《笔谈》云：《本草注》引《尔雅》“蘦大苦”之注为甘草者，非矣。郭璞之注乃黄药也，其味极苦，故谓之大苦，非甘草也。甘草枝叶悉如槐，高五六尺，但叶端微尖而糙涩，似有白毛，结角如相思角，作一本生[17]，至熟时角折[18]，子扁如小豆，极坚，齿啮不破[19]，今出河东西界。寇氏《衍义》亦取此说，而不言大苦非甘草也。以理度之[20]，郭说形状殊不相类，沈说近之。今人惟以大径寸而结紧断纹者为佳，谓之粉草；其轻虚细小者，皆不及之。刘绩《霏雪录》[21]，言安南甘草大者如柱[22]，土人以架屋，不识果然否也？

[注释]

[1] 甘草生河西川谷积沙山及上郡：甘草生长在河西走廊狭长的积沙山及上郡一带。河西：又称河西走廊，今甘肃敦煌、武威所辖地区。积沙山：即今甘肃临夏县积石山。上郡：古代郡名。为秦初三十六郡之一，一说指扶施，一说指绥德，无论哪一说，位置均在今陕西榆林、延安所辖地区。 [2] 除日：旧时指黄道吉日中的一个日子。 [3] 通市：开放贸易往来市场。 [4] 汶山：今四川西北部之岷山。 [5] 断理：纹理断裂。 [6] 抱罕草：甘草的一种，出自西羌抱罕地方。抱罕：古地名，在今甘肃临夏东北。 [7] 青州：今属山东。 [8] 河东：在古代指山西西南部，位于秦晋大峡谷中黄河段乾坤湾，壶口瀑布及禹门口（古

龙门）至鹳雀楼以东的地区。黄河由北向南流经山西省的西南境，因在黄河以东，故称。 [9] 柰冬：即忍冬。忍冬科忍冬属多年生半常绿缠绕灌木。带叶的茎枝名忍冬藤，供药用。其花即金银花。 [10] 毕豆：即豌豆。 [11] 芦头：指根类药材近地面处残留的根茎凸起部分。 [12] 货汤家：售卖饮料的人。汤：饮料、汤点。 [13]《尔雅》：我国第一部词典。约成书于战国至西汉年间。是以雅正之言解释古汉语词、方言词，使之近于规范的著作。 [14] 蘦（lìng）：甘草。 [15] 郭璞：276—324，字景纯，河东郡闻喜县（今属山西）人。两晋官员、学者。曾为《尔雅》等多部经典作注，传于世。 [16] 首阳之山在河东蒲坂县：我国古代有数座首阳山，李时珍所说的是今山西永济市南的首阳山。蒲坂县：古地名，在今山西永济市蒲州老城东南。 [17] 一本：一根。本：草的茎。 [18] 角拆：（甘草的）果实裂开。同"坼"，裂开、绽开。 [19] 齿啮（niè）：用牙齿咬。 [20] 以理度（duó）之：按道理考虑它。 [21] 刘绩：一作镏绩，字孟熙，人称西江先生。明代山阴（今浙江绍兴）人。通经学，隐居不仕，教授乡里为生。以诗为长。有笔记《霏雪录》，今存。该书主要记录先世传闻等，内容较为庞杂。作者曾与元末诸老交游，其论述、心得颇有依据。 [22] 安南：越南古称。得名于唐代的安南都护府。

根

【修治】[雷敩曰] 凡使须去头尾尖处，其头尾吐人。每用切长三寸，擘作六七片[1]，入瓷器中盛，用酒浸蒸，从巳至午[2]，取出曝干，剉细用[3]。一法：每斤用酥七两涂炙，酥尽为度。又法：先炮令内外赤黄用。

[时珍曰] 方书炙甘草皆用长流水蘸湿炙之[4]，至熟刮去赤皮，或用浆水炙熟[5]，未有酥炙、酒蒸者[6]。大抵补中宜炙用，泻火宜生用。

【气味】甘，平，无毒。

[寇宗奭曰] 生则微凉，味不佳；炙则温。

[王好古曰] 气薄味厚，升而浮，阳也。入足太阴、厥阴、少阴经。

[时珍曰] 通入手足十二经[7]。

[徐之才曰] 术、苦参、干漆为之使，恶远志，反大戟[8]、芫花、甘遂、海藻。

[权曰] 忌猪肉。

[时珍曰] 甘草与藻、戟、遂、芫四物相反，而胡洽居士治痰澼[9]，以十枣汤加甘草、大黄，乃是痰在膈上，欲令通泄，以拔去病根也。东垣李杲治项下结核[10]，消肿溃坚汤加海藻。丹溪朱震亨治劳瘵[11]，莲心饮用芫花。二方俱有甘草，皆本胡居士之意也。故陶弘景言古方亦有相恶相反者[12]，乃不为害。非妙达精微者，不知此理。

中药配伍禁忌是指临床组方用药时，相反相畏等禁忌药物不宜合用。配伍不当，常会导致副作用增强，或毒性作用增强的现象。但是如李时珍指出的历代方书中“十八反”同方配伍的记载并不稀少，从汉代医圣张

［注释］

[1] 擘（bò）：药物加工方法之一。将药物擘破，使它容易煎出药味。 [2] 从巳至午：古人将一日分为十二辰，以十二地支标记。每一时辰相当今二小时。从巳至午即自九点至十三点。 [3] 剉（cuò）：中药炮制术语，铡切（药材）。 [4] 方书炙（zhì）甘草皆用长流水蘸湿炙之：古代炮制甘草，是用长流水浸湿，然后炙烤。长流水：古代中药煎水用水之一，要求源远流长历经险阻流向东方之河水。炙：中药炮制法之一。把药材放置火上烤黄、炒黄或与液汁辅料拌润翻炒至一定标准的炮制方法。 [5] 浆水：中药之一。即酸浆。为用粟米加工，经发酵而成的白色浆液。 [6] 酥炙、酒蒸：皆为中药炮制方法。酥炙：即酥油制。将净制或切制后的药物，加入定量的酥油，共同加热处理的方法。酒蒸：系将净制后的药物，加入定量黄酒拌匀闷润，置容器中以蒸汽加热的炮制方法。 [7] 手足十二经：是人体运行气血的主要通道，也是经络系统的主体，按循行顺序手太阴肺经、手阳明大肠经、足阳明胃经、足太阴脾经、手少阴心经、手太阳小肠经、足太阳膀胱经、足少阴肾经、手厥阴心包经、手少阳三焦经、足少阳胆经、足厥阴肝经。 [8] 反：相反。中药学术语，系药物七情之一。指两种药物合用，可能产生毒性或副作用。 [9] 胡洽居士：一作胡道洽。南朝宋医家。广陵（今江苏江都）人。精于医理，毕生以拯救为事，以医术知名。撰《胡洽百病方》二卷，已佚。痰澼：中医病名。指因胃中虚寒引起的口淡作呕、涎唾多等为主症的疾病。 [10] 李杲：1180—1251，字明之，真定（今河北正定）人，晚年自号东垣老人。他是中国医学史上“金元四大家”之一，是中医“脾胃学说”的创始人。项下结核：即瘰疬。又称老鼠疮，生于颈部的一种感染性外科疾病。在颈部皮肉间可扪及大小不等的核块，互相串连，其中小者称

仲景的《金匮要略》，到金元四大家张从正、李东垣的著作中，都可以看到“十八反”临床应用的身影。甘草与反药的同方使用并不少见，可以发现这种现象主要用在病机复杂的沉疴痼疾方面，如甘草与海藻配伍治疗瘿瘤、乳癖。甘草与甘遂、大戟、芫花等配伍，用于治疗痰喘咳嗽。甘草与海藻、甘遂、大戟、芫花共同配伍则用于治疗饮证及水肿。有是证，故用是药。只要辨证准确，配伍合理，反药会起到意想不到的疗效。

瘰，大者称疬，统称瘰疬，俗称疬子颈。 [11] 朱震亨：1281—1358，字彦修，又称丹溪。婺州义乌（今浙江义乌）人。元代医家，金元四家之一。“滋阴派”的创始人。劳瘵（zhài）：中医病名。劳病之有传染性者。一作痨瘵。又名传尸劳、劳极、尸注、殗殜（yè dié）、鬼注。 [12] 相恶相反：中医配伍术语。“七情”中的两种。原义一种药物能减弱另一种药物的性能叫做相恶；两种药物同用后会产生强烈的副作用叫做相反。此处相恶与相反同义。

【主治】五脏六腑寒热邪气，坚筋骨，长肌肉，倍气力，金疮尰[1]，解毒。久服轻身延年[2]。 《本经》 尰，音时勇切，肿也。

温中下气，烦满短气[3]，伤脏咳嗽，止渴，通经脉，利血气[4]，解百药毒，为九土之精[5]，安和七十二种石[6]，一千二百种草。 《别录》

主腹中冷痛，治惊痫[7]，除腹胀满，补益五脏，养肾气内伤，令人阴不痿，主妇人血沥腰痛[8]，凡虚而多热者，加用之。 甄权

安魂定魄[9]，补五劳七伤，一切虚损，惊悸烦闷健忘，通九窍，利百脉，益精养气，壮筋骨。 大明

生用泻火热，熟用散表寒，去咽痛，除邪热，缓正气，养阴血，补脾胃，润肺。 李杲

吐肺痿之脓血[10]，消五发之疮疽[11]。 好古

解小儿胎毒惊痫[12]，降火止痛。 时珍

［注释］

[1] 金疮尰（zhǒng）：因刀箭外伤引起的疮肿。金疮，中医指刀箭等金属器械造成的伤口。尰：足肿病。此泛指肿。 [2] 轻身延年：道教用语。轻身：道教谓使身体轻健而能轻举。 [3] 烦满：中医病证名。指心烦胸中闷满。 [4] 利血气：中医治法名。即通利血脉。促进血行，消散瘀血。 [5] 九土之精：犹言大地之宝。九土：九州的土地，泛指大地。 [6]“七十二种石”二句：犹言所有药物。七十二种、一千二百种，极言其多。石、草，皆指药物。 [7] 惊痫：指因受惊而得的痫病。即指小儿惊风。 [8] 血沥：中医病名。即崩漏。是月经的周期、经期、经量发生严重失常的病证。 [9] 安魂定魄：中医治法名词。使人精神安定。魂、魄：人的灵气、精神。指的是使人心安定。 [10] 肺痿：中医病名。是指肺叶痿弱不用，临床以咳吐浊唾涎沫为症状，为肺脏的慢性虚损性疾患。 [11] 五发之疮疽：泛指各种中医外科疮疡疾病。五发：五病所发的简称，五脏之病各有其发生的部位和时间，即阴病发于骨，阳病发于血，阴病发于肉，阳病发于冬，阴病发于夏。疮疽：疮疡痈疽。 [12] 胎毒：中医病名。指婴儿在胎妊期间禀受母体之热毒，出生后造成疮疹诸病。临床表现为婴幼儿疮疖、疥癣、痘疹等。

稍[1]

【主治】生用治胸中积热，去茎中痛[2]，加

酒煮玄胡索、苦楝子尤妙。 元素

头[3]

【主治】生用能行足厥阴、阳明二经污浊之血[4]，消肿导毒。震亨

主痈肿，宜入吐药。 时珍

[注释]

[1]稍：即甘草稍。是甘草枝条的尾部较细的部分。 [2]茎：阴茎。 [3]头：甘草头，为甘草根茎上端的芦头部分。 [4]足厥阴、阳明二经：即肝经、胃经。

【发明】[震亨曰]甘草味甘，大缓诸火，黄中通理[1]，厚德载物之君子也[2]。欲达下焦，须用稍子。

[杲曰]甘草气薄味厚，可升可降，阴中阳也。阳不足者，补之以甘。甘温能除大热，故生用则气平，补脾胃不足而大泻心火；炙之则气温，补三焦元气而散表寒，除邪热，去咽痛，缓正气，养阴血。凡心火乘脾，腹中急痛，腹皮急缩者，宜倍用之。其性能缓急，而又协和诸药，使之不争。故热药得之缓其热；寒药得之缓其寒；寒热相杂者用之得其平。

[好古曰]五味之用，苦泄辛散，酸收咸敛，甘上行

而发，而《本草》言甘草下气何也？盖甘味主中，有升降浮沉，可上可下，可外可内，有和有缓，有补有泄，居中之道尽矣。张仲景附子理中汤用甘草，恐其僭上也；调胃承气汤用甘草，恐其速下也，皆缓之之意。小柴胡汤有柴胡、黄芩之寒，人参、半夏之温，而用甘草者，则有调和之意。建中汤用甘草，以补中而缓脾急也；凤髓丹用甘草，以缓肾急而生元气也，乃甘补之意。又曰：甘者令人中满；中满者勿食甘，甘缓而壅气，非中满所宜也。凡不满而用炙甘草为之补；若中满而用生甘草为之泻，能引诸药直至满所，甘味入脾，归其所喜，此升降浮沉之理也。《经》云：以甘补之，以甘泻之，以甘缓之，是矣。

[时珍曰] 甘草外赤中黄[3]，色兼坤离；味浓气薄，资全土德。协和群品，有元老之功；普治百邪，得王道之化。赞帝力而人不知，敛神功而己不与，可谓药中之良相也。然中满、呕吐、酒客之病[4]，不喜其甘；而大戟、芫花、甘遂、海藻，与之相反。是亦迂缓不可以救昏昧[5]，而君子尝见嫉于宵人之意欤？

[颂曰] 按：孙思邈《千金方》论云：甘草解百药毒，如汤沃雪[6]。有中乌头、巴豆毒，甘草入腹即定，验如反掌。方称大豆汁解百药毒，予每试之不效，加入甘草为甘

中药使用隐语在古代底层医生中是普遍现象。清赵学敏就有《串雅》内外编，记录了这一现象。“一招鲜吃遍天”，如果泄露了秘方就如同打破了吃饭的家伙。

豆汤，其验乃奇也。又葛洪《肘后备急方》云[7]：席辩刺史尝言[8]：岭南俚人解蛊毒药[9]，并是常用之物，畏人得其法，乃言三百头牛药[10]，或言三百两银药。久与亲狎，乃得其详。凡饮食时，先取炙熟甘草一寸，嚼之咽汁，若中毒随即吐出。仍以炙甘草三两，生姜四两，水六升，煮二升，日三服。或用都淋藤、黄藤二物[11]，酒煎温常服，则毒随大小溲出。又常带甘草数寸，随身备急。若经含甘草而食物不吐者，非毒物也。三百头牛药，即土常山也；三百两银药，即马兜铃藤也，详见各条。

[注释]

[1] 黄中通理：甘草色黄，符合天道。出《周易·坤卦》：“君子黄中通理，正位居体，美在其中，而畅于四支，发于事业，美之至也。” [2] 厚德载物：增厚美德，容载万物，承担重大任务。出《周易·坤卦》：“地势坤，君子以厚德载物。” [3]“甘草外赤中黄”二句：坤、离为八卦的二卦。坤卦为地，地为黄色；离卦为火，火为红色。甘草表皮色赤，内为黄色故谓色兼坤离。 [4] 酒客：嗜酒之人。 [5]“是亦迂缓不可以救昏昧”二句：这两句是总结上两句的，(甘草）性情迟缓是不能解救昏庸（中满、呕吐、酒客）这些疾病的，君子（甘草）却经常被小人（大戟、芫花、甘遂、海藻）嫉恨。 [6] 如汤沃雪：像用热水浇雪。比喻问题极易解决。汤：热水。沃：浇。 [7] 葛洪：284—364，字稚川，自号抱朴子，丹阳句容（今属江苏）人。东晋道士、炼丹家、医家。曾受封为关内侯，后隐居罗浮山炼丹。著有《肘后方》

等。《肘后备急方》，中医方书。简称《肘后方》。摘录《玉函方》可供急救医疗、实用有效的单验方及简要灸法汇编而成。经后代增补名《附广肘后方》。 [8] 席辩：字令言（？—645），隋末寓居东郡。唐官吏，曾任沧州刺史。后受贿处斩，唐太宗召集各州朝集使到刑场观看。 [9] 岭南俚人：是隋唐后北方人对岭南一带土著人的称谓。 [10] “乃言三百头牛药”二句：岭南人所用的药物隐语。即土常山、马兜铃藤。 [11] 都淋藤、黄藤：岭南的两种草药。都淋藤即马兜铃科植物马兜铃的茎叶，即马兜铃藤。别名天仙藤、三百两银、兜铃苗、青木香藤等，有行气活血、利水消肿、解毒的功效。黄藤，为防己科植物黄藤的根茎或叶。别名土常山、土黄连、大黄藤等。有清热解毒、泻火通便之功。

【附方】旧十五，新二十二。

伤寒心悸，脉结代者[1]：甘草二两。水三升，煮一半，服七合。日一服。 《伤寒类要》

伤寒咽痛，少阴证[2]：甘草汤主之。用甘草二两（蜜水炙），水二升，煮一升半，服五合，日二服。 张仲景《伤寒论》

肺热喉痛有痰热者：甘草（炒）二两，桔梗（米泔浸一夜）一两。每服五钱，水一钟半，入阿胶半片，煎服。 钱乙《直诀》

肺痿多涎，肺痿吐涎沫，头眩，小便数而不咳者，肺中冷也，甘草干姜汤温之：甘草（炙）四

肺痿病名，首见于张仲景的《金匮要略》。该书将肺痿列为专篇，对肺痿的症状特点、病因、病机、辨证均做了较为系统的介绍。肺痿，是指肺叶痿弱不用，临床以咳吐浊唾涎沫为症状，为肺脏的慢性虚损性疾患。现今西医诊断某些慢性肺实质性病变如肺纤维化，肺不张、肺硬变等，临床表现肺痿特征者，均可参照肺痿辨证论治。

两，干姜（炮）二两。水三升，煮一升五合，分服。　张仲景《金匮要略》

肺痿久嗽，涕唾多[3]，骨节烦闷[4]，寒热[5]：以甘草三两（炙），捣为末。每日取小便三合，调甘草末一钱，服之。　《广利方》

小儿热嗽：甘草二两，猪胆汁浸五宿，炙，研末，蜜丸绿豆大。食后薄荷汤下十丸。名凉膈丸。《圣惠方》

初生解毒：小儿初生，未可便与朱砂蜜。只以甘草一指节长，炙碎，以水二合，煮取一合，以绵染点儿口中，可为一蚬壳，当吐出胸中恶汁。此后待儿饥渴，更与之。令儿智慧无病，出痘稀少。　王璆《选方》

初生便闭：甘草、枳壳（煨）各一钱。水半盏，煎服。　《全幼心鉴》

小儿撮口发噤[6]：用生甘草二钱半，水一盏，煎六分，温服。令吐痰涎，后以乳汁点儿口中。《金匮玉函》

婴儿目涩，月内目闭不开，或肿羞明，或出血者，名慢肝风[7]：用甘草一截，以猪胆汁炙，为末。每用米泔调少许，灌之。　《幼幼新书》

小儿遗尿：大甘草头煎汤，夜夜服之。　危氏《得效方》

小儿尿血：甘草一两二钱，水六合，煎二合，一岁儿一日服尽。 姚和众《至宝方》

小儿羸瘦[8]：甘草三两，炙焦为末，蜜丸绿豆大。每温水下五丸，日二服。 《金匮玉函》

大人羸瘦：甘草三两（炙）。每旦以小便煮三、四沸，顿服之。良。 《外台秘要》

赤白痢下[9]：崔宣州衍所传方[10]：用甘草一尺，炙，劈破，以淡浆水蘸三二度，又以慢火炙之，后用生姜去皮半两，二味以浆水一升半，煎取八合，服之立效。《梅师方》：用甘草一两（炙），肉豆蔻七个（煨）剉。以水三升，煎一升，分服。

舌肿塞口，不治杀人：甘草，煎浓汤，热漱频吐。 《圣济总录》

太阴口疮[11]：甘草二寸，白矾一粟大，同嚼咽汁。 《保命集》

发背痈疽[12]：崔元亮《海上集验方》云[13]：李北海言，此方乃神授，极奇秘。用甘草三大两[14]（生捣筛末），大麦面九两，和匀，取好酥少许入内，下沸水搜如饼状[15]，方圆大于疮一分[16]，热傅肿上，以绸片及故纸隔，令通风，冷则换之。已成者脓水自出；未成者肿便内消，仍当吃黄芪粥为妙。 又一法：甘草一大两，水炙，捣碎，水一大升浸之，器上横一小刀子，露一宿，平明以物搅令沫出[17]，去沫服之。但是疮肿发背，皆甚效。 苏颂《图经》

诸般痈疽：甘草三两，微炙，切，以酒一斗同浸瓶中，用黑铅一片溶成汁，投酒中取出，如此九度。令病者饮酒至醉，寝后即愈也。《经验方》

一切痈疽诸发，预期服之，能消肿逐毒，使毒不内攻，功效不可具述：用大横纹粉草二斤捶碎，河水浸一宿，揉取浓汁，再以密绢过，银石器内慢火熬成膏，以瓷罐收之。每服一二匙，无灰酒或白汤下[18]。曾服丹药者亦解之，或微利无妨，名国老膏。《外科精要方》

痈疽秘塞：生甘草二钱半，井水煎服，能疏导下恶物。《直指方》

乳痈初起[19]：炙甘草二钱，新水煎服，仍令人咂之。《直指方》

些小痈疖[20]**，发热时**：即用粉草节，晒干为末，热酒服一二钱，连进数服，痈热皆止。《外科精要方》

痘疮烦渴[21]：粉甘草（炙）、栝蒌根等分，水煎服之。甘草能通血脉，发疮痘也。《直指方》

阴下悬痈[22]：生于谷道前后[23]，初发如松子大，渐如莲子，数十日后，赤肿如桃李，成脓即破，破则难愈也。用横文甘草一两，四寸截断，以溪涧长流水一碗，河水、井水不用，以文武火慢慢蘸水炙之[24]，自早至午，令水尽为度，劈开视之，中心水润乃止。细剉，用无灰好酒二小碗，煎至一碗，温服，次日再服，便可保无虞[25]。此药不能急消，过二十日，方得消尽。 兴化守康朝病已破[26]，众医拱手[27]，服此两剂即合口，乃韶州刘从周方也。 李迅《痈疽方》

阴头生疮：蜜煎甘草末，频频涂之，神效。《千金方》

阴下湿痒：甘草，煎汤，日洗三、五度。《古今录验》

代指肿痛[28]：甘草，煎汤渍之。《千金方》

冻疮发裂：甘草，煎汤洗之。次以黄连、黄柏、黄芩末，入轻粉、麻油调敷。《谈野翁方》

汤火灼疮：甘草，煎蜜涂。 李楼《奇方》

蛊毒药毒：甘草节，以真麻油浸之，年久愈妙。每用嚼咽，或水煎服，神妙。《直指方》

小儿中蛊欲死者：甘草半两，水一盏，煎五分，服。当吐出。《金匮玉函》

牛马肉毒：甘草，煮浓汁，饮一、二升，或煎酒服，取吐或下。如渴，不可饮水，饮之即死。《千金方》

饮馔中毒[29]**，未审何物，猝急无药**。只煎甘草荠苨汤，入口便活。《金匮玉函方》

水莨菪毒[30]：菜中有水莨菪，叶圆而光，有毒，误食令人狂乱，状若中风，或作吐。以甘草煮汁服之，即解。《金匮玉函妙方》

[注释]

[1] 脉结代：中医诊断术语。指脉跳动时有间歇，止有定数、即几跳一停者为代脉，多为脏气虚衰所致；脉有间歇，但止无定数者为结脉，多由邪气阻滞脉络所致。 [2] 少阴证：中医病证名。指伤寒六经病变的后期出现的全身阴阳衰惫以阳虚为主的虚寒病证。 [3] 涕唾：鼻涕和唾液。 [4] 骨节烦闷：中医病证名，别称骨节烦疼、支节烦疼。多为风寒外束所致，表现为四肢关节不舒，疼痛，不得屈伸，烦躁。 [5] 寒热：恶寒发热。 [6] 撮口发噤：中医病证名。撮口：又名撮风、唇紧。指小儿口唇肌肉痉挛，口唇收缩成状如鱼口之圆形的表现。发噤：又名口噤。指牙关紧闭，张口困难，口合不开的表现。 [7] 慢肝风：中医病证名。又名婴儿目涩。多因感染污浊风热病邪所引起，临床表现为月子内目闭不开，或肿，羞明，或出血。 [8] 羸（léi）瘦：衰弱消瘦。 [9] 赤白痢下：中医病名。指下痢黏冻脓血、赤白相杂的疾病。赤痢指痢下多血或下纯血者，白痢指便下白色黏冻或脓液者。 [10] 崔宣州衍：崔衍，唐官吏。以孝闻名。在宣州为官时，颇勤俭，府库盈溢。诏加工部尚书。 [11] 太阴口疮：指脾胃蕴

热，上熏于舌的口疮。太阴指足太阴脾经，脾经连舌本，散舌下，故口疮的发生与脾相关。　[12] 发背痈疽：痈疽之生于脊背部位的，统称“发背”，属督脉及足太阳膀胱经，系火毒内蕴所致。分阴证和阳证两类，阳证又叫“发背痈”或叫“背痈”。阴证又叫“发背疽”。　[13] 崔元亮：字晦叔，磁州昭义（今山西霍山）人。唐官吏。元和初，召为监察御史，转驾部员外郎。迁密歙湖三州刺史。后由太常少卿，改谏议大夫。文宗朝迁右散骑常侍，历虢州刺史。卒赠礼部尚书。撰《海上集验方》，已佚。　[14] 大两：唐初进行了度量衡改革，药物剂量没有及时统一，出现了大小秤现象。凡旧制剂量前加一“大”字。　[15] 搜：拌和。　[16] 方圆：面积。　[17] 平明：天亮的时候。　[18] 无灰酒：是不放石灰的酒。古人在酒内加石灰以防酒酸，但能聚痰。所以药用须无灰酒。白汤：白开水。　[19] 乳痈：中医病名。又称奶疖、妬乳、吹乳等。以乳房红肿疼痛，乳汁排出不畅，以致结脓成痈的急性化脓性病证。多发于产后哺乳的产妇，尤其是初产妇更为多见。　[20] 些小：细小，微小。　[21] 痘疮：中医病名。即天花。是由天花病毒感染人引起的一种烈性传染病，痊愈后可获终生免疫。　[22] 阴下悬痈：中医病名。指会阴部脓肿。　[23] 谷道：即肛门。　[24] 文武火：用于烧煮的文火与武火。文火：火力小而弱。武火：火力大而猛。　[25] 无虞（yú）：没有忧患，太平无事。　[26] 兴化：今属江苏。　[27] 拱手：礼貌地表示爱莫能助，另请高明。　[28] 代指：中医病名。又名代甲、糟指。指爪甲部之急性化脓性感染。　[29] 饮馔（zhuàn）中毒：即食物中毒。　[30] 水莨菪：即石龙芮。

[点评]

自张从正《儒门事亲》中提出“十八反”以来，几奉为金科玉律，后世不敢越雷池半步，如今药房司药也是如此。然古往今来，相反药物一起使用者甚多，因此李时珍引陶弘景之说加以批判："故陶弘景言古方亦有相恶相反者，乃不为害。非妙达精微者，不知此理。"现代临床也有报道，相反药物使用部分具有较好疗效，因此为医者也应不囿于"十八反"之说，在确保临床安全的基础上敢于实践。

甘草是使用最广泛的中药材，常以佐使药的身份在方剂中出现。其味甘，性平，具有补脾益气，清热解毒，祛痰止咳，缓急止痛，调和诸药的功效。由于其"能补、能和、能缓"的特点，应用极其广泛，无论时方还是经方，皆可看到其影子。现代药理学研究表明，甘草具有保肝、抗炎、抗菌、抗病毒、镇咳、抗氧化、抗癌、免疫调解和降糖等多种活性，同时作为食品、化妆品、烟草行业的添加剂。古代所用甘草从《神农本草经》起皆为乌拉尔甘草，据王家葵等记载，药材按产地分为东草西草两类，东草指产于内蒙古东部及东北、河北、山西等地者，西草指产于内蒙古西部及新疆、甘肃、陕西、青海等省区者。一般将产于内蒙古伊克昭盟杭锦旗一带者称"梁外草"，产于宁夏巴盟的阿拉善旗者称"王爷地草"，习惯认为梁外草及王爷地草品种最优，为道地药材。

人参[1]《本经》上品

【释名】人蓡[2]音参。或省作蓡、黄参《吴普》、血参《别录》、人衔《本经》、鬼盖《本经》、神草《别录》、土精《别录》、地精《广雅》、海腴、皱面还丹《广雅》。

[时珍曰]人蓡年深，浸渐长成者，根如人形，有神，故谓之人蓡、神草。蓡字，从𡨦[3]，亦浸渐之义。𡨦，即浸字，后世因字文繁，遂以参星之字代之，从简便尔。然承误日久，亦不能变矣，惟张仲景《伤寒论》尚作蓡字[4]。《别录》一名人衔[5]，衔乃蓡字之讹也。其成有阶级，故曰人衔。其草背阳向阴，故曰鬼盖。其在五参，色黄属土，而补脾胃，生阴血，故有黄参、血参之名。得地之精灵，故有土精、地精之名。《广五行记》云[6]：隋文帝时，上党有人宅后每夜闻人呼声[7]，求之不得。去宅一里许，见人参枝叶异常，掘之，入地五尺得人参，一如人体，四肢毕备，呼声遂绝。观此，则土精之名，尤可证也。《礼斗威仪》云[8]："下有人参，上有紫气。"《春秋运斗枢》云[9]："摇光星散而为人参[10]。人君废山渎之利，则摇光不明，人参不生。"观此，则神草之名，又可证矣。

人参，《药典》规定来源为五加科植物人参的干燥根及根茎，多于秋季采挖，洗净经晒干或烘干。栽培的俗称"园参"；播种在山林野生状态下自然生长的称"林下山参"，习称"籽海"。在中国文化中人参是具有标志性的中药，提到中药，人们脑海里第一个涌现的就是人参的形象。

[注释]

[1] 人参：出自草部第十二卷草之一。人参为五加科植物人参的干燥根和根茎。 [2] 蓡（shēn）：古同“参”，人参。 [3] 濅（jìn）：古同“浸”。 [4] 惟张仲景《伤寒论》尚作蓡字：张仲景，名机，字仲景，南阳涅阳（今河南邓州）人。东汉末年医家，被后人尊称为医圣。张仲景广泛收集医方，写出了传世巨著《伤寒杂病论》。该书确立的辨证论治原则，是中医临床的基本原则。据钱超尘老师指出，①李时珍称“参”为借代字，注释称“参”与“蓡”同字。②宋本《伤寒论》皆作“参”，无作“蓡”或“葠”者，惟成无己《注解伤寒论》卷三末《音释》作“人蓡”，云：“下音参。” [5]《别录》：《名医别录》的简称，是秦汉时《神农本草经》之外的药物著作。梁陶弘景撰注《本草经集注》，在收载《神农本草经》同时，又辑入本书。其佚文主要见《证类本草》。 [6]《广五行记》：或为《广古今五行记》，志怪小说集。唐初窦维鋈（wù）扩大隋萧吉尊《五行记》成书，全书三十卷，失传。有部分文字保留在《证类本草》中，被《本草纲目》转载。 [7] 上党：山西省东南部古地名。《释名》曰：“上党，党，所也，召所最高，故曰上党也。”秦置上党郡，据《史记正义》云：“秦上党郡，今泽、潞、仪（即辽州，大约相当于今榆社、左权、和顺、昔阳一带）、沁等四州之地。”当时上党的范围大约东起太行山，西至太岳山，南起王屋山、中条山，北至八赋岭的广袤区域。 [8]《礼斗威仪》：全称为《礼纬·斗威仪》，是汉代无名氏创作的谶纬类典籍。一卷。旧有郑玄、宋均二家注。该书讲帝王五德终始之运，五行五声与政教相配之礼，及日月星辰风物相感之征，以明天人感应之说。 [9]《春秋运斗枢》：汉代无名氏创作的谶纬类典籍。《春秋纬》十四种之一。亦名《春秋纬·运斗枢》，宋均注。宋以后散佚。 [10] 摇光星：北斗七星之一，也称为瑶光、破军星，位于斗

柄的最末端，是北斗七星的第七星名。古代以为象征祥瑞。

【集解】[《别录》曰] 人参生上党山谷及辽东[1]，二月四月八月上旬采根，竹刀刮，曝干，无令见风。根如人形者，有神。

[普曰] 或生邯郸[2]，三月生叶小锐，枝黑茎有毛。三月九月采根。根有手足、面目如人者神。

[弘景曰] 上党在冀州西南[3]，今来者形长而黄[4]，状如防风，多润实而甘。俗乃重百济者[5]，形细而坚白，气味薄于上党者。次用高丽者[6]，高丽地近辽东，形大而虚软，不及百济，并不及上党者。其草一茎直上，四五叶相对生，花紫色。高丽人作《人参赞》云："三桠五叶[7]，背阳向阴。欲来求我，椵树相寻[8]。"椵，音贾，树似桐，甚大，阴广则多生[9]，采作甚有法。今近山亦有，但作之不好。

[恭曰] 人参见用多是高丽、百济者[10]，潞州太行紫团山所出者[11]，谓之紫团参。

[保昇曰] 今沁州、辽州、泽州、箕州、平州、易州、檀州、幽州、妫州、并州并出人参[12]，盖其山皆与太行连亘相接故也。

"三桠五叶，背阳向阴，欲来求我，椵树相寻。"是现在所知最古老的人参诗。"椵树"还被陶弘景作了注，"椵，音贾，树似桐，甚大，阴广则多生，采作甚有法。"这一说法被沿用，唐陆龟蒙《奉和袭美谢友人惠人参》："五叶初成椵树阴，紫团峰外即鸡林。名参鬼盖须难见，材似人形不可寻。"明末清初屈大均《读吴汉槎秋笳集有作》："柳间烹野马，椵下掘人蓡。"诗人沿袭了椵树。本草也是如此。但在东北人参产区的常识却是人参喜阴，忌强光和高温，常常生长在椵树下面。而椵树，是古书传说的一种树，柚子一类，果实大如盂，皮很厚，可以吃，味道不好。显然人参也绝对不可能生长在椵树下。

为什么会出现这样的错误？原来“椵”与“根”两个字极为相似，造成因形致误。陶弘景未到过产区，因而无法辨别，后世之人，多从纸上谈兵，以讹传讹。

[珣曰]新罗国所产者[13]，有手足，状如人形，长尺馀，以杉木夹定，红丝缠饰之。又沙州参[14]，短小不堪用。

[颂曰]今河东诸州及泰山皆有之，又有河北榷场及闽中来者[15]，名新罗人参，俱不及上党者佳。春生苗，多于深山背阴，近椵漆下湿润处。初生小者三四寸许，一桠五叶；四五年后生两桠五叶，未有花茎；至十年后生三桠；年深者生四桠，各五叶。中心生一茎，俗名“百尺杵”。三月四月有花，细小如粟，蕊如丝，紫白色。秋后结子，或七八枚，如大豆，生青熟红，自落。根如人形者神。泰山出者，叶干青，根白，殊别。江淮间出一种土人参，苗长一二尺，叶如匙而小，与桔梗相似，相对生，生五七节。根亦如桔梗而柔，味极甘美。秋生紫花，又带青色。春秋采根，土人或用之。相传欲试上党参，但使二人同走，一含人参，一空口，度走三五里许，其不含人参者必大喘；含者气息自如，其人参乃真也。

[宗奭曰]上党者，根颇纤长，根下垂，有及一尺馀者，或十歧者[16]，其价与银等，稍为难得。土人得一窠[17]，则置板上，以新彩绒饰之。

[嘉谟曰]紫团参，紫大稍扁；百济参，白坚且圆，名白条参，俗名羊角参；辽东参，黄润纤长有须，俗名黄参，

独胜；高丽参，近紫体虚；新罗参，亚黄味薄。肖人形者神；其类鸡腿者，力洪。

[时珍曰]上党，今潞州也。民以人参为地方害，不复采取。今所用者皆是辽参。其高丽、百济、新罗三国，今皆属于朝鲜矣。其参犹来中国互市。亦可收子，于十月下种，如种菜法。秋冬采者坚实；春夏采者虚软，非地产有虚实也。辽参连皮者黄润色如防风；去皮者坚白如粉；伪者皆以沙参、荠苨、桔梗采根造作乱之。沙参体虚无心而味淡；荠苨体虚无心；桔梗体坚有心而味苦；人参体实有心而味甘，微带苦，自有馀味，俗名“金井玉阑”也。其似人形者，谓之孩儿参，尤多赝伪。宋苏颂《图经本草》所绘潞州者，三桠五叶，真人参也；其滁州者，乃沙参之苗叶；沁州、兖州者，皆荠苨之苗叶。其所云江淮土人参者，亦荠苨也。并失之详审。今潞州者尚不可得，则他处者尤不足信矣。近又有薄夫以人参先浸取汁自啜[18]，乃晒干复售，谓之“汤参”，全不任用，不可不察。考月池翁讳言闻[19]，字子郁，衔太医吏目。尝著《人参传》上下卷甚详，不能备录，亦略节要语于下条云耳。

秦汉时，幽州（即今河北北部，辽宁及朝鲜北部等地）、潞州（山西太行山区）为我国人参主要产区。唐代文献记载，人参产潞州、平州、泽州、易州、檀州、箕州、幽州、妫州、太行山一带。皆为今日河北、北京、山西太行山一带，其他古籍亦有类似的记载。有学者考证认为，这些产地出产的是党参而不是今天的五加科人参。多数学者认为虽然今天在山西、河北已经没有野生人参的存在，但不能因此证明这些地方古代不是人参的主产区，明代以后，除了上党人参的过度采挖外，太行山地区森林资源的破坏更是致命原因。

由于华北地区人参的灭绝，东北的辽参才成为主流产品。

[注释]

[1] 辽东：古地名。秦汉至南北朝设辽东郡。辖境相当于今辽宁省大部分。 [2] 邯郸：今属河北。 [3] 冀州：历史上辖区不断变化，东汉末的冀州，其范围至少相当于今河北、北京、天津、辽宁、山西、陕西六个省市全部地区及内蒙一部分地区。南北朝北魏置冀州，治信都，辖长乐、武邑、渤海三郡。 [4] 来者：贩运过来的。 [5] 百济：古国名。公元一世纪中叶至660年朝鲜半岛建立的国家之一，最初占有汉江下游非常狭窄的地区，三世纪末，领土扩展到今全罗南道沿海地区，四世纪以后，占领了今京畿道、忠清南北道、全罗南北道的全部地区和江原道、黄海南北道的部分地区，北面与高句丽、东面与新罗、东南与伽倻接壤，五世纪中叶以后，由汉城（京畿道广州）迁都熊津（忠清南道公州），538年又迁都至泗砒（忠道南道扶馀）。 [6] 高丽：朝鲜半岛古代国家之一。 [7] 椏（yā）：同“丫”。分叉。 [8] 椵（jiǎ）：“椵”为“椴”字之误，从南北朝延续至今。 [9] 阴：原作“附”，因形致误。据《证类本草》改。阴，阳光遮蔽的地方。 [10] 见（xiàn）：古同“现”，现在。 [11] 潞州：古地名，今山西长治。紫团山在长治市壶关县东南六十千米的树掌镇，又名翠微山、抱犊山。紫团山海拔一千五百米，面积约一百五十平方千米。 [12]“今沁州、辽州、泽州、箕州、平州、易州、檀州、幽州、妫州、并州并出人参”二句：现在的太行山山脉的今山西沁源、左权、晋城、太原，河北卢龙、易县、涿鹿，北京密云、大兴等地都出产人参，是因为山脉相连的原因。原文中“辽州”和“箕州”皆指今山西左权，《证类本草》无“辽州”，故疑为衍文。 [13] 新罗国：朝鲜半岛古国之一。 [14] 沙州：古代行政区划，东晋初置时范围较大，辖敦煌、晋昌、高昌三郡和西域都护、戊己校尉、玉门大护军三营，后来只有今甘肃敦煌。 [15] 榷（què）场：宋辽金元各在边境所

设的互市市场。 [16] 歧（qí）：分叉。此为量词，（分出）的枝数。 [17] 窠（kē）：古同“棵”。 [18] 近又有薄夫以人参先浸取汁自啜（chuò）：现有一些刻薄的人先用人参浸泡取汁自己饮用，再晒干出售。薄夫，刻薄的人。啜：饮。 [19]“考月池翁讳言闻”六句：先父李月池名言闻，字子郁。官太医吏目。曾编写《人参传》上下卷，内容详细，不能全部照录，不过节录只言片语在下面的条文中。考，原指父亲，后多指已死的父亲。讳，古时称死去的帝王或尊长的名字。衔，职官。太医吏目，太医院吏目，明、清两代医官名。

【修治】[弘景曰] 人参易蛀蚛[1]，唯纳新器中密封，可经年不坏[2]。

[炳曰] 人参频见风日则易蛀，惟用盛过麻油瓦罐，泡净焙干。入华阴细辛与参相间收之，密封，可留经年。 一法：用淋过灶灰晒干罐收亦可。

[李言闻曰] 人参生时背阳，故不喜见风日。凡生用宜㕮咀[3]；熟用宜隔纸焙之，或醇酒润透㕮咀焙熟用，并忌铁器。

[注释]

[1] 蛀蚛（zhù zhòng）：虫咬，被虫咬坏。 [2] 经年：经过一年或若干年。 [3] 㕮（fǔ）咀：中药炮制术语，犹粉碎。

根

【气味】甘，微寒，无毒。

[《别录》曰] 微温。

[普曰] 神农：小寒；桐君、雷公：苦；黄帝、岐伯：甘，无毒。

[元素曰] 性温，味甘、微苦，气味俱薄，浮而升，阳中之阳也。又曰：阳中微阴。

[之才曰] 茯苓、马蔺为之使[1]，恶溲疏、卤碱[2]，反藜芦。 一云：畏五灵脂[3]，恶皂荚[4]、黑豆，动紫石英[5]。

[元素曰] 人参得升麻引用[6]，补上焦之元气[7]，泻肺中之火；得茯苓引用，补下焦之元气，泻肾中之火。得麦门冬则生脉[8]；得干姜则补气。

[杲曰] 得黄耆、甘草，乃甘温除大热，泻阴火，补元气，又为疮家圣药。

[震亨曰] 人参入手太阴。与藜芦相反，服参一两，入黎芦一钱，其功尽废也。

[言闻曰] 东垣李氏理脾胃，泻阴火，交泰丸内用人参、皂荚，是恶而不恶也[9]。古方疗月闭四物汤加人参、五灵脂[10]，是畏而不畏也。又疗痰在胸膈，以人参、黎芦同用而取涌越，是激其怒性也[11]。此皆精微妙奥，非达权衡者不能知[12]。

[注释]

[1] 茯苓、马蔺为之使：茯苓和马蔺为它的使药。马蔺，鸢尾科植物马蔺的全草。具有清热解毒、利尿通淋、活血消肿的功效。 [2] 溲疏：为虎耳草科植物，有清热利尿、补肾截疟、解毒、接骨功能。卤碱：为盐卤凝结而成的氯化镁等物质的结晶，有治大热、消渴、狂烦，除邪，柔肌肤功能。 [3] 畏五灵脂：畏，相畏，中药配伍术语。系药物七情之一。指药物之间的互相抑制作用。后世常与相恶并论，含有效能受制约之意。五灵脂，中药材名。为鼯鼠科动物橙足鼯鼠和飞鼠等的干燥粪便。有行血止痛功能。 [4] 皂荚：中药名。为豆科植物皂荚的果实或不育果实。前者称皂荚，后者称猪牙皂。具有祛痰止咳，开窍通闭，杀虫散结之功效。 [5] 动紫石英：使紫石英发动。动，使金石药发生副作用。 [6] 引用：中医术语。即引经药的引导作用。中医认为某些药对某些脏腑经络有特殊的亲和作用，因而可以引导其他药物一同进入这些脏腑经络。此句是说，升麻可以引导人参进入（上焦）。 [7] 上焦：中医术语。指三焦之上部，当咽喉至胸膈部分。元气：中医术语。元气是人体最根本、最重要的气，是人体生命活动的原动力。 [8] 生脉：中医术语。增强血脉。 [9] 恶而不恶：人参恶皂荚，而李东垣交泰丸却合用。是利用了中药配伍之间的相互制约，掌握平衡，以配合不同的症状、不同的体质，来达到最佳效果。使本来相恶的药物不产生相恶的作用。下句“畏而不畏”也是同理。 [10] 月闭：妇女闭经。 [11] 疗痰在胸膈，以人参、黎芦同用而取涌越，是激其怒性也：人参和黎芦本来相反，在治疗胸膈痰饮时，利用相反的作用发生呕吐，起到了治疗作用。 [12] 达权衡者：指通晓权衡药性方法的人。

【主治】补五脏，安精神，定魂魄，止惊悸[1]，除邪气[2]，明目，开心益智[3]。久服轻身延年。《本经》

疗肠胃中冷，心腹鼓痛[4]，胸胁逆满[5]，霍乱吐逆[6]，调中[7]，止消渴，通血脉，破坚积[8]，令人不忘。《别录》

主五劳七伤，虚损痰弱，止呕哕[9]，补五脏六腑，保中守神[10]。消胸中痰，治肺痿及痫疾，冷气逆上，伤寒不下食，凡虚而多梦纷纭者加之。甄权

止烦躁，变酸水[11]。李珣

消食开胃，调中治气，杀金石药毒[12]。大明

治肺胃阳气不足，肺气虚促，短气少气，补中缓中，泻心肺脾胃中火邪，止渴生津液。元素

治男妇一切虚证，发热自汗，眩运头痛[13]，反胃吐食，痎疟[14]，滑泻[15]久痢，小便频数淋沥[16]，劳倦内伤[17]，中风中暑，痿痹[18]，吐血、嗽血、下血，血淋[19]、血崩，胎前产后诸病。时珍

[注释]

[1] 惊悸：中医病证名。指气血虚弱，痰饮瘀血阻滞心脉，心失所养，心脉不畅等引起的以惊慌不安、心脏急剧跳动、不能自主为主要症状的一种病证。 [2] 邪气：中医术语。即病邪，简称邪。与正气相对而言，邪气是各种致病因素的统称。 [3] 开心益智：开启心智，增加智慧。 [4] 心腹鼓痛：腹部胀痛如鼓。心，心下，指胃部。 [5] 胸胁逆满：中医症状名。又名胸胁支满、胸胁满、胸胁苦满。指胸及胁肋部支撑胀满不适。逆满，气逆胀满。 [6] 霍乱：中医病名。指起病急骤，卒然发作，上吐下泻，腹痛或不痛为特征的疾病。因其病变起于顷刻之间，挥霍撩乱，故名。 [7] 调中：中医用语。调和中焦脾胃。 [8] 破坚积：破除癥坚积聚。坚积，是指以腹内结块，或痛或胀为主要症状的疾病。 [9] 哕（yuě）：气逆，干呕。 [10] 保中守神：健脾和胃，守护精神。神，精神。古人认为精气神是人身三宝之一。恬淡虚无，真气从之；精神内守，病安从来。 [11] 变酸水：治疗胸中痰饮，吞酸嘈杂。变，改变，引申为治疗。 [12] 杀金石药毒：制伏金石药物副作用，阻止其发动。杀，消减、终止、收束。 [13] 眩运：即眩晕。运，通“晕”。 [14] 痎（jiē）疟：二日一发的疟疾，引申为疟疾的通称。 [15] 滑泻：中医病名。又称滑泄。指泄久气陷下脱，日夜无度，兼饮食减少，手足厥冷或肿胀，形寒气短，消瘦，或发虚热等为常见症的泄泻证候。 [16] 小便频数（shuò）淋沥：中医病名。小便异常的两种疾病。频数又称“尿频”，指小便次数明显增多，甚则一日达数十次的表现。淋沥即“淋证”，指以小便频急短涩、淋沥痛涩，甚或小腹胀满为主证的一类病证。 [17] 劳倦内伤：中医病名。指因过度或长期的劳累疲倦，损伤身体，造成的内伤疾病。 [18] 痿痹：中医病名。又称痿病。系指外感或内伤，使

精血受损，肌肉筋脉失养以致肢体弛缓、软弱无力，甚至日久不用，引起肌肉萎缩或瘫痪的一种病证。 [19] 血淋：中医病名。“五淋”之一，以尿血或尿中夹血为主要证候者。

明代张介宾《景岳全书》里说过一句很有名的治法：“有形之血不能速生，无形之气需当速固。”这是中医治疗的奇妙之处，不是见血虚就补血，而是通过补气方法达到补血的目的。中医学认为血为气之母。大失血患者，往往气亦随血而脱，出现晕厥、虚脱的证候。失血本当补血，但由于补血的效果缓慢，有形之血，难以速生，值此生死存亡之际，就会贻误病机，危及生命。气为无形之质，易补易固，故当投峻补元气之药，如人参等，速培元气。只要元气尚存，生命就不至于丧失。且气能摄血，补气适能止血；气能生血，补

【发明】[弘景曰]人参为药切要，与甘草同功。

[杲曰]人参甘温，能补肺中元气，肺气旺则四脏之气皆旺，精自生而形自盛，肺主诸气故也。张仲景云：“病人汗后身热亡血脉沉迟者[1]、下痢身凉脉微血虚者，并加人参。”古人血脱者益气，盖血不自生，须得生阳气之药乃生，阳生则阴长，血乃旺也。若单用补血药，血无由而生矣。《素问》言：“无阳则阴无以生，无阴则阳无以化。”故补气须用人参，血虚者亦须用之。本草十剂云[2]：“补可去弱，人参、羊肉之属是也。”盖人参补气，羊肉补形，形气者，有无之象也。

[好古曰]洁古老人言[3]：以沙参代人参，取其味甘也。然人参补五脏之阳，沙参补五脏之阴，安得无异？虽云补五脏，亦须各用本脏药相佐使引之。

[言闻曰]人参生用气凉，熟用气温。味甘补阳，微苦补阴。气主生物，本乎天；味主成物，本乎地。气味生成，阴阳之造化也。凉者，高秋清肃之气，天之阴也，其性降；温者，阳春生发之气，天之阳也，其性升。甘者，湿土化

成之味，地之阳也，其性浮；微苦者，火土相生之味，地之阴也，其性沉。人参气味俱薄。气之薄者，生降熟升；味之薄者，生升熟降。如土虚火旺之病，则宜生参，凉薄之气，以泻火而补土，是纯用其气也；脾虚肺怯之病，则宜熟参，甘温之味，以补土而生金，是纯用其味也。东垣以相火乘脾[4]，身热而烦，气高而喘，头痛而渴，脉洪而大者[5]，用黄檗佐人参。孙真人治夏月热伤元气[6]，人汗大泄，欲成痿厥[7]，用生脉散，以泻热火而救金水。君以人参之甘寒，泻火而补元气；臣以麦门冬之苦甘寒，清金而滋水源，佐以五味子之酸温，生肾精而收耗气。此皆补天元之真气[8]，非补热火也。白飞霞云[9]："人参炼膏服，回元气于无何有之乡。"[10]凡病后气虚及肺虚嗽者，并宜之。若气虚有火者，合天门冬膏对服之。

气亦可补血。故临床遇有大失血元气将脱之时，固摄欲脱之气，最为当务之急，亦为临床急救之重要方法。

[注释]

[1] 亡血：中医病证名。统指血液的大量流失。 [2] 本草十剂：此处所引当为《嘉祐本草》所引的十剂内容，李时珍误以为是徐之才所作，今人考证认为是陈藏器《本草拾遗》的内容。 [3] 洁古：张元素，字洁古。金代医家。易州（今河北易县）人。易水学派的开创者。治病不拘泥古方，创“药物归经”及“药性气味厚薄、升降浮沉”理论，著有《珍珠囊》《医学启源》等。 [4] 相火乘脾：李东垣认为相火是下焦包络之火，又

名“阴火”。相火乘脾的病机是脾胃气虚，下流于肾，相火得以乘脾。乘，是五行理论论述中医的方法，指五行中某行对其所克的一行的过度克制。 [5] 脉洪而大：中医诊断术语，指脉体浮大，脉搏来盛去衰，有如波涛般汹涌来势强而有力，之后就逐渐衰减。常见于邪热亢盛之证。 [6] 孙真人：即唐代医家孙思邈。 [7] 痿厥：中医病证名。痿病兼见气血厥逆，以足痿弱不收为主证。 [8] 真气：中医术语。指流动着而看不见且有生命作用的精微物质，是推动脏腑生理活动的动力。 [9] 白飞霞：即韩悉（1441—1522？），又名白自虚，字天爵，号飞霞子，人称白飞霞，四川泸州人。韩氏通易，著有《韩氏医通》等。 [10] 无何有之乡：出自《庄子·逍遥游》。指空无所有的地方。

【正误】[敩曰] 夏月少使人参，发心痃之患[1]。

[好古曰] 人参甘温，补肺之阳，泄肺之阴。肺受寒邪，宜此补之；肺受火邪，则反伤肺，宜以沙参代之。

[王纶曰] 凡酒色过度，损伤肺肾真阴，阴虚火动，劳嗽吐血咳血等证，勿用之。盖人参入手太阴能补火，故肺受火邪者忌之。若误服参耆甘温之剂，则病日增；服之过多，则死不可治。盖甘温助气，气属阳，阳旺则阴愈消；惟宜苦甘寒之药，生血降火。世人不识，往往服参耆为补，而死者多矣。

[言闻曰] 孙真人云：夏月服生脉散、肾沥汤三剂，则百病不生。李东垣亦言生脉散、清暑益气汤，乃三伏泻火

关于人参使用不当会贻误病情，甚至杀人的议论早已有之。而清代徐大椿最为有名。他的《医学源流论》中有一篇“人参论”：“天下之害人者杀其身，未必破其家。破其家未必杀其身。先破人之家，而后杀其身

益金之圣药[2]，而雷敩反谓发心痃之患，非矣。痃乃脐旁积气，非心病也。人参能养正破坚积，岂有发痃之理？观张仲景治腹中寒气上冲，有头足上下痛不可触近，呕不能食者，用大建中汤，可知矣。又海藏王好古言人参补阳泄阴[3]，肺寒宜用，肺热不宜用。节斋王纶因而和之[4]，谓参耆能补肺火，阴虚火动失血诸病，多服必死。二家之说皆偏矣。夫人参能补元阳，生阴血，而泻阴火[5]，东垣李氏之说也明矣。仲景张氏言：亡血血虚者，并加人参；又言：肺寒者去人参，加干姜，无令气壅。丹溪朱氏亦言虚火可补，参耆之属；实火可泻，芩连之属。二家不察三氏之精微，而谓人参补火，谬哉。"夫火与元气不两立"，元气胜则邪火退。人参既补元气而又补邪火，是反复之小人矣，何以与甘草、苓、术谓之四君子耶？虽然，三家之言不可尽废也。惟其语有滞，故守之者泥而执一，遂视人参加蛇蝎，则不可也。凡人面白、面黄、面青黧悴者[6]，皆脾肺肾气不足，可用也；面赤、面黑者，气壮神强，不可用也。脉之浮而芤濡虚大[7]，迟缓无力，沉而迟涩弱细，结代无力者，皆虚而不足，可用也；若弦长紧实、滑数有力者[8]，皆火郁内实，不可用也。洁古谓喘嗽勿用者，痰实气壅之喘也；若肾虚气短喘促者，必用也。仲景谓肺寒而咳勿用者，寒束热邪壅郁在

者，人参也。夫人参用之而当，实能补养元气，拯救危险。然不可谓天下之死人皆能生之也。"俗语说："人参杀人无过，大黄救人无功。"就是讲述这样一个道理，用药必须对证。人参起死回生的例子不少，但也有促其夭亡的。

以下数句分析了一些医家论述的某病某证不可用人参，指出可用必用之处。周详审慎，高超独到，非深稽博考潜心积虑难以做到。

肺之咳也；若自汗恶寒而咳者，必用也。东垣谓久病郁热在肺勿用者，乃火郁于内宜发不宜补也；若肺虚火旺，气短自汗者，必用也。丹溪言诸痛不可骤用者，乃邪气方锐，宜散不宜补也；若里虚吐利及久病胃弱虚痛喜按者，必用也。节斋谓阴虚火旺勿用者，乃血虚火亢能食，脉弦而数，凉之则伤胃，温之则伤肺，不受补者也。若自汗气短，肢寒脉虚者，必用也。如此详审，则人参之可用不可用，思过半矣。

[机曰]节斋王纶之说，本于海藏王好古，但纶又过于矫激。丹溪言虚火可补，须用参耆。又云阴虚潮热[9]，喘嗽吐血，盗汗等证，四物加人参、黄檗、知母。又云好色之人，肺肾受伤，咳嗽不愈，琼玉膏主之。又云肺肾虚极者，独参膏主之。是知阴虚劳瘵之证，未尝不用人参也。节斋，私淑丹溪者也，而乃相反如此。斯言一出，印定后人眼目[10]。凡遇前证，不问病之宜用不宜，辄举以借口。致使良工掣肘[11]，惟求免夫病家之怨。病家亦以此说横之胸中[12]，甘受苦寒，虽至上呕下泄，去死不远，亦不悟也。古今治劳莫过于葛可久[13]，其独参汤、保真汤，何尝废人参而不用耶？节斋之说，诚未之深思也。

[杨起曰]人参功载本草，人所共知。近因病者吝财薄

医[14]，医复算本惜费，不肯用参疗病，以致轻者至重，重者至危。然有肺寒、肺热、中满、血虚四证，只宜散寒、消热、消胀、补营，不用人参，其说近是；殊不知各加人参在内，护持元气，力助群药，其功更捷。若曰气无补法，则谬矣。古方治肺寒以温肺汤，肺热以清肺汤，中满以分消汤[15]，血虚以养营汤，皆有人参在焉。所谓“邪之所辏，其气必虚”。又曰“养正邪自除，阳旺则生阴血”，贵在配合得宜尔。庸医每谓人参不可轻用，诚哉庸也。好生君子，不可轻命薄医，医亦不可计利不用。书此奉勉，幸勿曰迂。

[注释]

[1] 心痃（xuán）：即痃气，两胁弦急，心胁胀痛。李言闻认为，痃非心病，不当称心痃。通称痃癖，属于积聚之症。 [2] 泻火益金：泻心火，补肺金。 [3] 王好古：约1200—1264，字进之，号海藏，元代赵州（今河北赵县）人，曾经与李杲一起学医于张元素，后又从师于李杲。另成一家之说。主要著作有《汤液本草》《阴证略例》《医垒元戎》等。 [4] 王纶：15—16世纪，字汝言，号节斋，明官吏、医家。慈溪（今属浙江）人。著《本草集要》《名医杂著》等。 [5] 阴火：中医术语。指饮食劳倦，喜怒忧思所生之火，属心火。李杲《脾胃论·饮食劳倦所伤始为热中论》：“心火者，阴火也，起于下焦……脾胃气虚，则……阴火乘其土位。” [6] 面青黧（lí）悴：面色晦暗憔悴。黧，黑中带黄的颜色。 [7] “脉之浮而芤（kōu）濡虚大”六句：列举了两

组虚证的脉象。芤：指浮大，按之中空，如按葱管的脉象。主失血、伤阴。 [8]“若弦长紧实、滑数有力者”三句：列举了两组实证的脉象。 [9] 阴虚潮热：中医病证名。又名骨蒸，表示深层熏蒸之意。形容阴虚潮热的热气自里透发而出，故名。 [10] 印定后人眼目：使后人受到束缚。印定：谓固定不变。 [11] 致使良工掣（chè）肘：造成好医生也收到牵制。掣肘，原义指拉着胳膊，比喻有人从旁牵制，工作受干扰。 [12] 横之胸中：心中郁积块垒。横，犹郁积。 [13] 葛可久：1305—1353，名乾孙。平江路（今江苏吴县）人。元医家。治劳损吐血诸证尤富经验，著有《十药神书》。 [14] 吝财薄医：不舍钱物刻薄医生。 [15] 中满：中医病证名。指因饮食停滞所致的脘腹胀满。

【附方】旧九，新六十八。

人参膏：用人参十两细切，以活水二十盏浸透[1]，入银石器内，桑柴火缓缓煎取十盏，滤汁，再以水十盏，煎取五盏，与前汁合煎成膏，瓶收，随病作汤使。丹溪云：“多欲之人，肾气衰惫，咳嗽不止，用生姜、橘皮煎汤，化膏服之。浦江郑兄[2]，五月患痢，又犯房室，忽发昏运，不知人事，手撒目暗，自汗如雨，喉中痰鸣如曳锯声[3]，小便遗失，脉大无伦，此阴亏阳绝之证也。予令急煎大料人参膏，仍与灸气海十八壮，右手能动，再三壮，唇口微动，遂与膏服一盏，半夜后服三盏，眼能动，尽三斤，方能言而索粥[4]，尽五斤而痢止，至十斤而全安，若作风治则误矣。一人背疽，服内托十宣药已，多脓出，作呕，发热，六脉沉数有力，此溃疡所忌也。遂与大料人参膏，入竹沥饮之，参尽一十六斤，竹伐百馀竿而安[5]。后经旬馀，值大风拔木，疮起有脓，中有红线一道，过肩胛，抵右肋。予曰：急作参膏，以芎、归、橘皮作汤，入竹沥、姜汁饮之。尽三斤而疮溃，调理乃安。若痈疽溃后，气血俱虚，呕逆不食，变证不一者[6]，以参、耆、归、术等分，煎膏服之，最妙。"

治中汤：［颂曰］张仲景治胸痹，心中痞坚，留气结胸，胸满，胁下逆气抢心，治中汤主之。即理中汤，人参、术、干姜、甘草各三两。四味以水八升，煮三升，每服一升，日三服，随证加减。此方自晋宋以后至唐名医，治心腹病者，无不用之，或作汤，或蜜丸，或为散，皆有奇效。胡洽居士治霍乱，谓之温中汤。陶隐居《百一方》云[7]："霍乱馀药乃或难求，而治中方、四顺汤、厚朴汤不可暂缺，常须预合自随也。"唐石泉公王方庆云[8]："数方不惟霍乱可医，诸病皆疗也。四顺汤，用人参、甘草、干姜、附子（炮）各二两，水六升，煎二升半，分四服。"

四君子汤：治脾胃气虚，不思饮食，诸病气虚者，以此为主。人参一钱，白术二钱，白茯苓一钱，炙甘草五

分，姜三片，枣一枚。水二钟，煎一钟，食前温服。随证加减。《和剂局方》

[注释]

[1] 活水：是指有水源而常流不断的水。 [2] 浦江：今属浙江。 [3] 曳（yè）锯：拉锯。 [4] 索粥：求取稀饭。 [5] 竹伐百馀竿：制取竹沥用的竹子百馀根。 [6] 变证：中医术语。是指由于治疗、调养失当等因素，使病情变重、变复杂，或不按其本来规律发展而出现异常变化的证候。 [7] 陶隐居：即陶弘景（456—536），字通明，南朝梁时丹阳秣陵（今江苏南京）人，自号华阳隐居。道士、医家、炼丹家。作品有《本草经集注》等。《百一方》，陶弘景整理葛洪《肘后方》，增补录方一百零一首，改名《补阙肘后百一方》。 [8] 王方庆：本名王綝，字方庆（？—702），以字行于世，雍州咸阳（今陕西西安）人，祖籍琅琊临沂，唐代武周时期宰相，博学，熟于朝章，曾获转洛州长史，封石泉县子。卒赠兖州都督，谥贞。又赠吏部尚书。医学著有《药性要诀》《新本草》等，已佚。

开胃化痰，不思饮食，不拘大人小儿：人参（焙）二两，半夏（姜汁浸，焙）五钱。为末，飞罗面作糊，丸绿豆大。食后姜汤下三、五十丸，日三服。《圣惠方》 加陈橘皮五钱。《经验后方》

胃寒气满，不能传化，易饥不能食：人参（末）二钱，生附子（末）半钱，生姜二钱。水七合，煎二

合，鸡子清一枚，打转空心服之。《圣济总录》

脾胃虚弱，不思饮食：生姜半斤（取汁），白蜜十两，人参（末）四两。银锅煎成膏。每米饮调服一匙。《普济方》

胃虚恶心，或呕吐有痰：人参一两。水二盏，煎一盏，入竹沥一杯，姜汁三匙，食远温服[1]，以知为度，老人尤宜。《简便方》

胃寒呕恶，不能腐熟水谷[2]，食即呕吐：人参、丁香、藿香各二钱半，橘皮五钱，生姜三片，水二盏，煎一盏，温服。《拔萃方》

反胃呕吐，饮食入口即吐，困弱无力，垂死者：上党人参三大两（拍破）。水一大升，煮取四合，热服，日再。兼以人参汁，入粟米、鸡子白、薤白，煮粥与啖。 李直方司勋[3]，于汉南患此两月馀[4]，诸方不瘥。遂与此方，当时便定。后十馀日，遂入京师。绛每与名医论此药，难可为俦也[5]。 李绛《兵部手集方》

食入即吐：人参半夏汤用人参一两，半夏一两五钱，生姜十片。水一斗，以杓扬二百四十遍，取三升，入白蜜三合，煮一升半，分服。 张仲景《金匮方》

[注释]

[1] 食远温服：即离开正常吃饭较长时间乘热服药。 [2] 腐熟水谷：中医术语。系胃的主要功能之一。指胃具有将水谷饮食初步消化为食糜的功能。 [3] 李直方：唐德宗朝官左司员外郎，历中书舍人，试太常卿，贞元二十一年（805）自韶州刺史移赣州刺史，迁司勋郎中。司勋：官名。属吏部，掌官员勋级，计算资历。 [4] 汉南：今湖北宜城县。 [5] 俦（chóu）：相比，等同。

霍乱呕恶： 人参二两，水一盏半，煎汁一盏，入鸡子白一枚，再煎温服。 一加丁香[1]。 《卫生家宝方》

霍乱烦闷： 人参五钱，桂心半钱。水二盏，煎服。 《圣惠方》

霍乱吐泻，烦躁不止： 人参二两，橘皮三两，生姜一两。水六升，煮三升，分三服。 《圣济总录》

妊娠吐水，酸心腹痛，不能饮食： 人参、干姜（炮）等分，为末，以生地黄汁和丸梧子大。每服五十丸，米汤下。 《和剂局方》

阳虚气喘，自汗盗汗[2]，气短头运： 人参五钱，熟附子一两。分作四帖，每帖以生姜十片，流水二盏，煎一盏，食远温服。 《济生方》

喘急欲绝，上气鸣息者： 人参末，汤服方寸匕，日五六服效。 《肘后方》

产后发喘，乃血入肺窍，危症也：人参（末）一两，苏木二两。水二碗，煮汁一碗，调参末服，神效。《圣惠方》

产后血运：人参一两，紫苏半两以童尿、酒、水三合，煎服。《医方摘要》

产后不语：人参、石菖蒲、石莲肉等分，每服五钱，水煎服。《妇人良方》

产后诸虚，发热自汗：人参、当归等分。为末，用猪腰子一个，去膜，切小片，以水三升，糯米半合，葱白二茎，煮米熟，取汁一盏，入药煎至八分，食前温服。《永类方》

产后秘塞出血多：以人参、麻子仁、枳壳（麸炒）。为末，炼蜜丸梧子大。每服五十丸，米饮下。《济生方》

横生倒产[3]：人参（末）、乳香（末）各一钱，丹砂（末）五分。研匀，鸡子白一枚，入生姜自然汁三匙，搅匀，冷服，即母子俱安，神效，此施汉卿方也。《妇人良方》

[注释]

[1] 丁香：中药。为桃金娘科植物丁香的干燥花蕾。又称公丁香。有温中降逆，补肾助阳的功效。母丁香指的是丁香的成熟果实，是香料。 [2] 自汗盗汗：中医病名。自汗指由于阴阳失调、腠理不固，而致汗液外泄失常的病证。特点是白昼汗出，动辄尤甚。盗汗指以入睡后汗出异常，醒后汗泄即止为特征的一种病证。 [3] 横生倒产：中医妇产科病名。统称难产。横生指分娩时先露手臂；倒产指分娩时儿足先下。

开心益智：人参（末）一两，炼成獖猪肥肪十两[1]。以淳酒和匀。每服一杯，日再服。服至百日，耳目聪明，骨髓充盈，肌肤润泽，日记千言，兼去风热痰病。《千金方》

闻雷即昏：一小儿七岁，闻雷即昏倒，不知人事，此气怯也[2]。以人参、当归、麦门冬各二两，五味子五钱。水一斗，煎汁五升；再以水三五升，煎滓取汁二升，合煎成膏。每服三匙，白汤化下。服尽一斤，自后闻雷自若矣。 杨起《简便方》

忽喘闷绝：方见大黄下。

离魂异疾[3]：有人卧则觉身外有身，一样无别，但不语。盖人卧则魂归于肝，此由肝虚邪袭，魂不归舍，病名曰“离魂”。用人参、龙齿、赤茯苓各一钱。水一盏，煎半盏，调飞过朱砂末一钱，睡时服。一夜一服，三夜后，

本书未选大黄，查大黄附方原文为：“忽喘闷绝，不能语言，涎流吐逆，牙齿动摇，气出转大，绝而复苏，名伤寒并热霍乱：大黄、人参各半两，水二盏，煎一盏，热服，可安。”（危氏《得效方》）

真者气爽，假者即化矣。　夏子益《怪证奇疾方》

怔忡自汗[4]**，心气不足也：**人参半两，当归半两，用豮猪腰子二个，以水二碗，煮至一碗半，取腰子细切，人参、当归同煎至八分，空心吃腰子，以汁送下。其滓焙干为末，以山药末作糊，丸绿豆大。每服五十丸，食远枣汤下，不过两服即愈。此昆山神济大师方也。　一加乳香二钱。　王璆《百一选方》

心下结气[5]**：**凡心下硬，按之则无，常觉膨满，多食则吐，气引前后，噫呃不除。由思虑过多，气不以时而行则结滞，谓之结气。人参一两，橘皮（去白）四两。为末，炼蜜丸梧子大，每米饮下五六十丸。《圣惠方》

房后困倦[6]**：**人参七钱，陈皮一钱，水一盏半，煎八分，食前温服，日再服，千金不传。　赵永庵方

虚劳发热愚鲁汤：用上党人参、银州柴胡各三钱[7]，大枣一枚，生姜三片。水一钟半，煎七分，食远温服，日再服，以愈为度。《奇效良方》

愚鲁汤原出《内经拾遗》。其附注云："柴也愚，参也鲁，方用柴胡、人参，假此以名汤。"

[注释]

[1] 豮（fén）猪：阉割过的猪。　[2] 气怯：中医病证名。指胆虚气怯而出现虚弱而惊慌的症状。临床表现为气短、心烦、失眠、惊悸不安、口苦、恶心等。　[3] 离魂：古人认为灵魂脱离

躯体的现象。 [4] 怔忡：中医病证名。又名心忪、忪悸等。是指以心跳剧烈，不能自安，而又持续不断为主要表现的心悸。是心悸之重症。 [5] 心下结气：中医症状名。又名心下支结。心下即胃脘部。指患者自觉胃脘部有物支撑结聚而烦闷不舒的表现。 [6] 房后：指男女性交后。 [7] 银州：古地名。今陕西榆林市米脂县、佳县一带的古称。

肺热声哑：人参二两，诃子一两[1]，为末噙咽[2]。《丹溪摘玄》

肺虚久咳：人参（末）二两，鹿角胶（炙，研）一两。每服三钱，用薄荷、豉汤一盏，葱少许，入铫子煎一二沸，倾入盏内。遇咳时，温呷三五口[3]，甚佳。《食疗本草》

止嗽化痰：人参（末）一两，明矾二两。以酽醋二升，熬矾成膏，入参末、炼蜜和收。每以豌豆大一丸，放舌下，其嗽即止，痰自消。《简便方》

小儿喘咳，发热自汗吐红，脉虚无力者：人参、天花粉等分。每服半钱，蜜水调下，以瘥为度。《经济方》

喘咳嗽血，咳喘上气，喘急，嗽血吐血，脉无力者：人参末每服三钱，鸡子清调之，五更初服便睡，去枕仰卧，只一服愈。年深者[4]，再服。咯血者，服尽一两甚好。 一方以乌鸡子水磨千遍，自然化作水，调

药尤妙。 忌醋、咸、腥、酱、面、酢，醉饱，将息乃佳[5]。 沈存中《灵苑方》

咳嗽吐血：人参、黄耆、飞罗面各一两，百合五钱。为末，水丸梧子大。每服五十丸，食前茅根汤下。《朱氏集验方》：用人参、乳香、辰砂等分。为末，乌梅肉和丸弹子大。每白汤化下一丸，日一服。

虚劳吐血甚者：先以十灰散止之，其人必困倦，法当补阳生阴，独参汤主之。好人参一两，肥枣五枚。水二钟，煎一钟服，熟睡一觉，即减五六，继服调理药。 葛可久《十药神书》

吐血下血：因七情所感，酒色内伤，气血妄行，口鼻俱出，心肺脉破，血如涌泉，须臾不救。用人参（焙）、侧柏叶（蒸，焙）、荆芥穗（烧存性）各五钱。为末。用二钱入飞罗面二钱，以新汲水调如稀糊服，少倾再啜，一服立止。 华佗《中藏经》

衄血不止：人参、柳枝（寒食采者）等分，为末。每服一钱，东流水服，日三服。无柳枝，用莲子心。 《圣济总录》

齿缝出血：人参、赤茯苓、麦门冬各二钱。水一钟，煎七分，食前温服，日再。 苏东坡得此，自谓神奇。后生

小子多患此病，予累试之，累如所言。《谈野翁试验方》

阴虚尿血：人参（焙）、黄耆（盐水炙）等分。为末。用红皮大萝卜一枚，切作四片，以蜜二两，将萝卜逐片蘸炙，令干再炙，勿令焦，以蜜尽为度。每用一片，蘸药食之，仍以盐汤送下以瘥为度。《三因方》

沙淋石淋：方同上。

[注释]

[1] 诃子：中药名。为使君子科植物诃子或绒毛诃子的干燥成熟果实。具有涩肠止泻，敛肺止咳，降火利咽之功效。 [2] 噙（qín）咽：含在嘴里慢慢咽下。 [3] 呷（xiā）：小口儿地喝。 [4]“年深者”二句：患病时间长的，服两次。再，两次。 [5] 将息：调养，休息，将养休息。

消渴引饮：人参为末，鸡子清调服一钱，日三四服。《集验》：用人参、栝蒌根等分。生研为末，炼蜜丸梧子大。每服百丸，食前麦门冬汤下，日二服，以愈为度。名玉壶丸。忌酒面炙爆。《郑氏家传》消渴方：人参一两，粉草二两。以雄猪胆汁浸炙，脑子半钱[1]。为末，蜜丸芡子大[2]。每嚼一丸，冷水下。《圣济总录》：用人参一两，葛粉二两。为末。发时以焊猪汤一升[3]，入药三钱，蜜二两，慢火熬至三合，状如黑饧[4]，以瓶收之，每夜以一匙含咽，不过三服，取效也。

虚疟寒热：人参二钱二分，雄黄五钱。为末，端午日用粽尖捣丸梧子大。发日侵晨[5]，井华水吞下七丸[6]，发前再服。忌诸般热物，立效。 一方：加神麹等分。《丹溪纂要》

冷痢厥逆，六脉沉细：人参、大附子各一两半。每服半两，生姜十片，丁香十五粒，粳米一撮。水二盏，煎七分，空心温服。《经验方》

下痢禁口[7]：人参、莲肉各三钱。以井华水二盏，煎一盏，细细呷之。或加姜汁炒黄连三钱。《经验良方》

老人虚痢不止，不能饮食：上党人参一两，鹿角（去皮，炒研）五钱。为末。每服方寸匕[8]，米汤调下，日三服。《十便良方》

伤寒坏证[9]：**凡伤寒时疫**[10]**，不问阴阳，老幼妊妇，误服药饵，困重垂死，脉沉伏，不省人事，七日以后，皆可服之，百不失一。此名夺命散，又名复脉汤。**人参一两，水二钟，紧火煎一钟，以井水浸冷服之，少顷鼻梁有汗出，脉复立瘥。 苏韬光侍郎云：用此救数十人。予作清流宰[11]，县倅申屠行辅之子妇患时疫三十馀日[12]，已成坏病，令服此药而安。 王

璆《百一选方》

伤寒厥逆[13]，身有微热，烦躁，六脉沉细微弱，此阴极发躁也。无忧散：用人参半两。水一钟，煎七分，调牛胆南星末二钱，热服，立苏。《三因方》

夹阴伤寒[14]：先因欲事[15]，后感寒邪，阳衰阴盛，六脉沉伏，小腹绞痛，四肢逆冷，呕吐清水，不假此药，无以回阳。人参、干姜（炮）各一两，生附子一枚（破作八片）。水四升半，煎一升，顿服，脉出身温即愈。 吴绶《伤寒蕴要》

筋骨风痛：人参四两（酒浸三日，晒干），土茯苓一斤，山慈姑一两[16]。为末，炼蜜丸梧子大。每服一百丸，食前米汤下。《经验方》

[注释]

[1] 脑子：樟脑别名。为樟科樟属植物樟的根干枝叶经蒸馏精制而成的颗粒状物。具有通关窍，利滞气，辟秽浊，杀虫止痒，消肿止痛之功效。 [2] 芡子：即芡实。指如芡实大小。 [3] 焊（xún）猪汤：古代祭祀用煮猪肉的水。 [4] 黑饧：用麦芽或谷芽熬成的黑色的饴糖。 [5] 侵晨：天快亮的时候。 [6] 井华水：早晨第一次汲取的井泉水。中医认为此水味甘平无毒，有安神、镇静、清热、助阴等作用。 [7] 下痢禁口：中医病名。即噤口痢。属于痢疾之一。指患痢疾而见饮食不进，食入即吐，或呕不能食者。 [8] 方寸匕：古代量取药末的器具。

其状如刀匕。一方寸匕大小为古代一寸正方，其容量相当于十粒梧桐子大。 [9] 伤寒坏证：中医病名。即伤寒坏病、坏病。指伤寒病经一再误治，使阴阳错杂，证候表现复杂，难以救治的病证。 [10] 时疫：中医病名。即疫、瘟疫。因疠气疫毒从口鼻传入所致。有强烈的传染性。 [11] 作清流宰：主管清流县（知县或县令）。清流，今属福建。宰，主管、主持。 [12] 县倅（cuì）：县的副职（县丞）。倅，副。子妇：儿媳。 [13] 厥逆：中医病证名。指突然昏倒，不省人事，伴四肢逆冷。 [14] 夹阴伤寒：中医病名。指因房劳伤肾，复感风寒而致病。 [15] 欲事：指性行为。 [16] 山慈姑：中药名。为兰科植物杜鹃兰、独蒜兰或云南独蒜兰的干燥假鳞茎。具有清热解毒，消痈散结等功效。

小儿风痫瘛疭[1]：用人参、蛤粉[2]、辰砂等分[3]。为末，以豮猪心血和丸绿豆大[4]。每服五十丸，金银汤下[5]，一日二服，大有神效。《卫生宝鉴》

脾虚慢惊[6]：黄耆汤，见黄耆发明下。

痘疹险证：保元汤，见黄耆发明下。

惊后瞳斜，小儿惊后瞳人不正者：人参、阿胶（糯米炒成珠）各一钱。水一盏，煎七分，温服，日再服。愈乃止，效。《直指方》

小儿脾风多困：人参、冬瓜仁各半两，南星一两。浆水煮过，为末。每用一钱，水半盏，煎二三分，温服。《本事方》

酒毒目盲[7]：一人形实[8]，好饮热酒，忽病目盲而脉涩，此热酒所伤，胃气污浊，血死其中而然。以苏木煎汤[9]，调人参末一钱服。次日鼻及两掌皆紫黑，此滞血行矣。再以四物汤，加苏木、桃仁、红花、陈皮，调人参末服，数日而愈。《丹溪纂要》

酒毒生疽：一妇嗜酒，胸生一疽，脉紧而涩。用酒炒人参、酒炒大黄，等分为末，姜汤服一钱，得睡汗出而愈。效。《丹溪医案》

狗咬风伤肿痛[10]：人参置桑柴炭上烧存性，以碗覆定，少顷为末，掺之，立瘥。《经验后方》

蜈蚣咬伤：嚼人参涂之。《医学集成》

蜂虿螫伤[11]：人参末敷之。《证治要诀》

胁破肠出：急以油抹入，煎人参、枸杞汁淋之，内吃羊肾粥，十日愈。危氏《得效方》

气奔怪疾[12]：方见虎杖[13]。

本书未选用虎杖，其原方如下：气奔怪病，人忽遍身皮底混混如波浪声，痒不可忍，抓之血出不能解，谓之气奔。以苦杖、人参、青盐、白术、细辛各一两。作一服，水煎，细饮尽便愈。（夏子益《奇疾方》）

［注释］

[1] 瘛疭（chì zòng）：中医病名。指手脚痉挛、口眼㖞斜的症状。亦称“抽风”。 [2] 蛤粉：帘蛤科动物文蛤、青蛤等的贝壳，经煅制粉碎后的灰白色粉末，主要成分为氧化钙等。有清热、利湿、化痰、软坚功效。 [3] 辰砂：又称朱砂、丹

砂等，是硫化汞矿物。具镇静、安神和杀菌等功效。以产在辰州（今湖南沅陵等地）的品质最佳而得名。 [4] 豭（jiā）猪：公猪。 [5] 金银汤：中医方剂名。出自《证治宝鉴》。主治伤寒协热自利。由白姜、黄连两味药物组成。 [6] 慢惊：中医病名。即慢惊风。指病势缓慢，以反复抽痉，嗜睡或昏迷为主要表现的惊风。 [7] 酒毒目盲：因酗酒导致的失明。 [8] 形实：身体壮实。 [9] 苏木：中药名。为豆科植物苏木的干燥心材。具有活血祛瘀，消肿止痛的功效。 [10] 狗咬风伤：即狂犬病。 [11] 蜂虿（chài）螫（shì）伤：毒虫或毒蛇咬刺。 [12] 气奔怪疾：查虎杖条，人忽遍身皮底混混如波浪声，痒不可忍，抓之血出不能解，谓之气奔。以苦杖、人参、青盐、白术、细辛各一两。作一服，水煎，细饮尽便愈。 [13] 虎杖：中药名。为蓼科植物虎杖的干燥根茎和根。具有利湿退黄，清热解毒，散瘀止痛，止咳化痰的功效。

[点评]

人参无疑是中国历史上最有故事的一味中药，无论官方记载还是民间传说都不计其数。李时珍之父李言闻编著了我国第一部人参专著《人参传》。李时珍在编写《本草纲目》时转录了该书内容。人们重视人参，是因为它的疗效显著，应用广泛，更因为它的产量稀缺，价格昂贵。

关于古代人参的基原至今仍有争议，如古代上党地区所产人参是五加科还是桔梗科仍然被大家津津乐道，李时珍给出了他的答案："宋苏颂《图经本草》所绘潞州者，三桠五叶，真人参也"，可见在李时珍眼里，五加科的人参是正品，与今天所用一致。而上党地区之所以不再有人参，也给出了解释，即“上党，今潞州也。民以人参为地方害，不复采取。今所用者皆是辽参”，可见至少到了明代中晚期，上党地区已不再产出人参是不争的事实。同时李时珍对于人参药材的鉴别做了详尽的交代，由于古代不同地区将桔梗科多种植物作为人参使用，因此李时珍总结了不同药材之间的区别，将人参性状总结为“金井玉阑”，至今具有应用价值。

李时珍在《本草纲目》中收载运用人参为君药的附方将近七十个，主治内外妇儿各科均有包揽，集解、发明、正误收载了诸家观点，议论纷纭，各抒己见。以《本草纲目》为代表的本草著作对人参进行了全方位的记录，是中药宝库中的瑰宝。

现代研究发现人参中主要有效成分为人参皂苷和人参多糖。人参具有抗休克作用，可使心搏振辐及心率显著增加，能兴奋垂体－肾上腺皮质系统，提高应激反应能力；对高级神经活动的兴奋和抑制过程均有增强作用；能降低血糖；有抗过敏、抗肿瘤等多种作用。在现代临床中仍是常用药物。

黄精，《药典》规定的来源为百合科植物滇黄精、黄精或多花黄。按形状不同，习称“大黄精”“鸡头黄精”“姜形黄精”。

黄精[1]《别录》上品

【校正】并入《拾遗》救穷草。

【释名】黄芝《瑞草经》戊己芝《五符经》、菟

竹《别录》、**鹿竹**《别录》、**仙人馀粮**弘景、**救穷草**《别录》、**米铺**《蒙筌》、**野生姜**《蒙筌》、**重楼**《别录》、**鸡格**《别录》、**龙衔**《广雅》、**垂珠**。

[颂曰]隋时羊公服黄精法云[2]：黄精是芝草之精也[3]，一名葳蕤，一名白及，一名仙人馀粮，一名苟格，一名马箭，一名垂珠，一名菟竹。

[时珍曰]黄精为服食要药[4]，故《别录》列于草部之首，仙家以为芝草之类，以其得坤土之精粹，故谓之黄精。《五符经》云[5]："黄精获天地之淳精，故名为戊己芝。"是此义也。馀粮、救穷，以功名也；鹿竹、菟竹，因叶似竹，而鹿兔食之也。垂珠，以子形也。陈氏《拾遗》救荒草即此也[6]，今并为一。

[嘉谟曰]根如嫩姜，俗名野生姜。九蒸九曝，可以代粮，又名米铺[7]。

黄精是"仙药"之一，自古就是服食常用药。古人诗词中经常见到黄精的踪迹，而这些诗中多有对神仙境界的渴望。如唐护国《题醴陵玉仙观歌》："王乔一去空仙观，白云至今凝不散。星垣松殿几千秋，往往笙歌下天半。瀑布西行过石桥，黄精采根还采苗。路逢一人擎药碗，松花夜雨风吹满。自言家住在东坡，白犬相随邀我过。南山石上有棋局，曾使樵夫烂斧柯。"

[注释]

[1] 黄精：出自草部第十二卷草之一。 [2] 隋时羊公服黄精法云：《列仙传》中有修羊公，说他是魏国人，在华阴山的石室中修行，不吃食物，只吃黄精。李时珍所言可能是此文。"修"亦作"脩"，疑"隋"为"脩"之误，《证类本草》作"隋羊公服黄精法"，《本草纲目》改作"隋时羊公服黄精法"。但《服黄精法》未见。 [3] 芝草：犹言仙草。芝草本义为灵芝，古以为瑞

古代钩吻品种很混乱，称为钩吻的植物有很多。与黄精对称的钩吻最早出现于西晋张华的《博物志》，其引《神农经》："药物有大毒不可入口鼻耳目者，即杀人，凡六物焉，一曰钩吻，似黄情不相连，根苗独生者是也。"又引黄帝问天老："太阳之草名曰黄精，饵而食之，可以长生，太阴之草名曰钩吻，不可食，入口立死。"《本草经集注》具体描写了钩吻的形态："钩吻叶似黄精而茎紫，当心抽花，黄色，初生既极类黄精，故以为杀生之对也。"宋代本草也相继描述。据现代学者考证认为，这种叶似黄精的钩吻为百部科黄精叶钩吻属植物黄

草，服之能成仙。 [4] 服食：道教修炼方式。服用丹药和草木药的养生方法。 [5]《五符经》：《灵宝五符经》之简称，为古道经。葛洪《抱朴子·辨问篇》："《灵宝经》有《正机》《平衡》《飞龟授帙》凡三篇，皆仙术也。" [6] 陈氏《拾遗》：即陈藏器《本草拾遗》。陈藏器（约 687—757），四明（今浙江宁波）人。认为当时在《本草经》以外遗逸尚多，因汇集前人遗漏的药物，撰《本草拾遗》十卷（今佚）。李时珍赞扬"自《本草》以来，一人而已"。 [7] 餔（bū）：申时吃的饭食。

【集解】[《别录》曰] 黄精生山谷。二月采根，阴干。

[弘景曰] 今处处有之。二月始生，一枝多叶，叶状似竹而短。根似萎蕤[1]。萎蕤根如荻根及菖蒲[2]，概节而平直[3]；黄精根如鬼臼、黄连，大节而不平。虽燥，并柔软有脂润。俗方无用此，而为仙经所贵。根、叶、花、实，皆可饵服，酒散随宜，具在断谷方中[4]。其叶乃与钩吻相似，惟茎不紫、花不黄为异，而人多惑之。其类乃殊，遂致死生之反，亦为奇事。

[斅曰] 钩吻真似黄精，只是叶头尖有毛钩子二个，若误服之害人。黄精叶似竹也。

[恭曰] 黄精，肥地生者即大如拳；薄地生者犹如拇指。萎蕤肥根，颇类其小者，肌理形色，大都相似。今以鬼臼[5]、黄连为比，殊无仿佛。黄精叶似柳及龙胆、徐长

卿辈而坚[6]。其钩吻蔓生，叶如柿叶，殊非比类[7]。

[藏器曰]黄精叶偏生不对者名偏精，功用不如正精。正精叶对生。钩吻乃野葛之别名，二物殊不相似，不知陶公凭何说此？

[保昇曰]钩吻，一名野葛，陶说叶似黄精者当是。苏说叶似柿者，当别是一物。

[颂曰]黄精南北皆有，以嵩山、茅山者为佳[8]。三月生苗，高一二尺以来[9]。叶如竹叶而短，两两相对。茎梗柔脆，颇似桃枝，本黄末赤[10]。四月开细青白花，状如小豆花。结子白如黍粒[11]，亦有无子者。根如嫩生姜而黄色，二月采根，蒸过曝干用。今遇八月采，山中人九蒸九曝作果卖，黄黑色而甚甘美。其苗初生时，人多采为菜茹[12]，谓之“笔菜”，味极美。江南人说黄精苗叶稍类钩吻，但钩吻叶头极尖而根细，而苏恭[13]言钩吻蔓生，恐南北所产之异耳。

[时珍曰]黄精野生山中，亦可劈根长二寸，稀种之，一年后极稠，子亦可种。其叶似竹而不尖，或两叶、三叶、四五叶，俱对节而生。其根横行，状如萎蕤，俗采其苗煠熟[14]，淘去苦味食之，名笔管菜。《陈藏器本草》言青粘是萎蕤，见萎蕤发明下。又黄精、钩吻之说，陶弘景、雷

精叶钩吻 *Croomia japonica* Miq. 现在已为稀有种。分布于浙江省西天目山、天台山、安徽省黄山、江西省上饶，福建省建宁、泰宁等处。日本也有分布。

敩、韩保昇皆言二物相似[15]。苏恭、陈藏器皆言不相似。苏颂复设两可之辞。今考《神农本草》《吴普本草》[16]，并言钩吻是野葛，蔓生，其茎如箭，与苏恭之说相合。张华《博物志》云[17]：“昔黄帝问天老曰[18]：天地所生，有食之令人不死者乎？天老曰：太阳之草名黄精，食之可以长生；太阴之草名钩吻，不可食之，入口立死。人信钩吻杀人，不信黄精之益寿，不亦惑乎？”按此但以黄精、钩吻相对待而言，不言其相似也。陶氏因此遂谓二物相似，与神农所说钩吻不合。恐当以苏恭所说为是，而陶、雷所说别一毒物，非钩吻也。历代本草惟陈藏器辨物最精审，尤当信之。馀见钩吻条。

[注释]

[1] 萎蕤（ruí）：即玉竹。中药名。为百合科植物玉竹的干燥根茎。具有养阴润燥，生津止渴之功效。 [2] 荻（dí）：多年生草本植物，生在水边，叶子长形，似芦苇，秋天开紫花。 [3] 概：查《证类本草》作“穊（jì）”。形近之误。穊：稠密。穊节：茎节短密。 [4] 断谷：即“辟谷”。道家养生中的“不食五谷”的一种养生方式。 [5] 鬼臼：中药名。为小檗科植物八角莲的根茎。具有祛痰散结，解毒祛瘀之功效。 [6] 龙胆、徐长卿：两种像黄精的药用植物。龙胆，中药名。龙胆科植物。功能泻肝胆实火，除下焦湿热。徐长卿，中药名。古时包括多种植物。此处可能是竹叶细辛。有祛风，化湿，止痛，止痒的功

效。 [7] 殊非比类：很不相似。殊，副词，很、极。比类，相类、相似。 [8] 嵩山：位于河南省西部登封市。茅山：位于江苏省镇江市句容市。 [9] 以来：以上。 [10] 本黄末赤：根黄色，梢红色。本末，树木的根和梢。 [11] 黍（shǔ）粒：黄米。比小米大，是古代北方黄河流域重要的粮食作物之一。 [12] 茹（rú）：吃。 [13] 苏恭：即苏敬（599—674），宋时因避太祖赵匡胤祖父赵敬之讳，改为苏恭或苏鉴，陈州淮阳（今属河南）人。唐官吏、药学家。曾主持编撰朝廷颁布的《唐本草》。李时珍赞其"颇有增益"。 [14] 煠（zhá）：同"炸"。 [15] 雷敩（xiào）：南朝宋药物学家，以著《雷公炮炙论》三卷著称。其中有的制药法，至今仍被沿用。韩保昇：五代后蜀（今四川）人，后蜀主孟昶在位时奉诏主修《本草》，编成《重广英公本草》，简称《蜀本草》。李时珍称："其图说药物形状，颇详于陶、苏也。" [16]《吴普本草》：又称《吴氏本草》，古代中药学著作。魏吴普约撰于公元三世纪初期，讨论药性寒温五味良毒，最为详悉。李时珍称其"所说性味甚详"。 [17] 张华：232—300，字茂先。范阳方城（今河北固安）人。西晋时期政治家、文学家。编纂博物学著作《博物志》。该书是古代神话志怪小说集。分类记载异境奇物、古代琐闻杂事及神仙方术等。 [18] 黄帝：传说古华夏部落联盟首领，远古时代华夏民族的共主。天老：为黄帝辅臣。

苏颂的羊公服黄精法和下文孟诜的饵黄精法都是道士服食以求长生久视的方法。以下文字中还有类似内容。黄精在古代被认为是仙药之一。

根

【修治】[敩曰] 凡采得以溪水洗净蒸之，从巳至子[1]，薄切，曝干用。

[颂曰] 羊公服黄精法：二月三月采根，入地八九寸

为上。细切一石，以水二石五斗，煮去苦味，漉出[2]，囊中压取汁，澄清再煎，如膏乃止。以炒黑黄豆末，相和得所[3]，捏作饼子，如钱大。初服二枚，日益之。亦可焙干筛末，水服。

[诜曰]饵黄精法：取瓮子去底[4]，釜内安置得所[5]，入黄精令满，密盖，蒸至气溜，即曝之。如此九蒸九曝。若生则刺人咽喉。若服生者，初时只可一寸半，渐渐增之，十日不食，服止三尺五寸。三百日后，尽见鬼神，久必升天。根、叶、花、实皆可食之。但以相对者是正，不对者名偏精也。

【气味】甘，平，无毒。

[权曰]寒。

[时珍曰]忌梅实，花、叶、子并同。

【主治】补中益气，除风湿，安五脏。久服轻身延年不饥。《别录》

补五劳七伤，助筋骨，耐寒暑，益脾胃，润心肺。单服九蒸九曝食之，驻颜断谷。大明

补诸虚，止寒热，填精髓，下三尸虫[6]。时珍

［注释］

[1] 从巳至子：大约为上午九点到夜里零点。 [2] 漉（lù）：滤过，过滤。 [3] 得所：得到合适的状态。 [4] 瓮子：陶制的装水或酒的器皿。 [5] 釜（fǔ）：古代的一种锅。 [6] 三尸虫：道教术语。又名三彭、三尸、三尸神等，是人体内的三种害虫。

【发明】［时珍曰］黄精受戊己之淳气[1]，故为补黄宫之胜品[2]。土者万物之母，母得其养，则水火既济[3]，木金交合[4]，而诸邪自去，百病不生矣。《神仙芝草经》云[5]："黄精宽中益气，使五脏调良，肌肉充盛，骨髓坚强，其力增倍，多年不老，颜色鲜明，发白更黑，齿落更生。又能先下三尸虫：上尸名彭质，好宝货，百日下；中尸名彭矫，好五味，六十日下；下尸名彭居，好五色，三十日下，皆烂出也。根为精气，花实为飞英，皆可服食。"又按：雷氏《炮炙论》序云："驻色延年，精蒸神锦。"注云："以黄精自然汁拌研细神锦，于柳木甑中蒸七日，以木蜜丸服之。"木蜜，枳椇也[6]。神锦不知是何物，或云朱砂也。

［禹锡曰］按《抱朴子》云：黄精服其花胜其实，服其实胜其根。但花难得，得其生花十斛，干之才可得五六斗尔，非大有力者不能办也。日服三合，服之十年，乃得其益。其断谷不及术。术饵令人肥健，可以负重涉险；但不

及黄精甘美易食，凶年可与老少代粮，谓之米脯也。

[慎微曰]徐铉《稽神录》云[7]：“临川士家一婢[8]，逃入深山中。久之，见野草枝叶可爱，取根食之，久久不饥。夜息大树下，闻草中动，以为虎攫[9]，上树避之。及晓下地[10]，其身欻然凌空而去[11]，若飞鸟焉。数岁，家人采薪见之[12]，捕之不得，临绝壁下网围之，俄而腾上山顶。或云此婢安有仙骨，不过灵药服食尔。遂以酒饵置往来之路，果来，食讫，遂不能去。擒之，具述其故。指所食之草，即是黄精也。”

[注释]

[1]戊己：即五行中的土行。 [2]黄宫：此谓脾脏。 [3]水火既济：源于《易经》。即坎上离下相济的意思。而中医学中的“水火既济”，旨在用五行学说中水与火相生相克关系，来比喻心火与肾水、肾阴与肾阳的相互关系。 [4]木金交合：中医借用五行说明肝脏（木）与肺脏（金）的相互协调关系。 [5]《神仙芝草经》：《引据古今经史百家书目》引用此书，系转自《证类本草》的。仅一条。原书无存。佚文略述药性，多道家言。另《日本国见在书目录》载《神仙芝草图》一卷，《宋史·艺文志》载《神仙玉芝图》二卷，疑均为同类书。 [6]枳椇：中药名。鼠李科枳椇属植物拐枣。 [7]徐铉：916—991，字鼎臣。会稽（今浙江绍兴）人，五代至北宋初年文学家。曾撰志怪小说集《稽神录》，大多写鬼神怪异和因果报应故事。 [8]临川：今属江西抚州市所辖。 [9]虎攫（jué）：老虎抓人。攫，抓取。 [10]晓：

天明。 [11] 欻（xū）然：迅速。 [12] 采薪：砍柴。

【附方】旧一，新四。

服食法：《圣惠方》[1]：用黄精根茎不限多少，细剉阴干捣末。每日水调末服，任多少。一年内变老为少，久久成地仙。《臞仙神隐书》[2]：以黄精细切一石，用水二石五斗煮之，自旦至夕，候冷，以手挼碎[3]，布袋榨取汁煎之。渣晒干为末，同入釜中，煎至可丸，丸如鸡头子大。每服一丸，日三服。绝粮轻身[4]，除百病。渴则饮水。

补肝明目：黄精二斤，蔓菁子一斤（淘），同和，九蒸九晒，为末。空心每米饮下二钱，日二服，延年益寿。《圣惠方》

大风癞疮[5]：营气不清，久风入脉，因而成癞，鼻坏色败、皮肤痒溃。用黄精根（去皮，洗净）二斤，日中曝令软，纳粟米饭甑中，蒸至米熟，时时食之。《圣济总录》

补虚精气：黄精、枸杞子等分。捣作饼，日干为末，炼蜜丸梧子大。每汤下五十丸。《奇效良方》

[注释]

[1]《圣惠方》：即《太平圣惠方》，方书，一百卷。北宋王怀

隐、王祐等奉敕编写，汇录两汉以来迄于宋初各代名方。[2]《臞仙神隐书》：明代朱权（1378—1448）创作的一部杂记型著作。主要叙述隐居习道的日常诸事。臞仙即朱权，明太祖朱元璋第十七子，封宁王，号臞仙，又号涵虚子、丹丘先生。封地为宁国（今内蒙古宁城），朱棣即位后，将朱权改封于南昌。[3]挼（ruó）：揉搓。[4]绝粮：此指辟谷。[5]大风癞疮：中医古病名，又名疠风、癞、大风恶疾、麻风。为慢性传染性皮肤病之一。即麻风病。

[点评]

黄精在本草首见于《名医别录》，而西晋张华《博物志》描述，黄帝时期我国先祖就已认识到黄精的功益，天姥向黄帝推荐常食黄精可以长生。

本草类古籍中提及的黄精是黄精药材的统称，药食两用的黄精为古时仙家、道家、佛家推崇的养生佳品，服食成仙的传说历代不断，历代诗人引用黄精的诗词车载斗量。至少在唐代已有人工栽培。作为商品及馈赠礼品始于唐代。炮制方法多样，明清后以“九蒸九晒”为主。

现代研究发现黄精主要化学成分为甾体皂苷类、多糖类、黄酮类、生物碱类等，具有抗衰老、抗肿瘤、免疫调节、抗菌抗病毒、降血糖血脂等作用。

丹参，《药典》规定来源为唇形科植物丹参的干燥根和根茎。现代研究认为药用丹参古今品种基本一致。本草记载的丹参主产地为河南、山东、四川、陕西、安徽一带，这与现在丹参分布区域相吻合。

丹参[1]《本经》上品

【释名】赤参《别录》、山参《日华》、郄蝉草《本经》、木羊乳《吴普》、逐马弘景、奔马草。

［时珍曰］五参五色配五脏。故人参入脾曰黄参；沙参入肺曰白参；玄参入肾曰黑参[2]；牡蒙入肝曰紫参[3]；丹参入心曰赤参。其苦参则右肾命门之药也[4]。古人舍紫参而称苦参，未达此义尔。

［炳曰］丹参治风软脚，可逐奔马，故名奔马草。曾用，实有效。

【集解】［《别录》曰］丹参生桐柏山川谷及太山[5]。五月采根，曝干。

［弘景曰］此桐柏山在义阳[6]，是淮水发源之山，非江东临海之桐柏也[7]。今近道处处有之。茎方有毛，紫花，时人呼为“逐马”。

［普曰］茎叶小房如荏有毛，根赤色，四月开紫花。二月五月采根，阴干。

［颂曰］今陕西、河东州郡及随州皆有之[8]。二月生苗，高一尺许。茎方有棱，青色。叶相对，如薄荷而有毛。三月至九月开花成穗，红紫色，似苏花。根赤色，大者如指，长尺馀，一苗数根。

［恭曰］冬采者良，夏采者虚恶。

［时珍曰］处处山中有之。一枝五叶，叶如野苏而尖[9]，青色皱毛。小花成穗如蛾形，中有细子。其根皮丹而肉紫。

[注释]

[1] 丹参：出自草部第十二卷草之一。 [2] 玄参：中药名。为玄参科草本植物。有清热凉血，滋阴降火，解毒散结的功效。 [3] 牡蒙：中药名。又有紫参、众戎、拳头参等别名。为蓼科植物。具有清热、止血、解毒、消肿功能。 [4] 苦参：中药名。为豆科植物苦参的干燥根，有清热燥湿、杀虫、利尿之功。右肾命门：即右侧肾脏，中医认为左属肾，右为命门。命门是人体原气所系的部位，是人体气化的本源，生命的根本。 [5] 桐柏山：位于河南、湖北两省边境地区，其主脊北侧大部在河南省境内，属淮阳山脉（或广义大别山脉）西段，西北—东南走向。太山：即泰山。在山东泰安。 [6] 义阳：古地名。在宋代为避赵光义讳，改为信阳。在今天的信阳西和南阳部分地区，位于河南省南部。 [7] 江东：江东是一个人文地理名词，指江南一带。临海：古郡名。古代桐柏山在今浙江宁海县，宁海曾隶属临海郡。桐柏山：今名梁皇山。 [8] 今陕西、河东州郡及随州皆有之：今陕西、山西西南部地区和湖北随州一带都有。陕西、山西在宋代为陕西路、河东路。 [9] 野苏：即紫苏。为唇形科一年生草本植物。有解表散寒、行气宽中的功能。

根

【气味】苦，微寒，无毒。

[普曰] 神农、桐君、黄帝、雷公：苦，无毒；岐伯：咸。李当之：大寒。

[弘景曰] 久服多眼赤，故应性热，今云微寒，恐谬也。

[权曰] 平。

[之才曰]畏咸水，反藜芦。

【主治】心腹邪气，肠鸣幽幽如走水，寒热积聚，破癥除瘕[1]，止烦满，益气。《本经》

养血，去心腹痼疾结气，腰脊强脚痹[2]，除风邪留热。久服利人。《别录》

渍酒饮，疗风痹足软。弘景

主中恶及百邪鬼魅[3]，腹痛气作，声音鸣吼，能定精。甄权

养神定志，通利关脉，治冷热劳，骨节疼痛，四肢不遂，头痛赤眼，热温狂闷，破宿血[4]，生新血，安生胎，落死胎，止血崩带下，调妇人经脉不匀，血邪心烦，恶疮疥癣，瘿赘肿毒丹毒[5]，排脓止痛，生肌长肉。大明

活血，通心包络[6]，治疝痛。时珍

【发明】[时珍曰]丹参色赤味苦，气平而降，阴中之阳也。入手少阴、厥阴之经，心与包络血分药也。按《妇人明理论》云[7]："四物汤治妇人病，不问产前产后，经水多少，皆可通用。惟一味丹参散，主治与之相同。盖丹参能破宿血，补新血，安生胎，落死胎，止崩中带下，调经脉，其功大类当归、地黄、芎䓖、芍药故也。"

自古有"一味丹参散，功同四物汤"的说法，说的是丹参一味药，兼有名方四物汤的功效。这主要是因为丹参具有去瘀血、生新血，既能行血又可补血的功效。丹参养血安神，调经止崩，安生胎，下死胎，为妇科圣药。

[注释]

[1] 破癥（zhēng）除瘕（jiǎ）：即破除癥瘕。癥瘕，中医病证名。指腹腔内有包块肿物结聚的疾病。后世一般以坚硬不移，痛有定处的为癥；聚散无常，痛无定处的为瘕。 [2] 脚痹：中医病证名。由风寒湿邪侵袭腰脚部位而致病。表现为脚冷疼痛等为主的一系列症状。 [3] 中恶：古病名。又称客忤、卒忤。指神气不足，卒感秽浊不正之气，以突然头晕呕恶，呼吸困难，不省人事，移时或经治而解为主要表现的疾病。百邪鬼魅：即秽浊不正之气等病因。 [4] 宿血：中医术语。指病程较长的瘀血。 [5] 瘿赘肿毒丹毒：中医外科病名。瘿赘：中医病名。又名瘿病、瘿气、瘿瘤等。由情志内伤，饮食及水土失宜，以致气滞、痰凝、血瘀壅结颈前所引起，表现为颈前喉结的两侧漫肿或结块。肿毒：此处为无名肿毒，指骤然于体表局部发生红肿的一种病证。症状或痛或痒，严重者焮赤肿硬，患部附近的淋巴结肿大。丹毒：又名丹熛、天火、火丹、流火等。指以皮肤突然发红成片，色如涂丹为主要表现的急性感染性疾病。 [6] 心包络：中医名词。简称心包，亦称“膻中”。中医认为心包络是包在心脏外面的包膜，具有保护心脏的作用。心包络即心的外围，故邪气犯心，常先侵犯心包络。 [7]《妇人明理论》：本书序例《引据古今医家书目》存目。中医妇产科书名。《中国医籍考・方论五十一》题：“亡名氏妇人明理论，未见。”

【附方】旧三，新四。

丹参散：治妇人经脉不调，或前或后，或多或少，产前胎不安，产后恶血不下，兼治冷热

劳，腰脊痛，骨节烦疼。用丹参洗净，切晒为末。每服二钱，温酒调下。《妇人明理方》

落胎下血：丹参十二两，酒五升，煮取三升，温服一升，一日三服。亦可水煮。《千金方》

寒疝腹痛，小腹阴中相引痛，自汗出，欲死：以丹参一两为末。每服二钱，热酒调下。《圣惠方》

小儿身热，汗出拘急，因中风起：丹参半两，鼠屎（炒）三十枚。为末。每服三钱，浆水下。《圣济总录》

惊痫发热：丹参摩膏：用丹参、雷丸各半两[1]，猪膏二两。同煎七上七下，滤去滓盛之。每以摩儿身上，日三次。《千金方》

妇人乳痈：丹参、白芷[2]、芍药各二两。㕮咀，以醋淹一夜，猪脂半斤，微火煎成膏，去滓傅之。孟诜《必效方》

热油火灼，除痛生肌：丹参八两剉，以水微调，取羊脂二斤，煎三上三下，以涂疮上。《肘后方》

[注释]

[1] 雷丸：中药名。为白蘑科真菌雷丸的干燥菌核。有杀虫消积消肿瘤功效。 [2] 白芷：中药名。为伞形科植物白芷等多种植物。有祛病除湿、排脓生肌、活血止痛等功能。

[点评]

李时珍用五行学说中的五色与五脏对应来说明丹参的别名“赤参”，同时对于其他几种颜色的参也做了五脏归属，是古代药性理论下解释药物内在作用机制的一种方法，可谓是古代的“药理学”，用今天的眼光来看，未免有些牵强，但站在当时的科技背景下，结合其他几种参的药性来看，亦有合理之处。

此外李时珍对于丹参的植物形态做了精辟的总结，“处处山中有之。一枝五叶，叶如野苏而尖，青色皱毛。小花成穗如蛾形，中有细子。其根皮丹而肉紫。”在他笔下，将丹参的单数羽状复叶、轮伞花序描述的栩栩如生，不得不赞叹李时珍的文笔。而李时珍在【主治】项下新增补了丹参的功效，即“活血，通心包络”，这两点至今是丹参功效最核心之处，而其在治疗心脑血管疾病方面所具的独特疗效，成为了当前研究的热点。

现代医学研究发现，丹参中含有多种有效活性成分，药理研究发现丹参具有强心、保肝、抗菌、降血脂、改善微循环、抗血栓形成等作用。近年来，分子生物学的研究进一步证实，丹参有促进血管内皮生长，阻止粥样斑块形成的作用。这是一个好消息。随着人民生活水平的不断提高，原来被认为是富贵病的冠心病、糖尿病、高脂血症等随之而来，已经成为影响我们健康的重要杀手。丹参对改善这些疾病均有良好的疗效。当然，仅靠药物还是不够的，要彻底摆脱这些疾病的困扰，我们还必须在饮食、运动、生活方式等方面下一番苦功，再配合适当的药物治疗，以此达到事半功倍的作用。

三七[1]《纲目》

【释名】山漆《纲目》、金不换。

［时珍曰］彼人言其叶左三右四[2]，故名三七，盖恐不然。或云本名山漆[3]，谓其能合金疮[4]，如漆粘物也，此说近之。金不换，贵重之称也。

【集解】［时珍曰］生广西南丹诸州番峒深山中[5]，采根曝干，黄黑色。团结者[6]，状略似白及；长者如老干地黄，有节。味微甘而苦，颇似人参之味。或云：试法，以末掺猪血中，血化为水者乃真。近传一种草，春生苗，夏高三四尺。叶似菊艾而劲厚，有歧尖。茎有赤棱。夏秋开黄花，蕊如金丝，盘纽可爱，而气不香。花干则吐絮如苦荬絮[7]。根叶味甘。治金疮折伤出血，及上下血病甚效。云是三七，而根大如牛蒡根，与南中来者不类，恐是刘寄奴之属，甚易繁衍。

李时珍记载三七产地为“广西南丹诸州番峒深山中”是一个泛称。与南丹相邻的田州、镇安府、归化州等地也是三七产区。广西的田七（田三七）是三七道地药材。之后广西三七的栽培逐渐萎缩，三七主产地从广西一带转为云南文山。今主产于云南文山州，红河、玉溪、曲靖、大理、楚雄等地亦有栽培，称为文三七、滇三七。占据了市场的主要份额。

［注释］

[1] 三七：出自草部第十二卷草之一。 [2] 彼人：他人。指当地人。 [3] 或：有的人。 [4] 合金疮：愈合刀箭外伤。合，黏合。 [5] 南丹：位于广西北部，隶属河池市。番峒：古代称少数民族居住有山洞的地区，此处应指广西北部、贵州南部的少数民族聚集区。 [6] 团结：扭结成团。 [7] 苦荬（mǎi）：是菊

科苦荬菜属植物。分布广泛。具有清热解毒、去腐化脓、止血生机等功效。

根

【气味】甘、微苦，温，无毒。

三七止血的特点是止血不留瘀，化瘀不伤正。寓止血于行血之中。

【主治】止血散血定痛，金刃箭伤、跌扑杖疮、血出不止者，嚼烂涂，或为末掺之，其血即止。亦主吐血衄血，下血血痢，崩中经水不止，产后恶血不下，血运血痛，赤目痈肿，虎咬蛇伤诸病。 时珍

【发明】[时珍曰]此药近时始出，南人军中用为金疮要药，云有奇功。又云：凡杖扑伤损，瘀血淋漓者，随即嚼烂，罨之即止；青肿者，即消散。若受杖时，先服一二钱，则血不冲心；杖后尤宜服之。产后服亦良。大抵此药气温、味甘微苦，乃阳明、厥阴血分之药，故能治一切血病，与麒麟竭、紫矿相同[1]。

【附方】新八。

吐血衄血：山漆一钱，自嚼，米汤送下。或以五分，加入八核汤。《濒湖集简方》

赤痢血痢：三七三钱，研末，米泔水调服。即愈。 同上

大肠下血：三七研末，同淡白酒调一二钱服，三服可愈。加五分入四物汤，亦可。 同上

妇人血崩：方同上。

产后血多：山漆研末，米汤服一钱。 同上

男妇赤眼，十分重者：以山漆根磨汁，涂四围。甚妙。 同上

无名痈肿，疼痛不止：山漆磨米醋，调涂即散。已破者，研末干涂。

虎咬蛇伤：山漆研末，米饮服三钱，仍嚼涂之。 并同上

叶

【主治】折伤跌扑出血，傅之即止；青肿，经夜即散，馀功同根。 时珍

[注释]

[1] 麒麟竭：即血竭，是棕榈科植物麒麟竭果实及树干中的树脂。有活血散瘀、定痛、止血生肌、敛疮的功效。紫矿：别名紫钏、紫梗、胶虫树，是蝶形花科紫矿属落叶乔木，中药使用的紫矿是紫胶虫在树枝上分泌的红紫色的胶质。有破积血、生肌止痛功效，与麒麟竭相似。二者在以前的本草中列为同条，李时珍发现其来源和功能有所不同，予以纠正，分列不同部类。

[点评]

三七是李时珍最早收载到本草著作中的。三七一经发现，由于其卓越的疗效迅速风靡，不仅在医家中间传播，民间也很快记住了它的名字，明代笔记小说中已经有了它的身影。清代赵学敏在《本草纲目拾遗》中说："人参补气第一，三七补血第一，味同而功亦等，故称人参三七，为中药之最珍贵者。"现代研究发现三七有与人参类似的成分和功效，对一些常见老年病有预防和治疗作用。

三七，《药典》规定来源为五加科植物三七的干燥根和根茎。三七为一种贵重的活血止血、定痛消肿药，具有止血散瘀，消肿定痛的功效。不熟悉的人常以为三七像多数常用药物一样古老，其实不然，它是中药界的"中青年"，是明代时李时珍才把它带进本草大家庭的。据现代考证，李时珍之前，医学书籍最早记载三七的是成稿于1523年的《跌损妙方》。是一部少林派伤科著作，为明代异远真人所编著，其中大量应用参三七，共四十馀条，多以参三七为主配伍活血祛瘀、止血、理气之品，有的方中用三七量多达一两。但这些都属于方书类文献，没有可供考证品种特征的详细记述，因此，尚不能认定为三七入药的起点。

明代笔记史料《贤博编》中也有记载，甚至小说《金瓶梅》中也有使用三七的描述。

三七虽然发现较晚，但由于它神奇的疗效使它迅速崛起，很快被医家们认知、使用。是中药中的一味"后起之秀"。

现代研究发现，三七的化学成分主要为皂苷、黄酮及多糖类。药理研究表明，三七具有止血、抗血小板聚集、抗心律失常、免疫调节等多方面的药理作用，尤其对中老年人的心脑血管疾病疗效显著。

黄连[1]《本经》上品

【释名】王连《本经》、支连《药性》。

[时珍曰]其根连珠而色黄，故名。

【集解】[《别录》曰]黄连生巫阳川谷及蜀郡、太山之阳[2]。二月八月采根。

[弘景曰]巫阳在建平[3]。今西间者色浅而虚，不及东阳、新安诸县最胜[4]。临海诸县者不佳[5]。用之当布裹挼去毛，令如连珠。

[保昇曰]苗似茶，丛生，一茎生三叶，高尺许，凌冬不凋，花黄色。江左者[6]，节高若连珠；蜀都者，节下不连珠。今秦地及杭州、柳州者佳[7]。

[颂曰]今江、湖、荆、夔州郡亦有[8]，而以宣城九节坚重相击有声者为胜[9]，施、黔者次之[10]，东阳、歙州、处州者又次之[11]。苗高一尺以来，叶似甘菊，四月开花黄色，六月结实似芹子，色亦黄。江左者，根若连珠，其苗经冬不凋，叶如小雉尾草[12]，正月开花作细穗，淡白微黄色。六七月根紧，始堪采。

黄连，《药典》规定来源为毛茛科植物黄连、三角叶黄连或云连的干燥根茎。以上三种分别习称“味连”“雅连”“云连”。

历史上黄连产地经历了一个动态的分布变迁过程。汉晋时产地主要是四川、重庆，南北朝至宋代，主产于南方浙江、安徽、江西、湖南。

宣州黄连一度成为最有名的道地品种。至明代李时珍起，黄连的主要产地被确认为四川，《滇南本草》报道了云南滇连。清代以后川连的地位逐渐稳定，四川、重庆成为最主要的产区。至今重庆石柱、湖北利川成为黄连最主要产区。

[恭曰]蜀道者粗大，味极浓苦，疗渴为最。江东者节如连珠，疗痢大善。澧州者更胜[13]。

[时珍曰]黄连，汉末《李当之本草》惟取蜀郡黄肥而坚者为善[14]。唐时以澧州者为胜。今虽吴、蜀皆有，惟以雅州、眉州者为良[15]。药物之兴废不同如此。大抵有二种：一种根粗无毛有珠，如鹰、鸡爪形而坚实，色深黄；一种无珠多毛而中虚，黄色稍淡。各有所宜。

[注释]

[1]黄连：出自草部第十三卷草之二。 [2]巫阳川谷：巫阳即巫山之南。大致范围在今重庆巫山县一带，是味连的主产区，西汉时属南郡（治今湖北江陵）。巫阳川谷是指位于湖北、重庆交界的巫山山脉及峡谷。蜀郡：秦国置，治所在今四川成都，包括雅连主产区雅安、荥经等县。太山之阳：泰山的南面。 [3]建平：古郡名。魏灭蜀后，置建平郡都尉于巫县（今重庆巫山）。西晋咸宁元年（275）改为建平郡。太康元年（280）灭吴，将吴国建平郡与之合并，治所在巫县。辖境相当今重庆巫山、巫溪二县及湖北兴山、秭归二县。 [4]东阳：即东阳郡，治今浙江金华。新安：即新安郡，治所在今浙江淳安县西，包括今安徽歙县、休宁、黟县、祁门等地。 [5]临海：今浙江临海、宁海一带。 [6]江左：古时在地理上以东为左，江左指长江下游南岸地区，即今江苏省南部等地。 [7]秦地：此指秦国所统辖的疆域，陕西关中一带（包括陇右地区和陕西关中大部）。杭州：今属浙江。柳州：今属广西。 [8]江、湖、荆、夔（kuí）州郡：江西九江、浙江湖州、湖北荆州、重庆奉节等地。 [9]宣城：

今属安徽。 [10] 施、黔：古地名。治所在今湖北恩施市，黔州治所在今重庆彭水县，辖区约相当于当今武陵山区。 [11] 歙（shè）州、处州：古地名。歙州即徽州，位于安徽省南部、新安江上游，所辖地域为今黄山市、绩溪县和江西婺源县。处州是浙江省丽水市的古称。 [12] 小雉尾草：可能是野雉尾金粉蕨。别名日本乌蕨、小尾草、小野雉尾草、野鸡尾等。 [13] 澧（lǐ）州：治今湖南澧县。 [14]《李当之本草》：李当之，三国时期医家。华佗弟子。尝著《李当之药录》，早佚。 [15] 雅州、眉州：古地名。今四川雅安、眉山。

根

【修治】[敩曰] 凡使以布拭去肉毛[1]，用浆水浸二伏时，漉出，于柳木火上焙干用。

[时珍曰] 五脏六腑皆有火，平则治，动则病，故有君火、相火之说[2]，其实一气而已。黄连入手少阴心经，为治火之主药：治本脏之火，则生用之；治肝胆之实火，则以猪胆汁浸炒；治肝胆之虚火，则以醋浸炒；治上焦之火，则以酒炒；治中焦之火[3]，则以姜汁炒；治下焦之火，则以盐水或朴硝研细调水和炒；治气分湿热之火，则以茱萸汤浸炒；治血分块中伏火，则以干漆末调水炒；治食积之火，则以黄土研细调水和炒。诸法不独为之引导，盖辛热能制其苦寒，咸寒能制其燥性，在用者详酌之。

黄连主治心火，同时亦可治疗肝胆、上中下三焦、气分血分虚实之火。需要采用不同的炮制、配伍，以达到药到病除的目的。中医使用中药时，往往会灵活采用相应的多样的炮制和配伍，一药多用。

【气味】苦，寒，无毒。

[《别录》曰] 微寒。

[普曰] 神农、岐伯、黄帝、雷公：苦，无毒；李当之：小寒。

[之才曰] 黄芩、龙骨、理石为之使[4]，恶菊花、玄参、白鲜皮、芫花、白僵蚕，畏款冬、牛膝，胜乌头[5]，解巴豆毒。

[权曰] 忌猪肉，恶冷水。

[敩曰] 服此药至十两，不得食猪肉；若服至三年，一生不得食也。

[时珍曰] 道书言服黄连犯猪肉令人泄泻，而方家有猪肚黄连丸、猪脏黄连丸，岂只忌肉而不忌脏腑乎？

[注释]

[1] 拭（shì）：揩擦。 [2] 君火：指心火。因心是所谓“君主之官”，故名。相火：一般认为命门、肝胆、三焦均内有相火，而相火的根源主要发自命门。二火相互配合，以温养脏腑，推动功能活动。 [3] 中焦：中医术语。三焦分部名，指膈以下、脐以上部位。 [4] 理石：为硫酸盐类石膏族矿物石膏与硬石膏的集合体。具有清热，除烦，止渴之功效。 [5] 胜：制伏、克制。

【主治】热气，目痛眦伤泣出[1]，明目，肠

澼[2]，腹痛下痢，妇人阴中肿痛。久服令人不忘。《本经》

主五脏冷热，久下泄澼脓血，止消渴大惊，除水利骨，调胃厚肠[3]，益胆，疗口疮。《别录》

治五劳七伤，益气，止心腹痛，惊悸烦躁，润心肺，长肉止血，天行热疾，止盗汗并疮疥。猪肚蒸为丸，治小儿疳气[4]，杀虫。大明

羸瘦气急。藏器

治郁热在中，烦躁恶心，兀兀欲吐[5]，心下痞满[6]。元素

主心病逆而盛，心积伏梁[7]。好古

去心窍恶血，解服药过剂烦闷及巴豆、轻粉毒。时珍

[注释]

[1] 眦（zì）伤泣出：眼角受伤流泪。眦，眼角，上下眼睑的接合处。泣，眼泪。 [2] 肠澼（pì）：中医古病名。即痢疾。澼，指垢腻黏滑，似涕似脓的液体。 [3] 厚肠：中医治法。又称厚肠胃。原义使肠胃增厚，比喻治疗肠胃虚寒，不能克消水谷的方法。温脾止泻。 [4] 疳气：又称疳疾、疳积。是一种慢性营养障碍性疾病。证见面黄肌瘦，毛发焦枯，肚大青筋，精神萎靡为特征。 [5] 兀（wù）兀欲吐：形容想吐又吐不出的样子。 [6] 心

下痞满：中医病证名。指胃脘部痞塞满闷。 [7] 心积伏梁：伏梁是古病名。五积之一。心之积名曰伏梁。是因秽浊之邪结伏肠道，阻滞气血运行，秽浊与气血搏结日久而成。以腹痛，腹泻，右下腹包块为主要表现的积聚类疾病。

【发明】[元素曰] 黄连性寒味苦，气味俱厚，可升可降，阴中阳也，入手少阴经。其用有六：泻心脏火，一也；去中焦湿热，二也；诸疮必用，三也；去风湿，四也；赤眼暴发，五也；止中部见血[1]，六也。张仲景治九种心下痞[2]，五等泻心汤，皆用之。

[成无己曰] 苦入心，寒胜热，黄连、大黄之苦寒，以导心下之虚热。蛔得甘则动，得苦则安，黄连、黄柏之苦，以安蛔也。

[好古曰] 黄连苦燥，苦入心，火就燥。泻心者，其实泻脾也，实则泻其子也[3]。

[震亨曰] 黄连，去中焦湿热而泻心火。若脾胃气虚，不能转运者，则以茯苓、黄芩代之。以猪胆汁拌炒，佐以龙胆草，则大泻肝胆之火。下痢胃口热禁口者，用黄连、人参煎汤，终日呷之，如吐再强饮，但得一呷下咽便好。

[刘完素曰] 古方以黄连为治痢之最。盖治痢惟宜辛苦寒药，辛能发散开通郁结，苦能燥湿，寒能胜热，使气宣

平而已。诸苦寒药多泄，惟黄连、黄柏性冷而燥，能降火去湿而止泻痢，故治痢以之为君。

[宗奭曰]今人多用黄连治痢，盖执以苦燥之义。下俚但见肠虚渗泄[4]，微似有血，便即用之，又不顾寒热多少，惟欲尽剂，由是多致危困。若气实初病，热多血痢，服之便止，不必尽剂。虚而冷者，慎勿轻用。

[杲曰]诸痛痒疮疡，皆属心火。凡诸疮宜以黄连、当归为君，甘草、黄芩为佐。凡眼暴发赤肿，痛不可忍者，宜黄连、当归以酒浸煎之。宿食不消，心下痞满者，须用黄连、枳实。

[颂曰]黄连治目方多，而羊肝丸尤奇异。今医家洗眼，以黄连、当归、芍药等分，用雪水或甜水煎汤热洗之，冷即再温，甚益眼目。但是风毒赤目花翳，用之无不神效。盖眼目之病，皆是血脉凝滞使然，故以行血药合黄连治之。血得热则行，故乘热洗也。

[悉曰]火分之病，黄连为主，不但泻心火而与芩檗诸苦药例称者比也。目疾入以人乳浸蒸，或点或服之。生用为君，佐以官桂少许，煎百沸，入蜜空心服之，能使心肾交于顷刻。入五苓、滑石，大治梦遗。以黄土、姜汁、酒、蜜四炒为君，以使君子为臣，白芍药酒煮为佐，广木香为

使，治小儿五疳。以茱萸炒者，加木香等分，生大黄倍之，水丸，治五痢。此皆得制方之法也。

[时珍曰]黄连，治目及痢为要药。古方治痢，香连丸用黄连、木香；姜连散用干姜、黄连；变通丸用黄连、茱萸；姜黄散用黄连、生姜。治消渴，用酒蒸黄连；治伏暑，用酒煮黄连；治下血，用黄连、大蒜；治肝火，用黄连、茱萸；治口疮，用黄连、细辛。皆是一冷一热，一阴一阳，寒因热用[5]，热因寒用，君臣相佐[6]，阴阳相济，最得制方之妙，所以有成功而无偏胜之害也。

[弘景曰]俗方多用黄连治痢及渴，道方服食长生。

[慎微曰]刘宋王微《黄连赞》云[7]："黄连味苦，左右相因[8]。断凉涤暑[9]，阐命轻身[10]。缙云昔御[11]，飞跸上旻[12]。不行而至，吾闻其人。"又梁江淹《黄连颂》云[13]："黄连上草，丹砂之次。御孽辟妖[14]，长灵久视[15]。骖龙行天[16]，驯马匝地。鸿飞以仪[17]，顺道则利。"

[时珍曰]《本经》《别录》并无黄连久服长生之说，惟陶弘景言道方久服长生。《神仙传》载封君达、黑穴公[18]，并服黄连五十年得仙。窃谓黄连大苦大寒之药，用之降火燥湿，中病即当止。岂可久服[19]，使肃杀之令常行，而伐其生发冲和之气乎？《素问》载岐伯言："五味入

黄连也是古代仙药之一。这可能是多数读者始料不及的。其实道家仙药不仅有仙方，也有仙药；不仅有丹药，也有单味药；不仅有金石类，也有植物类；不仅有灵芝类的贵重药物，也有槐子、远志类易得的常用中药。但盲目使用往往适得其反。李时珍指出，黄连为"治目及痢为要药"。妄用黄连苦寒之品服食，则戕伐肌体贻害性命，并举出亲见明荆端王朱厚烇误服苦寒，遂至失明的活生生例子反对滥用药物。

胃，各归所喜攻。久而增气，物化之常也。气增而久，夭之由也。”王冰注云：“酸入肝为温，苦入心为热，辛入肺为清，咸入肾为寒，甘入脾为至阴而四气兼之，皆增其味而益其气，故各从本脏之气为用。”所以久服黄连、苦参反热，从火化也，馀味皆然。久则脏气偏胜，即有偏绝，则有暴夭之道。是以绝粒服饵之人不暴亡者[20]，无五味偏助也。又秦观《与乔希圣论黄连书》云[21]：“闻公以眼疾饵黄连，至十数两犹不已，殆不可也。医经有久服黄连、苦参反热之说。此虽大寒，其味至苦，入胃则先归于心，久而不已，心火偏胜则热，乃其理也。况眼疾本于肝热，肝与心为子母。心火也，肝亦火也，肾孤脏也，人患一水不胜二火。岂可久服苦药，使心有所偏胜，是以火救火，其可乎？”秦公此书[22]，盖因王公之说而推详之也。我明荆端王素多火病[23]，医令服金花丸，乃芩、连、栀、檗四味，饵至数年，其火愈炽，遂至内障丧明。观此，则寒苦之药，不但使人不能长生，久则气增偏胜，速夭之由矣。当以《素问》之言为法，陶氏道书之说，皆谬谈也。杨士瀛[24]云：黄连能去心窍恶血。

[注释]

[1] 中部见血：脾胃出血。中部指脾胃。 [2]“张仲景治九种心下痞”三句：《伤寒论》太阳病下有多处治疗心下痞为主的病证

都用到了黄连，其中半夏泻心汤、生姜泻心汤、甘草泻心汤、大黄黄连泻心汤、附子泻心汤中都用了黄连。 [3] 实则泻其子：中医治则术语。指根据五行相生和五脏母子关系的理论，对于五脏实证应采用攻泻“我生”之脏的方药进行治疗的原则。心属火，脾属土。火生土。故用黄连去脾土湿热而泻心火。 [4] 下俚：此谓粗浅的医生。 [5]“寒因热用”二句：中医治则术语。寒证应以热药治疗而反用寒药，热证应以寒药治疗而反用热药。 [6] 君臣相佐：君药臣药上下配合。 [7] 王微：字景玄（415—443？），一作景贤，琅邪临沂（今属山东）人。南朝诗人，善属文，能书画，兼解音律、医方、阴阳、术数。今存五言诗四首，残句一则，另存文九篇。 [8] 因：依赖。 [9] 断凉涤暑：极尽凉爽，洗涤溽暑。 [10] 阐命：犹延年益寿。阐，发扬。 [11] 缙（jìn）云昔御：黄帝曾使用。缙云，即黄帝。《史记正义·五帝本纪》谓：“黄帝有熊国君，乃少典国君之次子，号曰有熊氏，又曰缙云氏，又曰帝鸿氏，亦曰帝轩氏。”御，对帝王所作所为及所用物的敬称。 [12] 飞跸（bì）上旻（mín）：飞上天界。跸，泛指帝王出行的车驾。旻，天空。 [13] 江淹：444—505，字文通，南朝济阳考城（今河南兰考）人。出身孤寒，沉静好学，历仕宋、齐、梁三朝。少以文章显，晚节才思微退，时人皆谓之才尽。“江郎才尽”即源于此。凡所著述百馀篇，自撰为前后集，并《齐史》十志，并行于世。 [14] 御孽辟妖：抵御疾病。御，抵挡；辟，躲避；孽、妖，妖孽。此谓病源。 [15] 长灵久视：犹长生不老。长灵，福佑长寿；久视，长久存在、长寿、不老。 [16]“骖（cān）龙行天”二句：驾着龙在天上飞行，骑着马在地上奔跑。骖龙，驾驭龙。匝地，环绕大地（奔跑）。 [17] 鸿飞以仪：像鸿鸟一样高飞而有法度。鸿飞，鸿鸟飞翔，比喻高举远引，以避祸患。仪，法度、仪范。 [18]《神仙传》：东晋道人葛洪所著的一部古代志怪小说集。书中收录了中国古代传说中的九十二位仙人的事迹。封君达、黑穴公：传说中的仙人。封君达，道士。别号青牛道士。西汉陇西人。服黄连五十馀年，入鸟举山又服水银百馀年。回家乡，面貌像是二十来岁。黑穴公，《抱朴子》卷三《极言》称其为彭祖八大弟子之一，也因服食黄连得以成仙。 [19]“岂可久服”三句：难道可以长久服用黄连，攻伐人体宝贵的元气吗？肃杀，本义形容秋冬天气寒冷，草木凋落，此喻黄连的攻伐之性。冲和之气，指真气、元气。 [20]绝粒：犹辟谷。道家以摒除火食、不进五谷求得延年益寿的养生术。 [21]又秦观《与乔希圣论黄连书》云：此为秦观与同乡乔希圣讨论黄连的信。秦观（1049—1100），字少游，号太虚，学者称其淮海居士。江苏高邮人。北宋婉约词人。官至太学博士、国史馆编修。著有《淮海集》等。乔希圣，即乔执中，字希圣，江苏高邮人。北宋进士，官至刑部侍郎、中书舍人、给事中。 [22]“秦公此书”二句：秦观的这封信，大概是仔细研究了王冰注《黄帝内经素问》有关的论述了。王公之说，指王冰注《黄帝内经素问》。推详，仔细推究。 [23]明荆端王：即朱厚烇（1493—1553），是第一代荆王——荆宪王朱瞻堈的玄孙。荆王先就藩于江西建昌（今江西南城），荆宪王迁建王府于蕲州（今湖北蕲春）麒麟山南。 [24]杨士瀛：字登父，号仁斋，生卒不详，南宋三山（今福建福州）人。出身世医，自幼习医，对《内经》等古典医籍及历代医学名著研究颇深，在诊断与临床各科都有一定成就。著有《仁斋直指方论》等。

【附方】旧二十二，新四十。

心经实热泻心汤：用黄连七钱。水一盏半，煎一盏，食远温服。小儿减之。《和剂局方》

卒热心痛：黄连八钱。㕮咀，水煎热服。《外台秘要》

肝火为痛：黄连（姜汁炒，为末），粥糊丸梧子大。每服三十丸，白汤下。 左金丸：用黄连六两，茱萸一两。同炒为末，神曲糊丸梧子大。每服三四十丸，白汤下。 丹溪方

伏暑发热，作渴呕恶，及赤白痢，消渴，肠风酒毒，泄泻诸病，并宜酒煮黄龙丸主之：川黄连一斤（切）。以好酒二升半，煮干焙研，糊丸梧子大。每服五十丸，熟水下，日三服。《和剂局方》

阳毒发狂，奔走不定：宜黄连、寒水石等分，为末。每服三钱，浓煎甘草汤下。《易简方》

骨节积热，渐渐黄瘦：黄连四分（切）。以童子小便五大合浸经宿，微煎三四沸，去滓，分作二服。《广利方》

小儿疳热流注[1]**，遍身疮蚀，或潮热，肚胀作渴。猪肚黄连丸**：用猪肚一个（洗净），宣黄连五两。切碎，水和，纳入肚中缝定，放在五升粳米上，蒸烂，石臼捣千杵，或入少饭同杵，丸绿豆大。每服二十丸，米饮下。仍服调血清心之药佐之。盖小儿之病，不出于疳，

则出于热，常须识此。《直指方》

三消骨蒸[2]：黄连末，以冬瓜自然汁浸一夜，晒干又浸，如此七次，为末，以冬瓜汁和丸梧子大。每服三四十丸，大麦汤下。寻常渴，只一服见效。《易简方》

消渴尿多：《肘后方》用黄连末，蜜丸梧子大。每服三十丸，白汤下。《宝鉴》：用黄连半斤，酒一升浸，重汤内煮一伏时[3]，取晒为末，水丸梧子大。每服五十丸，温水下。

崔氏治消渴，小便滑数如油：黄连五两，栝楼根五两，为末，生地黄汁丸梧子大。每牛乳下五十丸，日二服。忌冷水、猪肉。《总录》：用黄连末，入猪肚内蒸烂，捣丸梧子大，饭饮下。

湿热水病：黄连末，蜜丸梧子大。每服二丸至四五丸，饮下，日三四服。《范汪方》

破伤风病：黄连五钱，酒二盏，煎七分，入黄蜡三钱，溶化热服之。高文虎《蓼花洲闲录》

小便白淫[4]**，因心肾气不足，思想无穷所致**：黄连、白茯苓等分，为末，酒糊丸梧子大。每服三十丸，煎补骨脂汤下，日三服。《普济方》

热毒血痢：宣黄连一两。水二升，煮取半升，露一

宿，空腹热服，少卧将息，一二日即止。《千金方》

赤痢久下，累治不瘥：黄连一两。鸡子白和为饼，炙紫为末，以浆水三升，慢火煎成膏。每服半合，温米饮下。 一方：只以鸡子白和丸服。《胜金方》

热毒赤痢：黄连二两（切，瓦焙令焦），当归一两（焙），为末，入麝香少许。每服二钱，陈米饮下。佛智和尚在闽，以此济人。《本事方》

赤白久痢，并无寒热，只日久不止：用黄连四十九个，盐梅七个。入新瓶内，烧烟尽，热研。每服二钱，盐米汤下。 杨子建《护命方》

赤白暴痢，如鹅鸭肝者，痛不可忍：用黄连、黄芩各一两，水二升，煎一升，分三次热服。《经验方》

冷热诸痢，胡洽九盏汤：治下痢，不问冷热、赤白、谷滞、休息、久下[5]，悉主之。黄连（长三寸）三十枚（重一两半），龙骨（如棋子大）四枚（重一两），大附子一枚，干姜一两半，胶一两半。细切。以水五合着铜器中，去火三寸煎沸，便取下，坐土上，沸止，又上水五合，如此九上九下。纳诸药入水内，再煎沸，辄取下，沸止又上，九上九下，度可得一升，顿服即止。《图经本草》

下痢腹痛，赤白痢下，令人下部疼重，故名

"重下"，日夜数十行，脐腹绞痛：以黄连一斤，酒五升，煮取一升半，分再服，当止绞痛也。《肘后方》

治痢香连丸：李绛《兵部手集》治赤白诸痢[6]，里急后重，腹痛。用宣黄连、青木香等分；捣筛，白蜜丸梧子大。每服二三十丸，空腹饮下，日再服，其效如神。久冷者，以煨蒜捣和丸之。不拘大人婴孺皆效[7]。《易简方》[8]：黄连（茱萸炒过）四两，木香（面煨）一两，粟米饭丸。钱仲阳香连丸[9]：治小儿冷热痢，加煨熟诃子肉。又治小儿泻痢，加煨熟肉豆蔻。又治小儿气虚泻痢腹痛，加白附子尖。刘河间治久痢，加龙骨。朱丹溪治禁口痢，加石莲肉[10]。王氏治痢渴，加乌梅肉，以阿胶化和为丸。

五痔八痢[11]，四治黄连丸：用连珠黄连一斤（分作四分：一分用酒浸炒，一分用自然姜汁炒，一分用吴茱萸汤浸炒，一分用益智仁同炒，去益智，研末），白芍药（酒煮，切焙）四两，使君子仁（焙）四两，广木香二两，为末，蒸饼和丸绿豆大。每服三十丸，米饮食前下，日三服。忌猪肉冷水。《韩氏医通》

伤寒下痢，不能食者。黄连一斤，乌梅二十枚（去核，炙燥为末），蜡一棋子大，蜜一升。合煎，和丸梧

子大。一服二十丸，日三服。 又方：黄连二两，熟艾（如鸭子大）一团[12]。水三升，煮取一升，顿服立止。 并《肘后方》

气痢后重里急或下泄[13]：《杜壬方》姜连散用宣连一两[14]，干姜半两。各为末，收。每用连一钱，姜半钱，和匀，空心温酒下，或米饮下。神妙。《济生方》秘传香连丸[15]：用黄连四两，木香二两，生姜四两。以姜铺砂锅底，次铺连，上铺香，新汲水三碗，煮焙研，醋调仓米糊为丸。如常，日服五次。

小儿下痢，赤白多时，体弱不堪。以宣连用水浓煎，和蜜，日服五六次。《子母秘录》

诸痢脾泄，脏毒下血。雅州黄连半斤[16]，去毛切，装肥猪大肠内，扎定，入砂锅中，以水酒煮烂，取连焙，研末，捣肠和丸梧子大。每服百丸，米汤下，极效。《直指》

湿痢肠风：《百一选方》变通丸治赤白下痢[17]，日夜无度，及肠风下血[18]。用川黄连（去毛）、吴茱萸（汤泡过）各二两，同炒香，拣出各为末，以粟米饭和丸梧子大，各收[19]。每服三十丸。赤痢甘草汤下黄连丸，白痢姜汤下茱萸丸，赤白痢各用十五丸，米汤下。此乃浙西河山纯老方，救人甚效。《局方》戊己丸[20]：治脾胃受湿，下痢腹痛，米谷不化[21]。用二味加白芍药，同炒研，蒸饼和丸服[22]。

积热下血：聚金丸治肠胃积热，或因酒毒下血，腹痛作渴，脉弦数。黄连四两（分作四分：一分生用，一分切炒，一分炮切，一分水浸晒研末），条黄芩一两，防风一两，为末，面糊丸如梧子大。每服五十丸，米泔浸枳壳水[23]，食前送下。冬月加酒蒸大黄一两。《杨氏家藏方》

脏毒下血：黄连为末，独头蒜煨研，和丸梧子大，每空心陈米饮下四十丸。《济生方》

酒痔下血[24]：黄连（酒浸，煮熟）为末，酒糊丸梧子大。每服三四十丸，白汤下。 一方：用自然姜汁浸焙炒。《医学集成》

鸡冠痔疾[25]：黄连末傅之。加赤小豆末尤良。《斗门方》

痔病秘结，用此宽肠。黄连、枳壳等分，为末，糊丸梧子大。每服五十丸，空心米饮下。《医方大成》

痢痔脱肛：冷水调黄连末涂之，良。《经验良方》

脾积食泄：川黄连二两。为末。大蒜捣和丸梧子

大。每服五十丸，白汤下。《活人心统》

水泄脾泄：神圣香黄散：宣连一两，生姜四两。同以文火炒至姜脆，各自拣出为末。水泄用姜末，脾泄用连末，每服二钱，空心白汤下。甚者不过二服。亦治痢疾。《博济方》

吐血不止：黄连一两捣散。每服一钱，水七分，入豉二十粒，煎至五分，去滓温服。大人、小儿皆治。《简要济众方》

[注释]

[1] 疳热流注：中医病证名。指小儿疳疾，潮热生疮，发歇无已。 [2] 三消骨蒸：中医病证名。指三消证出现骨蒸者。三消即消渴，是指以多饮、多食、多尿、身体消瘦，或尿浊、尿有甜味为特征的病证。按病程分为上中下三消。骨蒸，指自觉身体发热，其热很深，好像从骨髓蒸发出来，不易退去的表现。 [3] 重（chóng）汤：指隔水蒸煮。 [4] 小便白淫：中医古病名。指男子尿出白物如精及女子带下病。 [5] 谷滞、休息、久下：中医不同痢疾名。谷滞：即水谷痢，指脾胃虚弱不能消化所致的痢疾。休息：即休息痢，为长期反复发作的慢性痢疾。久下：即久痢，指下痢久延不愈，以大便常带黏冻血液，腹部隐痛，虚坐努责，甚至脱肛，肌肉消瘦，神疲乏力，食欲减退等为常见症的痢疾。 [6] 李绛：764—830，字深之。赵郡赞皇县（今属河北）人。唐朝中期宰相，累封赵郡公。他平生好医，在闲暇时曾编集《兵部手集方》三卷，可惜早已亡佚。 [7] 婴

孺（rú）：幼儿。 [8]《易简方》：医方书。宋王硕撰。约刊于十二世纪末期。选方以《三因方》为主，切于临床实用，故在当时流传颇广。 [9]钱仲阳：即钱乙，字仲阳，宋代东平（今属山东）人，儿科医家。著有《伤寒论发微》《婴孺论》《钱氏小儿方》《小儿药证直诀》。现仅存《小儿药证直诀》。 [10]石莲肉：中药名。又名莲子、莲子肉。为睡莲科植物莲的果实或种子。功能养心，益肾，补脾，涩肠。 [11]五疳八痢：中医病证名。五疳指五脏疳证，即心疳、肝疳、脾疳、肺疳、肾疳。八痢又称八利，指冷痢、热痢、疳痢、惊痢、冷热不调痢、休息痢、瀼痢、蛊毒痢。 [12]熟艾：就是把陈放的艾叶，经过反复捶捣粉碎、筛选而得到的棉絮状的艾绒。 [13]气痢后重里急：气痢，中医病证名。指便痢赤白伴有肠鸣腹痛的痢疾。后重里急，症状名。即里急后重。表现为下腹部不适，想解大便，但无法一泄为快。 [14]杜壬方：不详。《证类本草》《本草纲目》皆引数条，或为《杜壬医准》。杜壬，北宋郓州（今山东东平县）人，为翰林医学。所撰《杜壬医准》一卷，系其本人医案，已佚。 [15]《济生方》：方书名。全称《严氏济生方》。南宋严用和（子礼）撰。分类辑录内、外、妇科方论、医方。该书明代以后散佚，后人据《永乐大典》辑佚。 [16]雅州：古地名。今四川雅安。雅州黄连为传统道地药材。 [17]《百一选方》：方书名。即《是斋百一选方》，宋王璆（qiú）撰。介绍各科病证的治疗方剂。大多为作者见闻所得或辑录于有关文献的验方、效方。 [18]肠风下血：中医病名。系指一种以便血为主症的疾病。 [19]收：贮藏或放置妥当。 [20]《局方》：方书名。宋代官修方书。宋神宗时编成，称《和剂局方》。宋徽宗时，医官陈承、裴宗元、陈师文奉命校正。南宋药局改称太平惠民局，也改称《太平惠民和剂局方》，其后又陆续增添绍兴、宝庆、淳祐年间等有效验方。 [21] 米谷不化：中医症状名。又称完谷不化。指粪便中夹有大量未消化食物的腹泻表现。 [22] 蒸饼：用蒸的方式烹调的面食。此指馒头。 [23] 米泔（gān）：即米泔水，淘洗米食的水。中医既把它作为药物，又用以炮制药物。 [24] 酒痔：中医病名。又名牝痔，相当于肛漏。 [25] 鸡冠痔疾：中医病证名。鸡冠痔又称珊瑚痔。指以肛缘皮肤发生结缔组织增生、肥大，痔内无曲张静脉丛为主要表现的痔。

眼目诸病：《胜金》黄连丸用宣连不限多少[1]，捶碎，以新汲水一大碗，浸六十日，绵滤取汁，入原碗内，重汤上熬之，不住搅之，候干。即穿地坑子可深一尺[2]，以瓦铺底，将熟艾四两坐在瓦上，以火燃之。以药碗覆上，四畔泥封[3]，开孔出烟尽，取刮下，丸小豆大，每甜竹叶汤下十丸。　刘禹锡《传信方》羊肝丸[4]：治男女肝经不足，风热上攻，头目昏暗羞明，及障翳青盲[5]。用黄连末一两，羊子肝一具，去膜，擂烂和丸梧子大[6]。每食后暖浆水吞十四丸，连作五剂，瘥。　昔崔承元活一死囚，囚后病死。一旦崔病内障[7]，逾年半夜独坐，闻阶除悉窣之声[8]，问之。答曰：是昔蒙活之囚[9]，今故报恩。遂告以此方而没[10]。崔服之，不数月，眼复明。因传于世。

暴赤眼痛[11]：宣黄连剉，以鸡子清浸，置地下一夜，次早滤过，鸡羽蘸滴目内。　又方：苦竹两头留节，一头开小孔，入黄连片在内，油纸封，浸井中一夜。次早服竹节内水，加片脑少许，外洗之。《海上方》用黄连、冬青叶煎汤洗之[12]。《选奇方》用黄连、干姜、杏仁等分[13]，为末，绵包浸汤，闭目乘热淋洗之。

小儿赤眼：水调黄连末，贴足心，甚妙。《全幼心鉴》

烂弦风眼[14]：黄连十文，槐花、轻粉少许，为末。男儿乳汁和之[15]，饭上蒸过，帛裹，熨眼上，三四次即效，屡试有验。《仁存方》

目卒痒痛：乳汁浸黄连，频点眦中。《抱朴子》云：治目中百病。《外台秘要》

泪出不止：黄连浸浓汁，渍拭之。《肘后方》

牙痛恶热：黄连末掺之，立止。 李楼《奇方》

口舌生疮：《肘后》：用黄连煎酒，时含呷之。 赴筵散用黄连、干姜等分，为末掺之。

小儿口疳：黄连、卢会等分，为末，每蜜汤服五分。 走马疳，入蟾灰等分，青黛减半，麝香少许。《简便方》

小儿鼻䘌[16]，鼻下两道赤色，有疳：以米泔洗净，用黄连末傅之，日三四次。 张杰《子母秘录》

小儿月蚀[17]，生于耳后。黄连末傅之。 同上

小儿食土：取好黄土煎黄连汁搜之，晒干与食。 姚和众《童子秘诀》

预解胎毒[18]：小儿初生，以黄连煎汤浴之，不生疮及丹毒。 又方：未出声时，以黄连煎汁灌一匙，令终身不出斑；已出声者灌之，斑虽发亦轻。此祖方也。 王海藏《汤液本草》

南方有些地区初生儿喝黄连煎水以治疗胎毒，这一方法流传很久，至今民间仍有使用。有些地方先服黄连水，后服甘草水，谓之“先苦后甜”。但关于这种做法的讨论却莫衷一是，各执一词，没有结论。更多的属于民俗习惯。

腹中儿哭：黄连煎浓汁，母常呷之。 《熊氏补遗》

因惊胎动、出血：取黄连末。酒服方寸匕，日三服。 《子母秘录》

妊娠子烦[19]，口干不得卧：黄连末。每服一钱，粥饮下。或酒蒸黄连丸，亦妙。 《妇人良方》

痈疽肿毒，已溃、未溃皆可用：黄连、槟榔等分。为末。以鸡子清调搽之。 王氏《简易方》

中巴豆毒，下利不止：黄连、干姜等分。为末。水服方寸匕。 《肘后方》

[注释]

[1]《胜金》：方书名。即《胜金方》。《证类本草》“所出经史方书”中列有此书名目，唐慎微直接引用四十六条。《宋史·艺文志》《通志·艺文略》《秘书省续编到四库阙书目》皆载《胜

金方》一卷。 [2] 即穿地坑子可深一尺：在地上挖一个深约一尺的洞。穿，挖掘、开凿。可，大约。 [3] 四畔：四边，周围。 [4] 刘禹锡：772—842，字梦得，河南洛阳人，唐文人，有“诗豪”之称。《传信方》，医书名。刘禹锡撰于 818 年。所收方药大都符合简、验、便、廉的原则。原书已佚。 [5] 障翳青盲：中医眼科病名。障翳，广义讲凡眼内外遮蔽视线之目障皆可称翳。青盲病，指眼外观正常，唯视力逐渐下降，或视野缩小，甚至失明的内障疾病。 [6] 擂：研磨。 [7] 内障：中医病证名。指主要发生于瞳神及眼内各组织的疾病。 [8] 闻阶除悉窣（sū）之声：听到台阶有人声。阶除，指台阶。悉窣，形容物体移动或摩擦的声音。 [9] 蒙活：承蒙救命。 [10] 没（mò）：消失。 [11] 暴赤眼痛：突然发生目赤肿痛。目赤肿痛，中医病证名。指以眼目红肿涩痛为主症的一类急性眼病。又称红眼、天行赤眼、火眼、风火眼等。 [12]《海上方》：方书名。李时珍所引为温隐居《海上仙方》。明胡文焕编。分前后两集。前集为《隐居助道方服药须知》一卷，宋温大明（字隐居）辑；后集为《孙真人海上方》。 [13]《选奇方》：方书名。南宋陈振孙《直斋书录解题》：“《选奇方》十卷，《后集》十卷。青田余纲尧举撰。” [14] 烂弦风眼：中医眼科病证名。是指以眼睑边缘红赤、溃烂、痒痛为主要表现的眼病。 [15] 男儿乳汁：哺育男婴的母乳。 [16] 小儿鼻䘌（nì）：中医病名。又名赤鼻疳，以小儿鼻下两道赤者为主体的病证。 [17] 月蚀：中医病名。月蚀疮症见耳上生疮，时发时止，或随月盈则剧，月亏则轻。 [18] 预解胎毒：提前预防胎毒发生。胎毒，是指婴儿在胎妊期间禀受母体之热毒，可成为其出生后易发生疮疹诸病的病因。 [19] 妊娠子烦：中医妇产科病名。又称子烦、妊娠心烦。是指以妊娠期间，烦闷不安，郁郁不乐，或烦躁易怒为主要表现的疾病。

[点评]

黄连的基原历代多有变迁，如唐代主要用短萼黄连 *Coptis chinensis* Franch. var. *brevisepala* W. T. Wang et Hsiao，因其生物量较小，逐步被其他种替代。《药典》2015年版所定正品为黄连 *Coptis chinensis* Franch.、三角叶黄连 *Coptis deltoidea* C.Y.Cheng et Hsiao 或 云 连 *Coptisteeta* wall. 的干燥根茎，各自分别习称“味连”“雅连”“云连”，然而亦由于资源、栽培技术、产量等原因，目前只有黄连 *Coptis chinensis* Franch. 成为商品主流。正如李时珍所说的那样“药物之兴废不同如此”。

同时李时珍也敢于对一些不合理的论断做出批判，如黄连不能与猪肉同食，“道书言服黄连犯猪肉令人泄泻，而方家有猪肚黄连丸、猪脏黄连丸，岂只忌肉而不忌脏腑乎？”又如对黄连作为服食养生之用也提出了疑义，“窃谓黄连大苦大寒之药，用之降火燥湿，中病即当止。岂可久服，使肃杀之令常行，而伐其生发冲和之气乎？”时至今日，临床也认为其苦寒易伤胃阳，不可久服。

黄连的所含成分已较为清晰，主要为生物碱类，此外尚有木脂素、香豆素、黄酮、萜类、甾体、有机酸、挥发油、多糖等多种化学成分，具有降血糖、抗菌、抗氧化、消炎、抗肿瘤、调血脂、抗心律失常等药理活性。显著的降糖活性使黄连较早就用于糖尿病的治疗。近些年对此报道较多。糖尿病是一种以高血糖为特征的常见内分泌系统代谢异常疾病。由于糖尿病的代谢紊乱，常伴随众多并发症。随着现代生活水平的提高和人们生活方式的改变，该病的发病率有不断增长的趋势，严重威胁人类的健康和影响人们的生活质量。其中2型糖尿病在中医中属于“消渴”证的范畴，黄连针对这一类型的糖尿病有明显的功效。但目前对黄连的降糖机制仍存在着一些争议，需进行深入研究，给予明确阐释。

黄芩[1]《本经》中品

【释名】腐肠《本经》、空肠《别录》、内虚《别录》、妒妇《吴普》、经芩《别录》、黄文《别录》、印头《吴普》、苦督邮[2]《记事》，内实者名子芩弘景、条芩《纲目》、豚尾芩《唐本》、鼠尾芩。

[弘景曰]圆者名子芩；破者名宿芩，其腹中皆烂，故名腐肠。

[时珍曰]芩，《说文》作莶[3]，谓其色黄也。或云芩者黔也，黔乃黄黑之色也。宿芩乃旧根，多中空，外黄内黑，即今所谓片芩，故又有腐肠、妒妇诸名。妒妇心黯，故以比之。子芩乃新根，多内实，即今所谓条芩。或云西芩多中空而色黔，北芩多内实而深黄。

【集解】[《别录》曰]黄芩，生秭归川谷及冤句[4]。三月三日采根，阴干。

[弘景曰]秭归，属建平郡。今第一出彭城[5]，郁州亦有之[6]，惟深色坚实者好。俗方多用，道家不须。

黄芩，《药典》规定来源为唇形科植物黄芩的干燥根。主产于河北、山西、内蒙古、陕西及东北，河南、山东、云南、贵州也有。以山西产量最大，以河北承德及河北北部所产者（又被称为“热河黄芩”）质量最好。热河黄芩根粗长，质坚实，空心少，皮色金黄，品质优良，认为是黄芩的上品。

从历代本草的考证看，古今药用黄芩主要是唇形科植物黄芩的根，此外可能还有同属的甘肃黄芩、滇黄芩和丽江黄芩等植物的根在产地做为黄芩兼收并用。

［恭曰］今出宜州、鄜州、泾州者佳[7]。兖州大实亦好[8]，名豚尾芩。

［颂曰］今川蜀、河东、陕西近郡，皆有之。苗长尺余，茎干粗如箸，叶从地四面作丛生，类紫草，高一尺许。亦有独茎者，叶细长，青色，两两相对。六月开紫花，根如知母粗细，长四五寸，二月八月采根，曝干。《吴普本草》云：二月生赤黄叶，两两四四相值。其茎空中，或方圆，高三四尺。四月花紫红赤，五月实黑、根黄。二月至九月采，与今所说有小异也。

［注释］

[1] 黄芩：出自草部第十三卷草之二。 [2] 督邮：古代官名，是督邮书掾、督邮曹掾的简称。汉代各郡的重要属吏。代表太守督察县乡，宣达政令兼司法等。每郡分若干部，每部设一督邮。 [3] 莶（qín）：即黄芩。 [4] 秭（zǐ）归：今属湖北。冤句：古地名，又作宛朐、宛句、宛亭，故城在今山东省菏泽市西南。 [5] 彭城：古地名。今江苏徐州。 [6] 郁州：古地名，今江苏连云港附近的云台山。 [7] 宜州、鄜（fū）州、泾州：古地名，分别为今广西河池所属宜州市大部及罗成仫佬族自治县西南部地区、陕西富县、甘肃泾川。 [8] 兖（yǎn）州：今属山东。

根

【气味】苦，平，无毒。

[《别录》曰] 大寒。

[普曰] 神农、桐君、雷公：苦，无毒；李当之：小温。

[杲曰] 可升可降，阴也。

[好古曰] 气寒，味微苦而甘，阴中微阳，入手太阴血分。

[元素曰] 气凉，味苦、甘，气厚味薄，浮而升，阳中阴也，入手少阳、阳明经。酒炒则上行。

[之才曰] 山茱萸、龙骨为之使，恶葱实，畏丹砂、牡丹、藜芦。得厚朴、黄连，止腹痛；得五味子、牡蒙、牡蛎，令人有子。得黄芪、白敛、赤小豆，疗鼠瘘[1]。

[时珍曰] 得酒，上行；得猪胆汁，除肝胆火；得柴胡，退寒热；得芍药，治下痢；得桑白皮，泻肺火；得白术，安胎。

【主治】诸热黄疸，肠澼泄痢，逐水，下血闭，恶疮疽蚀火疡[2]。《本经》

疗痰热胃中热，小腹绞痛，消谷[3]，利小肠，女子血闭，淋露下血，小儿腹痛。《别录》

治热毒骨蒸，寒热往来，肠胃不利，破拥气，治五淋[4]，令人宣畅，去关节烦闷，解热渴。甄权

下气，主天行热疾，丁疮[5]，排脓，治乳痈

发背。 大明

凉心，治肺中湿热，泻肺火上逆，疗上热，目中肿赤，瘀血壅盛，上部积血，补膀胱寒水，安胎，养阴退阳。 元素

治风热湿热头疼，奔豚热痛[6]，火咳肺痿喉腥，诸失血。 时珍

[注释]

[1] 鼠瘘（lòu）：中医病名。又名鼠瘰、筋瘘、瘰疬等。是指疾病日久，成脓溃破并形成窦道的淋巴结核病。 [2] 疽蚀火疡：泛指因热邪引起的中医外科疾病。疽蚀，泛指体表溃烂的痈疽。火疡，泛指因火引起的一切脓肿。 [3] 消谷：中医症状名。指食物入胃肠，很快消化之证。 [4] 五淋：中医病证名，是中医对淋证的分型。此处泛指各种淋证。 [5] 丁疮：中医病名。即疔疮，疮疡的一种，又名丁肿、疔肿、疔毒、疵疮。因其形小，根深、坚硬如钉而得名。 [6] 奔豚：又称奔豚气，中医古病名，属五积的肾之积。指肾脏寒气上冲或肝脏气火上逆引起的发作性下腹气上冲胸，直达咽喉，腹部绞痛，胸闷气急，头昏目眩，心悸易凉，烦躁不安，发作过后如常。豚，小猪。

李杲根据黄芩的不同形状又区分出两类不同的功能主治。一药变成两药使用。

【发明】[杲曰] 黄芩之中枯而飘者，泻肺火，利气，消痰，除风热，清肌表之热；细实而坚者，泻大肠火，养阴退阳，补膀胱寒水，滋其化源。高下之分与枳实、枳壳同例。

[元素曰] 黄芩之用有九：泻肺热，一也；上焦皮肤风

热风湿，二也；去诸热，三也；利胸中气，四也；消痰膈，五也；除脾经诸湿，六也；夏月须用，七也；妇人产后养阴退阳，八也；安胎，九也。酒炒上行，主上部积血，非此不能除。下痢脓血，腹痛后重，身热久不能止者，与芍药、甘草同用之。凡诸疮痛不可忍者，宜芩、连苦寒之药，详上下分身梢及引经药用之。

[震亨曰]黄芩降痰，假其降火也。凡去上焦湿热，须以酒洗过用。片芩泻肺火，须用桑白皮佐之。若肺虚者，多用则伤肺，必先以天门冬保定肺气而后用之。黄芩、白术乃安胎圣药，俗以黄芩为寒而不敢用，盖不知胎孕宜清热凉血，血不妄行，乃能养胎。黄芩乃上中二焦药，能降火下行，白术能补脾也。

[罗天益曰]肺主气，热伤气，故身体麻木。又五臭入肺为腥[1]，故黄芩之苦寒，能泻火、补气而利肺，治喉中腥臭。

[颂曰]张仲景治伤寒心下痞满泻心汤，凡四方皆用黄芩，以其主诸热、利小肠故也。又太阳病下之利不止，喘而汗出者，有葛根黄芩黄连汤，及主妊娠安胎散，亦多用之。

[时珍曰]洁古张氏言黄芩泻肺火，治脾湿；东垣李氏言片芩治肺火，条芩治大肠火；丹溪朱氏言黄芩治上中

二焦火；而张仲景治少阳证小柴胡汤，太阳少阳合病下利黄芩汤，少阳证下后心下满而不痛泻心汤，并用之；成无己言黄芩苦而入心[2]，泄痞热。是黄芩能入手少阴阳明、手足太阴少阳六经矣。盖黄芩气寒味苦，色黄带绿，苦入心，寒胜热，泻心火，治脾之湿热，一则金不受刑，一则胃火不流入肺，即所以救肺也。肺虚不宜者，苦寒伤脾胃，损其母也。少阳之证，寒热胸胁痞满，默默不欲饮食，心烦呕，或渴或痞，或小便不利。虽曰病在半表半里，而胸胁痞满，实兼心肺上焦之邪。心烦喜呕，默默不欲饮食，又兼脾胃中焦之证。故用黄芩以治手足少阳相火，黄芩亦少阳本经药也。成无己注《伤寒论》，但云柴胡、黄芩之苦，以发传邪之热；芍药、黄芩之苦，以坚敛肠胃之气，殊昧其治火之妙。杨士瀛《直指方》云：柴胡退热，不及黄芩。盖亦不知柴胡之退热，乃苦以发之，散火之标也；黄芩之退热，乃寒能胜热，折火之本也。仲景又云：少阳证腹中痛者，去黄芩，加芍药。心下悸，小便不利者，去黄芩，加茯苓。似与《别录》治少腹绞痛、利小肠之文不合。成氏言黄芩寒中，苦能坚肾，故去之，盖亦不然。至此当以意逆之，辨以脉证可也。若因饮寒受寒，腹中痛，及饮水心下悸，小便不利，而脉不数者，是里无热证，则黄芩不可用也。若热厥腹痛，肺热而小便不利者，黄芩其可不用乎？故善观书者，先求之理，毋徒泥其文。昔有人素多酒欲，病少腹绞痛不可忍，小便如淋，诸药不效。偶用黄芩、木通、甘草三味煎服，遂止。王海藏言有人因虚服附子药多，病小便秘，服芩、连药而愈。此皆热厥之痛也，学者其可拘乎？予年二十时，因感冒咳嗽既久，且犯戒，遂病骨蒸发热，肤如火燎，每日吐痰碗许，暑月烦渴，寝食几废，六脉浮洪。遍服柴胡、麦门冬、荆沥诸药，月馀益剧，皆以为必死矣。先君偶思李东垣治肺热如火燎[3]，烦躁引饮而昼盛者，气分热也。宜一味黄芩汤，以泻肺经气分之火。遂按方用片芩一两，水二钟，煎一钟，顿服。次日身热尽退，而痰嗽皆愈。药中肯綮[4]，如鼓应桴[5]，医中之妙，有如此哉。

这里，李时珍以黄芩救命的亲身体会，生动说明药对其证，中药有立竿见影之效。

[注释]

[1] 五臭：中医术语。也叫五气。即臊、焦、香、腥、腐。出自《素问•六节藏象论》。 [2] 成无己：约1063—1156，金代医家。聊摄（今山东茌平）人，生于世医家庭，自幼攻读医学。著作有《注解伤寒论》《伤寒明理论》和《伤寒明理药方论》。《注解伤寒论》为《伤寒论》第一个全注本。书稿成于皇统四年(1144)。据钱超尘老师考证，金皇统四年（1144）为严器之为《注解伤寒论》作序之年，其时尚未刊行，直至金大定十二年（1172）才雕版刊行。 [3] 先君：已过世的父亲。 [4] 肯綮（qìng）：筋骨结合的地方，比喻要害或关键之处。 [5] 如鼓

应桴（fú）：鼓槌敲鼓，立刻反响。比喻疗效迅速。桴，鼓槌。

【附方】旧三，新一十四。

三黄丸：孙思邈《千金方》云：巴郡太守奏加减三黄丸疗男子五痨七伤[1]，消渴不生肌肉，妇人带下，手足寒热，泻五脏火。春三月，黄芩四两，大黄三两，黄连四两；夏三月，黄芩六两，大黄一两，黄连七两；秋三月，黄芩六两，大黄二两，黄连三两；冬三月，黄芩三两，大黄五两，黄连二两。三物随时合捣下筛，蜜丸乌豆大。米饮每服五丸，日三。不知[2]，增至七丸，服一月病愈。久服走及奔马，人用有验。禁食猪肉。《图经本草》

三补丸治上焦积热，泻五脏火：黄芩、黄连、黄檗等分，为末，蒸饼丸梧子大。每白汤下二三十丸。《丹溪纂要》

肺中有火：清金丸用片芩（炒为末），水丸梧子大。每服二三十丸，白汤下。 同上

肤热如燎：方见发明下。

小儿惊啼：黄芩、人参等分，为末。每服一字[3]，水饮下。《普济方》

肝热生翳，不拘大人小儿：黄芩一两，淡豉三

两。为末。每服三钱，以熟猪肝裹吃，温汤送下，日二服。忌酒面。《卫生家宝方》

少阳头痛[4]**，亦治太阳头痛**[5]**，不拘偏正：**小清空膏用片黄芩（酒浸透），晒干为末。每服一钱，茶酒任下。 东垣《兰室秘藏》

眉眶作痛[6]**，风热有痰：**黄芩（酒浸）、白芷等分。为末。每服二钱，茶下。《洁古家珍》

吐血衄血，或发或止，积热所致： 黄芩一两（去中心黑朽者，为末）。每服三钱，水一盏，煎六分，和滓温服。《圣惠方》

吐衄下血：黄芩三两。水三升，煎一升半，每温服一盏。亦治妇人漏下血。 庞安时《总病论》

血淋热痛：黄芩一两。水煎热服。《千金翼方》

经水不断：芩心丸治妇人四十九岁已后，天癸当住[7]，每月却行，或过多不止。用条芩心二两（米醋浸七日），炙干又浸，如此七次。为末，醋糊丸梧子大。每服七十丸，空心温酒下，日二次。《瑞竹堂方》

崩中下血：黄芩为细末。每服一钱，霹雳酒下，以秤锤烧赤，淬酒中也。 许学士云：崩中多用止血及补血药。此方乃治阳乘于阴，所谓天暑地热，经水沸溢者

也。《本事方》

安胎清热：条芩、白术等分。炒为末，米饮和丸梧子大。每服五十丸，白汤下。或加神曲。凡妊娠调理，以四物去地黄，加白术、黄芩为末，常服甚良。《丹溪纂要》

产后血渴，饮水不止：黄芩、麦门冬等分。水煎温服，无时。《杨氏家藏方》

灸疮血出：一人灸火至五壮，血出不止如尿，手冷欲绝。以酒炒黄芩二钱为末，酒服即止。 李楼《怪证奇方》

老小火丹[8]：黄芩末，水调涂之。《梅师方》

子

【主治】肠澼脓血。《别录》。

[注释]

[1] 巴郡太守：巴郡，古地名，唐代巴郡为今重庆。太守，官名。为一郡之最高长官。 [2] 不知：疗效不明显或没有疗效。 [3] 字：中药古代一种计量单位。用钱币抄取药末，填去一字之量。即一钱匕的四分之一量。 [4] 少阳头痛：中医病证名。头痛指以头痛症状为主要表现的疾病。少阳头痛为痛在少阳经脉循行部位——头角者。即额角，指前发际在左、右两端弯曲下垂所呈之角。 [5] 太阳头痛：中医病证名。头痛而在太阳经脉循行部位者。痛的部位是自脑后上至巅顶，其痛连项。 [6] 眉眶作痛：即眉棱骨痛，中医病名。是因经气不通致眉棱骨部或兼

眼眶深部胀痛的眼病。[7]天癸：此为月经的代名词。[8]火丹：中医外科病名。即丹毒。又名丹熛、天火、火丹、流火等。是指以皮肤突然发红成片，色如涂丹为主要表现的急性感染性疾病。

[点评]

不同时期的文献中都提到了"枯芩"和"条芩"的商品分类，指出了二者由于质地、采收年限不同而所针对的主要病证也不同。基本上历代医家都认为，枯芩为生长年久的宿根，中空而枯，体轻主浮，善清上焦肺火，主治肺热咳嗽痰黄。条芩为生长年少的子根，体实而坚，质重主降，善泻大肠湿热，主治湿热泻痢腹痛。《本草纲目》中也有类似记载。现在大部分药店在黄芩分类时只有一种。据说是因为栽培品中没有枯芩了。

黄芩野生者因生长年限长而出现中空的情况，如同百年樟树亦是树干中空，因此三年以上的黄芩又有"腐肠""枯芩"之称，而生长年限较短的，一至三年左右的则质地坚实，称为条芩或子芩。金元以来，受法象药理学影响，逐步将其划分成两个不同功效的药，如枯芩因质地较轻而偏重于清上焦肺之热，而条芩因质重而清下焦大肠之热。肺与大肠相表里，正所谓治上焦如羽（非轻不举），治下焦如权（非重不沉），即此理也。

随着黄芩野生资源的下降，加之黄芩为中医临床常用大宗药材，因此近年来以栽培为主，而现行《药典》2015年版规定其所含指标性成分黄芩苷不得低于9%，而条芩的含量较枯芩高出数倍，加之枯芩种植所需年限长，成本高，因此目前枯芩已难以见到，甚为可惜。同样的延胡索原名玄胡索，在宋代因避赵氏始祖赵玄朗讳，改玄为延。明代又被改为元胡索，后来就简称为元胡了。延胡索在《药典》规定来源为罂粟科植物延胡索，夏初茎叶枯萎时采挖，除去须根，洗净，置沸水中煮至恰无白心时，取出，晒干。

延胡索始载于《本草拾遗》。唐宋时期本草中记载的延胡索主要来源于今天的东北地区，明代以后，延胡索药材的应用情况发生了变化，江苏句容成为延胡索的一个新产区，且已发展成为人工种植。

情况出现在连翘的青翘和老翘上，因此在制定相关标准时应充分研究传统用药特点的内在规律。

现代研究，黄芩的化学成分主要为黄酮类，包括黄芩苷、汉黄芩苷、黄芩素、汉黄芩素、千层纸素A等，具有抗多种病原微生物、抗炎、抗过敏、护肝利胆、降血脂、降血压、抗血栓形成、抗肿瘤、提高免疫等药理作用。目前临床上主要用于治疗呼吸道感染性疾病、急性菌痢、病毒性肝炎、胆囊炎、创伤、局部感染、烫伤及下肢丹毒、麦粒肿、妊娠恶阻、高血压、痤疮、带状疱疹、龋齿及安胎等，临床治疗效果明显、肯定，与历代本草的使用状况也基本一致。新近研究发现其有治疗焦虑症的苗头，有待进一步结果。

延胡索[1] 宋《开宝》

【释名】玄胡索。

[好古曰]本名玄胡索，避宋真宗讳，改玄为延也。

【集解】[藏器曰]延胡索生于奚国[2]，从安东道来[3]，根如半夏，色黄。

[时珍曰]奚乃东北夷也。今二茅山西上龙洞种之[4]。每年寒露后栽，立春后生苗，叶如竹叶样，三月长三寸高，根丛生如芋卵样[5]，立夏掘起。

根

【气味】辛，温，无毒。

[珣曰]苦，甘。

[杲曰]甘、辛，温，可升可降，阴中阳也。

[好古曰]苦、辛，温，纯阳，浮也，入手、足太阴经。

【主治】破血，妇人月经不调，腹中结块，崩中淋露，产后诸血病，血运，暴血冲上，因损下血。煮酒或酒磨服。《开宝》

除风治气，暖腰膝，止暴腰痛，破癥癖[6]，扑损瘀血，落胎。大明

治心气小腹痛，有神。好古

散气，治肾气，通经络。李珣

活血利气，止痛，通小便。时珍

自明代以来，延胡索产地南移至江苏茅山一带。清代延胡索的种植已扩展到浙江杭州一带，从民国至今，延胡索主要为栽培品，主产于浙江中部的东阳、缙云、磐安、永康等地，是浙江道地药材“浙八味”之一。

[注释]

[1]延胡索：出自草部第十三卷草之二。 [2]奚国：1123年正月至八月，辽代末年奚族奚回离保（汉名萧翰）所建之国，历时仅八个月即被金朝所灭。范围大约相当于今河北青龙满族自治县。 [3]安东道：今辽宁丹东。 [4]二茅山：即茅山，在江苏句容。有大茅峰、二茅峰和三茅峰。 [5]芋卵：方言，小芋头。 [6]癥癖（zhēng pǐ）：中医症状名。腹中积聚而成的痞块。

【发明】[珣曰]主肾气，及破产后恶露或儿枕[1]。与三棱、鳖甲、大黄为散，甚良，虫蛀成末者，尤良。

[时珍曰]玄胡索，味苦微辛，气温，入手足太阴厥阴四经，能行血中气滞，气中血滞，故专治一身上下诸痛，用之中的，妙不可言。 荆穆王妃胡氏[2]，因食荞麦面着怒，遂病胃脘当心痛，不可忍。医用吐下行气化滞诸药，皆入口即吐，不能奏功。大便三日不通。因思《雷公炮炙论》云：心痛欲死，速觅延胡。乃以玄胡索末三钱，温酒调下，即纳入，少顷大便行而痛遂止。 又华老年五十馀，病下痢腹痛垂死，已备棺木。予用此药三钱，米饮服之，痛即减十之五，调理而安。 按方勺《泊宅编》云[3]：一人病遍体作痛，殆不可忍。都下医或云中风[4]，或云中湿，或云脚气，药悉不效。周离亨言[5]：是气血凝滞所致。用玄胡索、当归、桂心等分，为末，温酒服三四钱，随量频进，以止为度，遂痛止。盖玄胡索能活血化气，第一品药也。其后赵待制霆因导引失节[6]，肢体拘挛，亦用此数服而愈。

[注释]

[1] 产后恶露、儿枕：中医妇产科病名。产后恶露指产后随子宫蜕膜脱落，含有血液、坏死蜕膜等组织经阴道排出，称为恶露。儿枕指妊娠晚期，胞中馀血成块有如儿枕，故名。 [2] 荆

穆王妃胡氏：据学者考证认为“穆王”为“恭王”之误。荆王世系无穆王。李时珍在世时，荆王府历经荆端王朱厚烇、荆恭王朱翊钜（1534—1570）、荆敬王朱常涫、荆康王朱常盎四任王爷。只有荆恭王的王妃为胡氏。 [3] 方勺：字仁声，自号泊宅村翁，婺州（今浙江金华）人。宋文人。主要作品《泊宅编》，所载多为元佑迄政和间朝野旧事。 [4] 都下：指京都的意思。 [5] 周离亨：政和二年（1112）进士。江山（今属浙江）人。 [6] 赵待制霆：赵霆，北宋末年杭州知州，官宣德郎。待制，官名。宋因唐制于殿阁设待制备皇帝顾问。

【附方】旧三，新一十二。

老小咳嗽：玄胡索一两，枯矾二钱半。为末。每服二钱，软饧一块和[1]，含之。《仁存堂方》

鼻出衄血：玄胡索末，绵裹塞耳内，左衄塞右，右衄塞左。《普济方》

小便尿血：玄胡索一两，朴硝七钱半，为末。每服四钱，水煎服。《活人书》

小便不通：捻头散治小儿小便不通。用玄胡索、川苦楝子等分，为末。每服半钱或一钱，白汤滴油数点调下。 钱仲阳《小儿直诀》

膜外气疼及气块[2]：玄胡索不限多少。为末。猪胰一具，切作块子，炙熟蘸末，频食之。《胜金方》

热厥心痛[3]，或发或止，久不愈，身热足寒

者：用玄胡索（去皮）、金铃子肉等分，为末，每温酒或白汤下二钱。《圣惠方》

下痢腹痛：方见发明下。

妇女血气，腹中刺痛，经候不调：用玄胡索（去皮），醋炒、当归（酒浸）炒各一两，橘红二两。为末，酒煮米糊丸梧子大。每服一百丸，空心艾醋汤下。《济生方》

产后诸病：凡产后，秽污不尽，腹满，及产后血运，心头硬，或寒热不禁，或心闷、手足烦热、气力欲绝诸病。并用玄胡索炒研，酒服一钱，甚效。《圣惠方》

小儿盘肠气痛[4]：玄胡索、茴香等分，炒研，空心米饮量儿大小与服。《卫生易简方》

疝气危急[5]：玄胡索（盐炒）、全蝎（去毒生用）等分。为末。每服半钱，空心盐酒下。《直指方》

冷气腰痛：玄胡索、当归、桂心三味。方见发明下。

肢体拘痛：方同上。

偏正头痛，不可忍者：玄胡索七枚，青黛二钱，牙皂二个（去皮、子）。为末，水和丸如杏仁大。每以水化一丸，灌入病人鼻内，随左右，口咬铜钱一个，当有涎出成盆而愈。《永类方》

坠落车马，筋骨痛不止：玄胡索末。豆淋酒服二钱，日二服。《圣惠方》

[注释]

[1] 软饧（xíng）：用麦芽或谷芽熬成的软饴糖。 [2] 膜外气疼及气块：中医病证名。指腹膜外肌肤间之气肿，胀满，疼痛、肿块。膜，腹膜。 [3] 热厥心痛：中医病证名。指热郁气逆所致的心痛。证见心痛，烦躁吐逆，身热足寒，额上汗出。 [4] 小儿盘肠气痛：中医病证名。又名盘肠痛、肠痛。症见患儿腹痛曲腰，叫哭不已，不乳，面色青白，两眉蹙锁，大便泻青，额上汗出等。 [5] 疝气：中医病名。又名疝、横痃、膀胱小肠气、贼风入腹、小肠气、膀胱气等。是指以阴囊、小腹疼痛肿起，涉及腰、胁、背以及心窝部、脐周，伴有四肢厥冷，冷气抢心，止作无时为主要表现的疾病。

[点评]

延胡索最早产地出自“安东道”，从东北地区罂粟科紫堇属植物的分布来看，早期所用应为齿瓣延胡索 *Corydalis turtschaninovii* Bess.，明代《本草品汇精要》将延胡索的道地产区定为“镇江”，可见明代已转移至长江流域，此时品种已变为 *Corydalis yanhusuo* W.T.Wang，而李时珍最早记载了延胡索的人工栽培，明清两代主要栽培在江浙两地，近代以来主要以浙江金华地区的东阳所载元胡作为知名，为浙江道地药材“浙八味”之一。

现代研究，延胡索主要成分为原小檗碱类、阿朴菲类、原阿片类、异喹啉类等生物碱和甾体、有机酸、黏液质、氨基酸和挥发油等非生物碱。主要有效成分为延胡索甲素、延胡索乙素、黄连碱、海罂粟碱、小檗碱、巴马亭等。有镇痛镇静、抗心律失常和降压、抗心肌缺血、抗胃溃疡、抗氧化、抗肿瘤、抗炎等方面的药理活性。

当归，《药典》规定来源为伞形科植物当归。主产于甘肃省的定西岷县和陇南宕昌等地，岷县所出量大质优，习称“岷归”，此外，云南、陕西、四川、湖北亦有产出。

当归命名的原因，陈承《本草别说》是从医学的角度认识的：“气血昏乱者，服之即定。此盖服之能使气血各有所归，则可以于产后备急于补虚速效。恐圣人立当归之名，必因此出矣。”而文人多从当归寓意解释，因而出现了许多典故诗句。如《三国志·史慈传》：“曹公闻

当归[1]《本经》中品

【释名】**乾归**（《本经》）、**山蕲**（《尔雅》）、**白蕲**（《尔雅》）、**文无**（《纲目》）。

［颂曰］按：《尔雅》：“薜，山蕲。”又云：“薜，白蕲。薜音百。蕲即古芹字。”郭璞注云：“当归也。似芹而粗大。”许慎《说文》云：“生山中者，名薜，一名山蕲。”然则当归，芹类也。在平地者名芹，生山中粗大者，名当归也。

［宗奭曰］今川蜀皆以畦种[2]，尤肥好多脂，不以平地、山中为等差也[3]。

［时珍曰］当归本非芹类，特以花叶似芹，故得芹名。古人娶妻为嗣续也[4]，当归调血为女人要药，有思夫之意，故有当归之名，正与唐诗“胡麻好种无人种，正是归时又不归”之旨相同[5]。崔豹《古今注》云[6]：“古人相赠以芍药，相招以文无。”文无一名当归，芍药一名将离故也。

［承曰］当归治妊妇产后恶血上冲，仓猝取效。气血昏乱者，服之即定。能使气血各有所归，恐当归之名必因此出也。

[注释]

[1] 当归：出自草部第十四卷草之三。 [2] 畦（qí）种：指在畦内种植作物的方式。畦，田园中分成的小区块。 [3] 等差：优劣等级差别。 [4] 嗣续：承继，子孙世代继承，子孙繁衍。 [5]“胡麻好种无人种”二句：这是唐代葛鸦儿的《怀良人》，原文作：“蓬鬓荆钗世所稀，布裙犹是嫁时衣。胡麻好种无人种，正是归时不见归。” [6] 崔豹：字正雄，渔阳郡（今北京密云）人。西晋时官吏。其著作《古今注》是一部对古代和当时各类事物进行解说诠释的著作。

【集解】[《别录》曰] 当归生陇西川谷[1]，二月八月采根，阴干。

[弘景曰] 今陇西汧阳黑水当归[2]，多肉少枝气香，名马尾当归。西川北部当归，多根枝而细。历阳所出者[3]，色白而气味薄，不相似，呼为草当归，缺少时亦用之。

[恭曰] 今出当州、宕州、翼州、松州[4]，以宕州者最胜。有二种：一种似大叶芎藭者，名马尾当归，今人多用；一种似细叶芎藭者，名蚕头当归，即陶称历阳者，不堪用，茎叶并卑下于芎藭。

[颂曰] 今川蜀、陕西诸郡及江宁府、滁州皆有之[5]，以蜀中者为胜。春生苗，绿叶有三瓣。七八月开花似莳萝[6]，浅紫色。根黑黄色，以肉厚而不枯者为胜。

[时珍曰] 今陕、蜀、秦州、汶州诸处人多栽莳为货。

其名，遣慈书，以箧封之。发省无所道，但贮当归。”《晋书·五行志》：“魏明帝太和中，姜维归蜀，失其母。魏人使其母手书呼维令反，并送当归以譬之。维报书曰：良田百顷，不计一亩，但见远志，无有当归。”宋龙辅《又为子夜歌》：“明朝将解缆，叮嘱不曾离。文无识顷刻，不久便当归。”宋朱翌《寄方允迪》：“山阴兴尽晚船催，猿鹤欢迎入翠微。为信在山名远志，便令满箧寄当归。”

汧阳，一作“叨阳”。叨阳，古县名，据今人考证是南北朝时期陇西郡首阳县，现今甘肃省渭源县。

以秦归头圆尾多色紫气香肥润者，名马尾归，最胜他处；头大尾粗色白坚枯者，为镵头归[7]，止宜入发散药尔。恣言：川产者力刚而善攻，秦产者力柔而善补，是矣。

[注释]

[1]陇西：今属甘肃。[2]汧阳：古地名，今陕西千阳。[3]历阳：古地名。今安徽和县。[4]当州、宕州、翼州、松州：古地名。今四川黑水、甘肃宕昌南阳、四川茂县、四川阿坝藏族自治州大部及青海久治、玛曲一带。[5]江宁府：为古地名，今江苏南京。滁州：今属安徽。[6]莳（shí）萝：又称土茴香。伞形科莳萝属植物。一二年生草本。[7]镵（chán）头：犁头。

根

【修治】[敩曰]凡用去芦头，以酒浸一宿入药。止血破血，头尾效各不同。若要破血，即使头一节硬实处。若要止痛止血，即用尾。若一并用，服食无效，不如不使，惟单使妙也。

[元素曰]头止血，尾破血，身和血，全用即一破一止也。先以水洗净土。治上酒浸；治外酒洗过，或火干、日干入药[1]。

[杲曰]头，止血而上行；身，养血而中守；梢，破血而下流；全活血而不走。

古代中医在使用当归时，会分成不同的药用部位。处方上有当归头、当归身和当归尾即全当归的药名。当归头是当归的头部，具有补血；活血；调经止痛；润燥滑肠等功效。当归尾是当归的尾部，能活血祛瘀，治疗经闭不通及瘀血积滞肿痛的病证。当归身是当归的中段，为当归的主要部分，中医学上认为当归身主要是补血为主，具有补血活血，调经止痛，润肠通便的功效。

[时珍曰] 雷、张二氏所说头尾功效各异。凡物之根，身半已上，气脉上行，法乎天；身半已下，气脉下行，法乎地。人身法象天地，则治上当用头，治中当用身，治下当用尾，通治则全用，乃一定之理也。当以张氏之说为优。凡晒干乘热纸封瓮收之，不蛀。

【气味】甘，温，无毒。

[《别录》曰] 辛，大温。

[普曰] 神农、黄帝、桐君、扁鹊：甘，无毒；岐伯、雷公：辛，无毒；李当之：小温。

[杲曰] 甘、辛，温，无毒。气厚味薄，可升可降，阳中微阴，入手少阴、足太阴、厥阴经血分。

[之才曰] 恶蔺茹、湿面，畏菖蒲、海藻、牡蒙、生姜，制雄黄。

【主治】咳逆上气，温疟寒热洗洗在皮肤中[2]，妇人漏下绝子[3]，诸恶疮疡金疮，煮汁饮之。《本经》

温中止痛，除客血内塞，中风痓汗不出[4]，湿痹中恶[5]，客气虚冷，补五脏，生肌肉。《别录》

止呕逆，虚劳寒热，下痢腹痛齿痛，女人沥血腰痛，崩中，补诸不足。甄权

治一切风，一切血，补一切劳，破恶血，养新血，及癥癖，肠胃冷[6]。　大明

治头痛，心腹诸痛，润肠胃筋骨皮肤，治痈疽，排脓止痛，和血补血。　时珍

主痿躄嗜卧[7]，足下热而痛。冲脉为病，气逆里急。带脉为病，腹痛，腰溶溶如坐水中。　好古

[注释]

[1] 火干、日干：炮制术语，即烘干、晒干。　[2] 洗洗：形容寒战的样子。　[3] 漏下绝子：指因月经异常引起的绝育。漏下，中医症状名。指以妇女月经非时而下，下血淋漓不净为常见症的月经病。绝子，不孕、绝育。　[4] 痓（zhì）：中医病证名。以口噤而角弓反张为特征。　[5] 湿痹：中医病证名。痹病中的一种。又名着痹、肌痹。是以湿邪为主的痹证。症状或一处麻痹不仁，或四肢手足不举，或半身不能转侧，或湿变为热，热变为燥，收引拘挛作痛，蜷缩难伸。　[6] 肠胃冷：查《证类本草》《增广和剂局方药性总论》无此三字。疑衍。　[7] 痿躄：中医病名。即痿躄。属痿证。指以四肢痿弱，足部能行为主的病证。

【发明】[权曰] 患人虚冷者，加而用之。

[承曰] 世俗多谓惟能治血，而《金匮》《外台》《千金》诸方皆为大补不足、决取立效之药。古方用治妇人产后恶

血上冲，取效无急于此。凡气血昏乱者，服之即定。可以补虚，备产后要药也。

[宗奭曰]《药性论》补女子诸不足一说[1]，尽当归之用矣。

[成无己曰]脉者血之府，诸血皆属心。凡通脉者，必先补心益血。故张仲景治手足厥寒、脉细欲绝者，用当归之苦温以助心血。

[元素曰]其用有三：一，心经本药；二，和血；三，治诸病夜甚。凡血受病，必须用之。血壅而不流则痛，当归之甘温能和血，辛温能散内寒，苦温能助心散寒，使气血各有所归。

[好古曰]入手少阴，以其心生血也。入足太阴，以其脾裹血也。入足厥阴，以其肝藏血也。头能止血；身能养血，尾能行血。全用，同人参、黄芪，则补气而生血；同牵牛、大黄则行气而破血。从桂、附、茱萸则热，从大黄、芒消则寒。佐使分定，用者当知。酒蒸治头痛，诸痛皆属木，故以血药主之。

[机曰]治头痛，酒煮服清，取其浮而上也。治心痛，酒调末服，取其浊而半沉半浮也。治小便出血，用酒煎服，取其沉人下极也[2]。自有高低之分如此。王海藏言当归血

药，如何治胸中咳逆上气？按当归其味辛散，乃血中气药也。况咳逆上气，有阴虚阳无所附者，故用血药补阴，则血和而气降矣。

[悉曰]当归主血分之病。川产力刚可攻，秦产力柔宜补。凡用，本病宜酒制，有痰以姜制，导血归源之理。血虚以人参、石脂为佐，血热以生地黄、条芩为佐，不绝生化之源。血积配以大黄。要之，血药不容舍当归。故古方四物汤以为君，芍药为臣，地黄为佐，芎䓖为使也。

[注释]

[1]《药性论》：唐甄权著，原书佚，内容散存于《证类本草》等多种古籍中。　[2]下极：在中医理论中，下极指下部之极。此谓膀胱。

【附方】旧八，新一十九。

血虚发热：当归补血汤治肌热燥热，目赤面红，烦渴引饮，昼夜不息，其脉洪大而虚，重按全无力，此血虚之候也。得于饥困劳役[1]，证象白虎[2]，但脉不长实为异耳。若误服白虎汤即死，宜此主之。当归身（酒洗）二钱，绵黄芪（蜜炙）一两。作一服。水二钟，煎一钟，空心温服，日再服。　东

垣《兰室秘藏》

失血眩运：凡伤胎去血[3]，产后去血，崩中去血，金疮去血，拔牙去血，一切去血过多，心烦眩运，闷绝不省人事。当归二两，芎䓖一两。每用五钱，水七分，酒三分，煎七分，热服，日再。《妇人良方》

衄血不止：当归（焙）研末，每服一钱，米饮调下。《圣济录》

小便出血：当归四两（剉），酒三升，煮取一升，顿服。《肘后》

头痛欲裂：当归二两，酒一升，煎取六合，饮之，日再服。《外台秘要方》

内虚目暗：补气养血用当归（生晒）六两，附子（火炮）一两，为末，炼蜜丸梧子大。每服三十丸，温酒下，名六一丸。《圣济总录》

心下痛刺：当归为末，酒服方寸匕。《必效方》

手臂疼痛：当归三两（切，酒浸三日），温饮之。饮尽，别以三两再浸，以瘥为度。《事林广记》

温疟不止：当归一两。水煎饮，日一服。《圣济总录》

久痢不止：当归二两，吴茱萸一两。同炒香，去萸

不用，为末，蜜丸梧子大。每服三十丸，米饮下，名胜金丸。《普济方》

大便不通：当归、白芷等分，为末。每服二钱，米汤下。《圣济总录》

妇人百病，诸虚不足者：当归四两，地黄二两，为末，蜜丸梧子大。每食前，米饮下十五丸。《太医支法存方》

月经逆行，从口鼻出：先以京墨磨汁服，止之。次用当归尾、红花各三钱。水一钟半，煎八分，温服，其经即通。《简便方》

室女经闭：当归尾、没药各一钱。为末，红花浸酒，面北饮之，一日一服。《普济方》

妇人血气，脐下气胀，月经不利，血气上攻欲呕，不得睡：当归四钱，干漆（烧存性）二钱，为末，炼蜜丸梧子大。每服十五丸，温酒下。《永类方》

[注释]

[1] 饥困劳役：饥饿困倦劳累。 [2] 证象白虎：证候像白虎汤证。“白虎汤证”是指《伤寒论》中适合使用白虎汤的证候，为气分热盛，证见以大渴、大热、大汗出，脉洪大为特征。 [3] 去血：即失血。

堕胎下血不止：当归（焙）一两，葱白一握。每服五钱，酒一盏半，煎八分，温服。《圣济总录》

妊娠胎动神妙佛手散：治妇人妊娠伤动，或子死腹中，血下疼痛，口噤欲死。服此探之，不损则痛止，已损便立下，此乃徐王神验方也。当归二两，芎䓖一两。为粗末。每服三钱，水一盏，煎令泣泣欲干[1]，投酒一盏，再煎一沸，温服，或灌之。如人行五里[2]，再服。不过三五服，便效。张文仲《备急方》

产难胎死，横生倒生：用当归三两，芎䓖一两。为末，先以大黑豆炒焦，入流水一盏，童便一盏，煎至一盏，分为二服。未效再服。《妇人良方》

倒产子死不出：当归末，酒服方寸匕。《子母秘录》

产后血胀，腹痛引胁：当归二钱，干姜（炮）五分。为末。每服三钱，水一盏，煎八分，入盐、酢少许，热服。《妇人良方》

产后腹痛如绞：当归末五钱，白蜜一合，水一盏，煎一盏，分为二服。未效再服。《妇人良方》

产后自汗，壮热，气短，腰脚痛不可转：当归三钱，黄芪、白芍药（酒炒）各二钱，生姜五片。水一盏半，煎七分，温服。《和剂局方》

产后中风，不省人事，口吐涎沫，手足瘛疭：当归、荆芥穗等分，为末。每服三钱，水一盏，酒少许，童尿少许，煎七分，灌之，下咽即有生意，神效。《圣惠方》

小儿胎寒好啼[3]，昼夜不止，因此成痫：当归末一小豆大，以乳汁灌之，日夜三四度。《肘后方》

小儿脐湿不早治，成脐风[4]。或肿赤，或出水：用当归末傅之。一方，入麝香少许。一方，用胡粉等分。试之最验。若愈后因尿入复作，再傅即愈。《圣惠方》

汤火伤疮，焮赤溃烂[5]，用此生肌，拔热止痛：当归、黄蜡各一两，麻油四两。以油煎当归焦黄，去滓，纳蜡搅成膏，出火毒，摊贴之。《和剂局方》

白黄色枯，舌缩、恍惚若语乱者死：当归、白术二两，水煎，入生节汁、蜜和服。《三十六黄方》

[注释]

[1]泣泣欲干：形容锅中水将烧干，水泡滚动的样子。[2]人行五里：古代粗略计时的方法，义为大约常人走五里的时间。[3]小儿胎寒：中医儿科病名。指小儿在母胎时感寒所致的证候。证见婴儿出生后出现四肢不温，面色青白，腹痛多啼，腹胀下利，不肯饮乳或口噤不开等。[4]脐风：中医儿科病名。指以新生儿唇青口撮，牙关紧闭，苦笑面容，全身强直性痉挛抽

搐为主要表现的疾病。 [5] 焮（xìn）赤：发热红肿。

[点评]

从李时珍所载“今陕、蜀、秦州、汶州诸处人多栽莳为货”，可见当归药材早已人工栽培，而今则以甘肃岷县所产最为道地，被中医药界所推崇。此外，自李东垣提出当归不同部位功效不同以来，众说纷纭，相互矛盾，李时珍根据法象药理说的观点，提出：“人身法象天地，则治上当用头，治中当用身，治下当用尾，通治则全用，乃一定之理也。”以现有的认知来看，小分子次生代谢产物主要分布在韧皮部，而多糖等大分子主要集中在木质部，不同部位成分比例不同，因此功效有所差异。

当归含有藁本内酯等挥发油以及多糖类、甲硫氨酸等必需氨基酸和阿魏酸等有机酸，其有效化学成分种类繁多，因此含有多种生物活性物质，对机体血液循环系统、神经系统、免疫系统、呼吸系统等各大系统均有药理作用，对子宫和肝脏等脏器具有药理和保护作用。在常用中药中，当归载誉甚高。在临床中被视为妇科要药和血家圣药，是传统中药的代表。不仅在治疗上为良药，而且一直是民间药膳最常用的食材之一。

菊，《药典》规定来源为菊科植物菊的干燥头状花序。药材按产地和加工方法不同，分为“亳菊”“滁菊”“贡菊”“杭菊”和“怀菊”等。

菊[1]《本经》上品

【释名】节华《本经》、女节《别录》、女华《别录》、女茎《别录》、日精《别录》、更生《别录》、傅延年《别录》、治蘠《尔雅》、金蕊《纲目》、阴成《别录》、周盈《别录》。

[时珍曰]按陆佃《埤雅》云[2]："菊本作蘜，从鞠。鞠，穷也。"《月令》[3]："九月，菊有黄华。华事至此而穷尽，故谓之蘜。节华之名，亦取其应节候也。"崔寔《月令》云[4]："女节、女华，菊华之名也。治蘠、日精，菊根之名也。"《抱朴子》云："仙方所谓日精、更生、周盈，皆一菊而根、茎、花、实之名异也。"

[颂曰]唐《天宝单方图》载白菊云[5]："原生南阳山谷及田野中。"[6]颍川人呼为回蜂菊[7]，汝南名茶苦蒿[8]，上党及建安郡、顺政郡并名羊欢草[9]，河内名地薇蒿[10]。

[注释]

[1]菊：出自草部第十五卷草之四。 [2]陆佃：1042—1102，字农师，号陶山，越州山阴（今浙江绍兴）人。宋代官吏、文人。著有《陶山集》《埤雅》等。《埤雅》为训诂书，解释诸物名义或有臆说。 [3]《月令》：书名。因下条明确指明为崔寔所作，推测当为《引据古今经史百家书目》中《月令通纂》，该书为明代黄谏撰。 [4]崔寔（shí）：103（？）—170（？），东汉农学家、文学家，涿郡安平（今属河北）人。著有《四民月令》，反映了东汉晚期世族地主庄园一年十二个月的家庭事务的计划安排。 [5]《天宝单方图》：应为《天宝单方药图》。唐李隆基御制，至宋犹存一卷。后佚。 [6]南阳：今属河南。 [7]颍川：古

地名。今河南禹州一带。 [8] 汝南：今属河南。 [9] 建安郡、顺政郡：今福建建瓯、陕西略阳。 [10] 河内：今河南沁阳县。

【集解】[《别录》曰] 菊花生雍州川泽及田野[1]。正月采根，三月采叶，五月采茎，九月采花，十一月采实，皆阴干。

[弘景曰] 菊有两种：一种茎紫气香而味甘，叶可作羹食者，为真菊；一种青茎而大，作蒿艾气，味苦不堪食者，名苦薏，非真菊也。华正相似，惟以甘苦别之。南阳郦县最多[2]，今近道处处有之，取种便得。又有白菊，茎叶都相似，惟花白，五月取之。仙经以菊为妙用，但难多得，宜常服之。

[藏器曰] 白菊生平泽，五月花，紫白色。

[颂曰] 处处有之，以南阳菊潭者为佳[3]。初春布地生细苗，夏茂，秋花，冬实。然种类颇多。惟紫茎气香，叶厚至柔者，嫩时可食，花微小，味甚甘者，为真；其茎青而大，叶细气烈似蒿艾，花大味苦者，名苦薏，非真也。南阳菊亦有两种：白菊叶大如艾叶，茎青根细，花白蕊黄；其黄菊叶似茼蒿，花蕊都黄。今服饵家多用白者[4]。又有一种开小花，花瓣下如小珠子，谓之珠子菊，云入药亦佳。

[宗奭曰] 菊花近世有二十馀种。惟单叶花小而黄，绿

南阳菊潭，至少在东汉就已经有名。《汉书地理》《风俗通义》《抱朴子内篇》《荆州记》《水经注》都有记载。菊潭位于今天河南省西峡县丹水镇菊花山。历史上菊潭“源旁悉出菊草，潭涧滋液，极成甘美”，山上菊花倒影潭中，风景秀丽。菊潭之菊起于东汉，盛于隋唐，衰于明末。自唐代起，众多名人墨客为菊潭之菊留下了诸多名贵诗篇，如李白：“时过菊潭上，纵酒无休歇，泛此黄金花，颓然清歌发。”孟浩然《寻菊花潭主人不遇》：“行至菊花潭，村西日已斜，主人登高去，鸡犬空在家。”受自然灾难影响，到明清时，菊潭业已

败落，碧潭淤塞。明清两代文人骚客留下的诗篇多为追念之作。如清郑板桥："南阳菊水多耆旧，此是延年一种花。八十老人勤采啜，定教霜鬓变成鸦。"

叶色深小而薄，九月应候而开者是也。邓州白菊单叶者[5]，亦入药。馀皆医经不用。

[瑞曰]花大而香者，为甘菊；花小而黄者，为黄菊；花小而气恶者，为野菊。

[时珍曰]菊之品凡百种，宿根自生，茎叶花色，品品不同。宋人刘蒙泉、范致能、史正志皆有《菊谱》[6]，亦不能尽收也。其茎有株蔓紫赤青绿之殊，其叶有大小厚薄尖秃之异，其花有千叶单叶、有心无心、有子无子、黄白红紫、间色深浅、大小之别，其味有甘苦辛之辨，又有夏菊秋菊冬菊之分。大抵惟以单叶味甘者入药，《菊谱》所载甘菊、邓州黄、邓州白者是矣。甘菊始生于山野，今则人皆栽植之。其花细碎，品不甚高。蕊如蜂窠，中有细子，亦可捺种[7]。嫩叶及花皆可炸食。白菊花稍大，味不甚甘，亦秋月采之。菊之无子者，谓之牡菊。烧灰撒地中，能死蛙黾[8]。说出《周礼》。

[注释]

[1]雍州：晋代的雍州范围与汉代的雍州范围相当，东汉雍州州域范围辖有今陕西、甘肃、宁夏三省全境。 [2]南阳郦县：古地名，县治为今河南南阳内乡县城关西北四千米赵店乡郦城村、申营村及其周围。 [3]菊潭：在今河南省西峡县丹水镇菊花山。 [4]服饵家：指以修炼服食药物（丹药和草木药）方法

为主的养生家。[5] 邓州：今属河南。[6] 刘蒙泉、范致能、史正志皆有《菊谱》：刘蒙泉，一作刘蒙，彭城（今江苏徐州）人。著作被称为《刘氏菊谱》，成于 1104 年，是我国第一部菊谱，也是世界第一部艺菊专著。该书依菊花的颜色分类。以黄为正，其次为白，再次为紫，而后为红，对后人影响很深。范致能即范成大，其著作为《范村菊谱》。记所居范村之菊，成于 1186 年。收载三十六种。史正志，江都（今江苏扬州）人，高宗时官至吏部侍郎。在苏州自家种菊二十七种，《史氏菊谱》据其颜色分类，细致描写形态。[7] 捺种：播种。[8] 蛙黾（měng）：即蛙。亦指蛙声。《周礼・秋官・蝈氏》："蝈氏，掌去蛙黾。焚牡蘜，以灰洒之，则死。"以焚烧不结籽的菊花方法驱赶蛙类。

花

叶、根、茎、实并同

【气味】苦，平，无毒。

[《别录》曰] 甘。

[损之曰] 甘者入药，苦者不入药。

[杲曰] 苦、甘，寒，可升可降，阴中微阳也。

[时珍曰]《本经》言菊花味苦，《别录》言菊花味甘。诸家以甘者为菊，苦者为苦薏，惟取甘者入药。谨按张华《博物志》言："菊有两种，苗花如一，惟味小异，苦者不中食。"范致能《谱》序言："惟甘菊一种可食，仍入药饵。其馀黄白二花，皆味苦，虽不可饵，皆可入药。其治头风，

则白者尤良。”据此二说则是菊类自有甘苦二种，食品须用甘菊，入药则诸菊皆可，但不得用野菊名苦薏者尔。故景焕《牧竖闲谈》云[1]：“真菊延龄，野菊泄人。”正如黄精益寿、钩吻杀人之意。

[之才曰] 术及枸杞根、桑根白皮为之使。

【主治】诸风头眩肿痛，目欲脱，泪出，皮肤死肌，恶风湿痹。久服利血气，轻身耐老延年。《本经》

疗腰痛去来陶陶[2]，除胸中烦热，安肠胃，利五脉，调四肢。《别录》 陶陶，纵缓貌。

治头目风热，风旋倒地，脑骨疼痛，身上一切游风令消散[3]，利血脉，并无所忌。甄权

作枕明目，叶亦明目，生熟并可食。大明

养目血，去翳膜[4]。元素

主肝气不足。好古

[注释]

[1] 景焕：北宋官吏，著有《野人寒语》《牧竖闲谈》等。《牧竖闲谈》多记作者所见所闻的奇事异物。 [2] 去来陶陶：喻反复发作。 [3] 游风：中医病证名。又名“赤游风”“赤游丹”。是一种急性的以皮肤表现为主的风证。 [4] 翳膜：眼内、外所生遮蔽视线影响视力的薄膜。

白菊

【气味】苦、辛，平，无毒。

【主治】风眩，能令头不白。弘景。染髭发令黑[1]。和巨胜、茯苓蜜丸服之[2]，去风眩，变白不老，益颜色。藏器

【发明】[震亨曰]黄菊花属土与金，有水与火，能补阴血，故养目。

[时珍曰]菊春生夏茂，秋花冬实，备受四气，饱经露霜，叶枯不落，花槁不零，味兼甘苦，性禀平和。昔人谓其能除风热，益肝补阴，盖不知其得金水之精英尤多，能益金水二脏也[3]。补水所以制火，益金所以平木，木平则风息，火降则热除。用治诸风头目，其旨深微。黄者入金水阴分，白者入金水阳分，红者行妇人血分。皆可入药，神而明之，存乎其人。其苗可蔬，叶可啜，花可饵，根实可药，囊之可枕，酿之可饮，自本至末，罔不有功。宜乎前贤比之君子[4]，神农列之上品，隐士采入酒斝[5]，骚人餐其落英[6]。费长房言九日饮菊酒[7]，可以辟不祥。《神仙传》言康风子、朱孺子皆以服菊花成仙[8]。《荆州记》言[9]："胡广久病风羸[10]，饮菊潭水多寿。"菊之贵重如此，是岂群芳可伍哉？钟会《菊有五美赞》云[11]："圆花高悬[12]，

据本草记载，菊花主产地有今之陕西、甘肃、河南、安徽等地，多药用。浙江、江西等地产的多作茶用。现代的产地皆为栽培。亳菊主产安徽亳州、涡阳等地；滁菊主产于安徽歙县、全椒县；贡菊主产于安徽歙县。浙江杭菊主要有白菊花和黄菊花两个品种，白菊花主产于桐乡、吴光、海宁、嘉兴等地，茶药并举；黄菊花产量较小，主要供药用。河南怀菊及河北的祁菊为当今商品主流。

准天极也。纯黄不杂，后土色也。早植晚发[13]，君子德也；冒霜吐颖，象贞质也；杯中体轻，神仙食也。”《西京杂记》言[14]：“采菊花茎叶，杂秫米酿酒，至次年九月始熟，用之。”

[注释]

[1] 髭（zī）发：须发。髭，嘴唇上边的短须。 [2] 巨胜：黑胡麻的别名。 [3] 金水二脏：指肺肾两脏。 [4] 宜乎：理所当然。 [5] 隐士采入酒斝（jiǎ）：隐士指陶潜。其《九日闲居》序：“秋菊盈园，而持醪靡由，空服九华，寄怀于言。”诗：“酒能祛百虑，菊解制颓龄。”斝，盛行于商代和西周初期的青铜器酒器。 [6] 骚人餐其落英：典出屈原《离骚》：“朝饮木兰之坠露兮，夕餐秋菊之落英。”骚人，指屈原。落英，飘落的菊花。 [7] 费长房：东汉时方士。汝南（今河南平顶山）人。《续齐谐记》载，桓景随费长房学道多年，费长房对他说，九月九日你家中有灾，在臂上带茱萸，登高饮菊花酒，灾祸可免。后果然。 [8] 康风子、朱孺子：传说中的仙人。康风子服食甘菊花桐（桐又作柏）实后成仙。朱孺子为道士，吴末入玉笥山，服菊花乘云升天。 [9]《荆州记》：南朝宋盛弘之撰。区域志。原书已佚，有辑本。正文依各郡分县记述境内名胜古迹、洞穴矿泉、地方特产、历史典故、神话传说、高山大川等。 [10]“胡广久病风羸（léi）”二句：当地地方官本来身患重病，服用菊潭的水康复了。当地人服用此水多长寿。胡广：南阳郦县太尉。风羸：因风所致的衰弱。 [11] 钟会：225—264，字士季，颍川长社（今河南长葛东）人。三国魏名将、谋士、书法家。曾作《菊花赋》，赞美菊花的君子品德。 [12] 圆花高悬：菊花花型是

圆的，高挂在顶端，是依照天道的标准；颜色纯黄不夹杂其他颜色，是大地的本色。准，依照。天极，天道的极限。杂，驳杂不纯。后土，大地。 [13]“早植晚发”六句：栽种早而长苗迟，是君子的德性；顶着寒霜结出果实，是坚贞资质的象征。酿成轻清的酒，简直就是神仙的食物。植，栽种。颖，本义是谷穗，引申为果实。贞质，坚贞的资质。 [14]《西京杂记》：汉代刘歆著，东晋葛洪辑抄。古代历史笔记小说集。西京指的是西汉的首都长安。该书写的是西汉的杂史。既有历史也有西汉的许多遗闻轶事。

【附方】旧五，新十六。

服食甘菊：《玉函方》云[1]：王子乔变白增年方[2]：用甘菊，三月上寅日采苗[3]，名曰玉英；六月上寅日采叶，名曰容成；九月上寅日采花，名曰金精；十二月上寅日采根茎，名曰长生。四味并阴干，百日取等分，以成日合捣千杵为末[4]，每酒服一钱匕[5]。或以蜜丸梧子大。酒服七丸，一日三服。百日，身轻润泽；一年，发白变黑；服之二年，齿落再生；五年，八十岁老翁，变为儿童也。孟诜云[6]：正月采叶，五月五日采茎，九月九日采花。

服食白菊：《太清灵宝方》引[7]：九月九日白菊花二斤，茯苓一斤。并捣罗为末。每服二钱，温酒调下，日三服。或以炼过松脂和丸鸡子大[8]，每服一丸。主头眩，

把菊花作为饮料或食品有着悠久的历史。屈原《离骚》就有“朝食木兰之坠露兮，夕餐秋菊之落英”的诗句。在道教服食成仙的思想影响下，人们长期服食菊花认为使人延年益寿甚至羽化升天。三国时期魏国大臣钟会提出“菊有五美”，其中有“流中轻体，神仙食也。”葛洪《抱朴子内篇》记载：“南阳郦县山中有甘谷水，谷水所以甘者，谷上左右皆生甘菊，菊花堕其中，历世弥久，故水味为变。其临此谷中居民，皆不穿井，悉食甘谷水，食者少不老寿，高者百四五十岁，下者不失八九十，无夭年人，得此菊力也。”饮菊花的习俗一直流传至今。

久服令人好颜色不老。　[藏器曰]《抱朴子》言刘生丹法，用白菊汁、莲花汁、地血汁、樗汁，和丹蒸服也[9]。

白菊花酒：《天宝单方》治丈夫、妇人久患头风眩闷[10]，头发干落，胸中痰壅，每发即头旋眼昏，不觉欲倒者，是其候也。先灸两风池各二七壮，并服此酒及散，永瘥。其法：春末夏初，收白菊软苗，阴干捣末，空腹取一方寸匕和无灰酒服之，日再服，渐加三方寸匕。若不饮酒者，但和羹粥汁服，亦得[11]。秋八月合花收曝干，切取三大斤，以生绢袋盛[12]，贮三大斗酒中，经七日服之，日三次，常令酒气相续为佳。　苏颂《图经》

风热头痛：菊花、石膏、川芎各三钱，为末。每服一钱半，茶调下。《简便方》

膝风疼痛：菊花、陈艾叶作护膝，久则自除也。　吴旻《扶寿方》

癍痘入目生翳障[13]：用白菊花、谷精草、绿豆皮等分，为末。每用一钱，以干柿饼一枚，粟米泔一盏，同煮候泔尽，食柿，日食三枚。浅者五七日[14]，远者半月，见效。《仁斋直指方》

病后生翳：白菊花、蝉蜕等分，为散。每用二三钱，入蜜少许，水煎服。大人小儿皆宜，屡验。《救急方》

疔肿垂死：菊花一握，捣汁一升，入口即活，此神验方也。冬月采根。《肘后方》

女人阴肿：甘菊苗捣烂煎汤，先熏后洗。危氏《得效方》

酒醉不醒：九月九日真菊花为末，饮服方寸匕。《外台秘要》

眼目昏花：双美丸用甘菊花一斤，红椒（去目）六两，为末，用新地黄汁和丸梧子大。每服五十丸，临卧茶清下[15]。《瑞竹堂方》

花上水

【主治】益色壮阳，治一切风。大明

[注释]

[1]《玉函方》：按李时珍《引据古今医家书目》只有张仲景《金匮玉函方》。而此处内容却很可疑。似当为转引的葛洪《玉函方》内容。该书一百卷，广为选集民间草药和效方验方撰成。早佚。残存于其他古籍中。 [2] 王子乔：即姬晋（约前567—前549），姬姓，名晋，字子乔，是东周时周灵王的太子，后人称太子晋、王子晋、王子乔或王乔。后世的仙人王子乔即以其为原型，为道教中最早的仙人之一。变白增年，使容貌变白，寿限延长。 [3] 上寅：农历每月上旬之寅日。 [4] 成日：凑成之日。 [5] 钱匕：古代量取药末的器

具。一钱匕约合今五分六厘。 [6] 孟诜：621—713，唐代汝州（今属河南）人。医生、养生家，其著作有《必效方》《养生方》等。《补养方》经张鼎增补改名《食疗本草》。此处所引当为《必效方》。 [7]《太清灵宝方》：本书序例第一卷《引据古今医家书目》存目。 [8] 炼过松脂：经过炮制的松脂。松脂须经蒸馏或提取除去挥发油。 [9] 地血：中药茜草的别名。樗（chū）：即臭椿。丹：丹药。 [10] 头风眩闷：中医病证名。头风指头痛病经久不愈，以头痛部位不定，作止无常，发作则持续不已，愈后遇触复发为主要表现的疾病。眩闷，为症状名，眩晕烦闷。 [11] 亦得：犹言也可以。得，可以、合适。 [12] 生绢：指未漂煮过的绢。 [13] 癍痘入目：中医眼科病证名。又名疮痘入目、痘疮入眼。指痘疮之毒误入眼内而生眼疾者。证见患儿眼睛赤肿难开，羞明多泪或黑睛生翳等病证。 [14]“浅者五七日”三句：指病程短、长。 [15] 茶清：绿茶茶汤。

[点评]

菊花既为药食同源物质，又为花卉，且各地品系极多，仅药用菊花而言，《药典》2015年版就收载有“亳菊”“滁菊”“贡菊”“杭菊”“怀菊”五种之多，药菊则当以李时珍所提的“大抵惟以单叶味甘者入药”为佳，近年来出现类似于观赏菊的茶饮菊，如金丝皇菊等，恐更多出于美观。

李时珍高度概括总结菊花的特性，即“菊春生夏茂，秋花冬实，备受四气，饱经露霜，叶枯不落，花槁不零，味兼甘苦，性禀平和”，只有饱经露霜，方有清肃之功。然近些年所培育的“七月菊”“太阳花”品系，在炎炎夏日采收，虽然产量高，但与传统采收时节相去甚远，不知还有此药性否？因此现代农业技术引入中药材品种选育等过程，应当遵循中医药自身发展规律，不能盲目追求产量与经济效益，应以临床疗效为首要出发点。

近代文献载，菊花性味甘平，微苦，无毒，能疏风清热明目。菊花主要含有黄酮类、挥发油类、有机酸类等化学成分，具有解热、抗炎、抗病毒、抗菌、抗氧化、降压、抗衰老等药理作用。与本草所载基本一致。研究还发现，菊花具有扩冠强心、加强心肌收缩力的作用，还可抗癌、抗艾滋病毒。在养生方面，现当代以菊花为原料制成菊花酒、菊花茶、菊花糕、菊花粥等，还有菊花枕等器具。

艾[1]《别录》中品

艾叶，《药典》规定来源为菊科植物艾的干燥叶。夏季花未开时采摘。全国均有分布，主产于湖北、河南、湖南、安徽、山东、河北等省。

【释名】冰台《尔雅》、医草《别录》、黄草《埤雅》、艾蒿。

[时珍曰]王安石《字说》云[2]：“艾可乂疾[3]，久而弥善[4]，故字从乂。”陆佃《埤雅》云：“《博物志》言削冰令圆，举而向日，以艾承其影则得火。则艾名冰台，其以此乎？”医家用灸百病，故曰灸草。一灼谓之一壮，以壮人为法也。

【集解】[《别录》曰]艾叶生田野，三月三日采，曝干。

有学者对“复道”进行了考证，发现汤阴仅有“伏道”没有“复道”，复道首次出现于宋代苏颂《本草图经》，历代以讹传讹，实际上伏道为扁鹊墓地之一，古已有之，沿袭至今，未曾变化，汤阴艾因伏道扁鹊墓而得名，北艾产地应为“汤阴伏道”。

艾叶的主要产地有一个变化的过程。宋代以当时的四明（今浙江宁波）的海艾和汤阴复道（今河南安阳市汤阴县）的北艾为道地药材。到了明代，艾叶的道地产地变迁为湖北的“蕲州”（今湖北蕲春），刘文泰、陈嘉谟等众多医家推崇蕲艾，尤其是李言闻、李时珍父子，世居蕲州，对蕲艾

[颂曰]处处有之，以复道及四明者为佳[5]，云此种灸百病尤胜。初春布地生苗[6]，茎类蒿，叶背白，以苗短者为良。三月三日，五月五日，采叶曝干。陈久方可用。

[时珍曰]艾叶本草不著土产，但云生田野。宋时以汤阴复道者为佳，四明者图形。近代惟汤阴者谓之北艾；四明者谓之海艾。自成化以来[7]，则以蕲州者为胜[8]，用充方物[9]，天下重之，谓之蕲艾。相传他处艾灸酒坛不能透[10]，蕲艾一灸则直透彻，为异也。此草多生山原。二月宿根生苗成丛，其茎直生，白色，高四五尺。其叶四布，状如蒿，分为五尖，桠上复有小尖，面青背白，有茸而柔厚。七八月，叶间出穗如车前穗，细花，结实累累盈枝，中有细子，霜后始枯。皆以五月五日连茎刈取，曝干收叶。先君月池子讳言闻，尝著《蕲艾传》一卷。有赞云[11]：“产于山阳[12]，采以端午。治病灸疾，功非小补。”又宗懔《荆楚岁时记》云[13]：“五月五日鸡未鸣时，采艾似人形者揽而取之，收以灸病，甚验。”是日采艾为人[14]，悬于户上[15]，可禳毒气[16]。其茎干之，染麻油引火点灸炷，滋润灸疮，至愈不疼。亦可代蓍策[17]，及作烛心[18]。

[注释]

[1] 艾：出自草部第十五卷草之四。 [2] 王安石《字说》：文字学书。又名《熙宁字说》。王安石：1021—1086，字介甫，号半山，世称荆公，谥文，抚州临川（今属江西）人。该书解释汉字形体意义，多有穿凿附会之处。 [3] 乂（yì）疾：治病。乂，治理。 [4] 弥善：更好。弥，更加。 [5] 复道：即伏道，在今河南汤阴。四明：宁波府的旧称，今浙江宁波市西南。 [6] 布地：遍地。 [7] 成化：明宪宗朱见深的年号。共二十三年，即1465—1487 年。 [8] 蕲（qí）州：今湖北蕲春。李时珍家乡。 [9] 方物：指本地产物，土产。 [10] 相传他处艾灸酒坛不能透：据传说用其他地方产的艾灸酒坛，外面热了里面不热，蕲艾可以热到里面。 [11] 赞：古代一种抒情文体。 [12] 山阳：山的南面。 [13] 宗懔《荆楚岁时记》：宗懔（502—565），字元懔，南阳涅阳（今河南邓州市）人。南北朝时期大臣，学者。所著《荆楚岁时记》，是记录中国古代楚地（以江汉为中心的地区）岁时节令风物故事的笔记体文集，记载了自元旦至除夕的二十四节令和时俗。 [14] 为人：捆扎成人的形状。 [15] 悬于户上：挂在门上。 [16] 可禳（ráng）毒气：能去除污染不洁之气。禳，去除。 [17] 蓍（shī）策：用蓍草占卜。蓍：蓍草。 [18] 烛心：蜡烛芯。

叶

【修治】[宗奭曰] 艾叶干捣，去青滓，取白，入石硫黄末少许，谓之硫黄艾，灸家用之。得米粉少许，可捣为末，入服食药用。

更加了解。李言闻还著有《蕲艾传》一卷，从此蕲艾名闻全国。此后的《群芳谱》《本草乘雅半偈》《本草备要》《本草从新》《本草易读》《得配本草》等都肯定蕲艾为艾中的道地品种。清代至近代，又出现了一个艾叶的优良品种——产于河北安国的“祁艾”。祁艾的声誉渐传，成为“祁药”的主要品种之一，清宫医案及清《祁州志》的“物产”中均有记载。祁艾的出名与安国药市不无关系。在历史上有记载的艾的道地药材就有北艾、海艾、蕲艾、祁艾。时至今日市场上流通的艾叶制品多产自于湖北蕲春。

[时珍曰]凡用艾叶，须用陈久者，治令细软，谓之熟艾。若生艾灸火，则伤人肌脉。故《孟子》云："七年之病，求三年之艾。"[1]拣取净叶，扬去尘屑，入石臼内木杵捣熟，罗去渣滓，取白者再捣，至柔烂如绵为度。用时焙燥，则灸火得力。入妇人丸散，须以熟艾，用醋煮干，捣成饼子，烘干再捣为末用。或以糯糊和作饼，及酒炒者，皆不佳。洪氏《容斋随笔》云[2]："艾难著力，若入白茯苓三五片同碾，即时可作细末，亦一异也。"

【气味】苦，微温，无毒。

[恭曰]生寒；熟热。

[元素曰]苦温，阴中之阳。

[时珍曰]苦而辛，生温熟热，可升可降，阳也。入足太阴、厥阴、少阴之经。苦酒、香附为之使。

【主治】灸百病。可作煎，止吐血下痢，下部䘌疮[3]，妇人漏血，利阴气，生肌肉，辟风寒，使人有子。作煎勿令见风。《别录》

捣汁服，止伤血，杀蛔虫。弘景

主衄血、下血，脓血痢，水煮及丸散任用。苏恭

止崩血、肠痔血，搨金疮[4]，止腹痛，安

胎。苦酒作煎，治癣甚良。捣汁饮，治心腹一切冷气鬼气。　甄权

治带下，止霍乱转筋[5]，痢后寒热。　大明

治带脉为病，腹胀满，腰溶溶如坐水中。　好古

温中、逐冷、除湿。　时珍

[注释]

[1]“七年之病”二句：出自《孟子·离娄上》：“犹七年之病求三年之艾也。苟为不畜，终身不得。”七年之病，喻大病、难治之病；三年之艾，指陈艾。比喻平时要有准备，事到临头再想办法就来不及。[2]洪氏《容斋随笔》：洪氏即洪迈，字景卢，号容斋，饶州鄱阳（今属江西）人，南宋官吏。主要作品有《容斋随笔》《夷坚志》。《容斋随笔》为古代文言笔记小说，是一部涉及领域极为广泛的著作，自经史诸子百家、诗词文翰以及历代典章制度、医卜、星历等，无不有所论说。[3]下部䘌疮：中医病名。又名阴疮。指以妇人阴户生疮，甚则溃疡，脓水淋漓，阴部肿痛为主要表现的疾病。[4]搨（tà）：贴。[5]霍乱转筋：中医病证名。又名转筋霍乱。指霍乱吐利后筋脉挛急者。

【发明】[诜曰]春月采嫩艾作菜食，或和面作馄饨如弹子，吞三五枚，以饭压之，治一切鬼恶气，长服止冷痢。又以嫩艾作干饼子，用生姜煎服，止泻痢及产后泻血，甚妙。

[颂曰] 近世有单服艾者，或用蒸木瓜和丸，或作汤空腹饮，甚补虚羸。然亦有毒发则热气冲上，狂躁不能禁，至攻眼有疮出血者，诚不可妄服也。

[震亨曰] 妇人无子，多由血少不能摄精，俗医谓子宫虚冷，投以辛热，或服艾叶。不知艾性至热，入火灸则气下行；入药服，则气上行。本草止言其温，不言其热。世人喜温，率多服之，久久毒发，何尝归咎于艾哉！予考苏颂《图经》而因默有感焉。

[时珍曰] 艾叶生则微苦太辛，熟则微辛太苦，生温熟热，纯阳也。可以取太阳真火，可以回垂绝元阳。服之则走三阴，而逐一切寒湿，转肃杀之气为融和。灸之则透诸经，而治百种病邪，起沉疴之人为康泰[1]，其功亦大矣。苏恭言其生寒，苏颂言其有毒。一则见其能止诸血，一则见其热气上冲，遂谓其性寒有毒，误矣。盖不知血随气而行，气行则血散，热因久服致火上冲之故尔。夫药以治病，中病则止。若素有虚寒痼冷，妇人湿郁带漏之人，以艾和归、附诸药治其病，夫何不可？而乃妄意求嗣，服艾不辍，助以辛热，药性久偏，致使火燥，是谁之咎欤，于艾何尤[2]？艾附丸治心腹、少腹诸痛，调女人诸病，颇有深功。胶艾汤治虚痢，及妊娠产后下血，尤著奇效。老人丹田气

弱，脐腹畏冷者，以熟艾入布袋兜其脐腹，妙不可言。寒湿脚气，亦宜以此夹入袜内。

[注释]

[1] 沉疴（kē）：久治不愈的病。　[2] 尤：过失。

【附方】旧二十四，新二十七。

伤寒时气[1]，温病头痛，壮热脉盛：以干艾叶三升。水一斗，煮一升，顿服取汗。《肘后方》

妊娠伤寒壮热，赤斑变为黑斑，溺血：用艾叶如鸡子大，酒三升，煮二升半，分为二服。《伤寒类要》

妊娠风寒卒中，不省人事，状如中风：用熟艾三两，米醋炒极热，以绢包熨脐下，良久即苏。《妇人良方》

中风口㖞[2]：以苇筒长五寸，一头刺入耳内，四面以面密封，不透风，一头以艾灸之七壮。患右灸左，患左灸右。《胜金方》

中风口噤：熟艾灸承浆一穴，颊车二穴，各五壮。《千金方》

中风掣痛[3]，不仁不随[4]：并以干艾斛许[5]，揉团纳瓦甑中[6]，并下塞诸孔，独留一目，以痛处著甑目，

艾叶外用，是其重要治疗方法。李时珍此处所说的外用部位，也是临床常用穴位神阙和涌泉。近年临床使用少了，多用在保健养生上。

艾与其他药物相比，除了作为内服外敷的药物外，还要成为制作艾绒、艾炷的原料，用于艾灸的工具。故艾的功能更加扩展，适应证范围更加广泛。

而烧艾熏之，一时即知矣[7]。《肘后方》

舌缩口噤：以生艾捣傅之。干艾浸湿亦可。《圣济录》

咽喉肿痛：《医方大成》[8]：同嫩艾捣汁，细咽之。《经验方》用青艾和茎叶一握[9]，同醋捣烂，傅于喉上。冬月取干艾亦得。李亚所传方也。

癫痫诸风：熟艾于阴囊下谷道正门当中间，随年岁灸之。《斗门方》

鬼击中恶[10]，卒然着人，如刀刺状，胸胁腹内疠刺切痛不可按[11]，或即吐血、鼻中出血、下血，一名鬼排：以熟艾如鸡子大三枚，水五升，煎二升，顿服。《肘后方》

小儿脐风撮口：艾叶烧灰填脐中，以帛缚定效。或隔蒜灸之，候口中有艾气立愈。《简便方》

狐惑虫䘌[12]：病人齿无色，舌上白，或喜睡不知痛痒处，或下痢，宜急治下部。不晓此者，但攻其上，而下部生虫，食其肛，烂见五脏，便死也：烧艾于管中，熏下部令烟入，或少加雄黄更妙。罂中烧烟亦可[13]。《肘后方》

头风久痛：蕲艾揉为丸，时时嗅之，以黄水出为

度。《青囊杂纂》

头风面疮[14]**，痒出黄水：**艾叶二两，醋一斤，砂锅煎取汁，每薄纸上贴之。一日二三上。《御药院方》

[注释]

[1] 时气：中医病名。亦名疫疠、疫病、天行、时行、时疫等。指由天地间的疫气流行传播而引起的流行性传染病。 [2] 口㖞（wāi）：因中风引起的口角向另一侧歪斜的症状。 [3] 掣痛：症状名。指疼痛处有抽搐感，同时牵引它处。 [4] 不仁不随：症状名。肢体麻木、不能屈伸。 [5] 斛许：一斛左右。斛，古代计量单位，一斛等于十斗。此处有误。斛或为觔。觔为斤的异写。“斛许”当为“觔许”。 [6] 瓦甑（zèng）：古代蒸饭的一种瓦器。底部有许多透蒸气的孔格，置于鬲上蒸煮。 [7] 一时即知：是说一个时辰就有知觉。 [8]《医方大成》：元代孙允贤撰写的医方著作，又名《新编医方大成》。该书集录宋元医家习用的重要方剂类编而成。 [9]《经验方》：李时珍《引据古今医家书目》引用了众多《经验方》，此处所引不详所指。 [10] 鬼击：又名鬼打。古人称病因不明的肿胀瘀血症。 [11] 疞（jiǎo）刺切痛：症状名。腹中绞痛如锥刺刀割。 [12] 狐惑虫䘌：狐惑，中医病名。是以咽喉以及前后二阴溃烂和目赤如鸠眼为临床特征的一种疾病。虫䘌是古人想象的狐惑病因。 [13] 罂（yīng）：古代一种大腹小口的酒器。 [14] 面疮：中医病名。指面部湿疮，有脓，发痒，流黄水。

心腹恶气[1]**：**艾叶捣汁饮之。《药性论》

脾胃冷痛：白艾末，沸汤服二钱。《卫生易简方》

蛔虫心痛如刺，口吐清水：白熟艾一升。水三升，煮一升服，吐虫出。或取生艾捣汁，五更食香脯一片[2]，乃饮一升，当下虫出。《肘后方》

口吐清水：干蕲艾煎汤啜之。《怪证奇方》

霍乱洞下不止[3]：以艾一把。水三升，煮一升，顿服。《外台秘要》

老小白痢：艾姜丸用陈北艾四两，干姜（炮）三两，为末，醋煮仓米糊丸梧子大。每服七十丸，空心米饮下，甚有奇效。《永类方》

诸痢久下：艾叶、陈皮等分，煎汤服之。亦可为末，酒煮烂饭和丸，每盐汤下二三十丸。《圣济总录》

暴泄不止[4]：陈艾一把，生姜一块，水煎热服。《生生编》

粪后下血：艾叶、生姜煎浓汁，服三合。《千金方》

野鸡痔病[5]：先以槐柳汤洗过，以艾灸上七壮，取效。郎中王及乘骡入西川[6]，数日病痔大作，如胡瓜贯于肠头[7]，其热如火，忽至僵仆[8]，无计。有主邮者云[9]：须灸即瘥。乃用上法灸三五壮，忽觉一道热气入肠中，因大转泻，血秽并出，泻后遂失胡瓜所在矣。《经验方》

妊娠下血：张仲景曰：妇人有漏下者，有半

产后下血不绝者[10]，有妊娠下血者，并宜胶艾汤主之：阿胶二两，艾叶三两，芎䓖、甘草各二两，当归、地黄各三两，芍药四两，水五升，清酒三升，煮取三升，乃纳胶令消尽，每温服一升，日三服。《金匮要略》

妊娠胎动或腰痛，或抢心[11]，或下血不止，或倒产子死腹中：艾叶一鸡子大，酒四升，煮二升，分二服。《肘后方》

胎动迫心作痛：艾叶鸡子大。以头醋四升，煎二升，分温服。《子母秘录》

妇人崩中连日不止：熟艾鸡子大，阿胶（炒为末）半两，干姜一钱。水五盏，先煮艾姜至二盏半，倾出，入胶烊化[12]，分三服，一日服尽。初虞世《古今录验》

产后泻血不止：干艾叶半两，炙熟老生姜半两，浓煎汤，一服止，妙。孟诜《食疗本草》

产后腹痛欲死，因感寒起者：陈蕲艾二斤。焙干，捣，铺脐上，以绢覆住，熨斗熨之，待口中艾气出，则痛自止矣。《杨诚经验方》

[注释]

[1] 心腹恶气：中医病名。指以心腹满闷不舒，疼痛，不思饮食等为主的病证。 [2] 五更：旧时自黄昏至拂晓一夜间，分

为甲、乙、丙、丁、戊五段，谓之“五更”。又称五鼓、五夜。此处特指第五更的时候。即天将明时。 [3] 洞下不止：症状名，又名洞泄。证见日夜十馀次，泻下多水，解时微痛。 [4] 暴泄：中医病名。亦称暴泻。指泄泻之急骤猛烈者。有因寒者，也有因热者。 [5] 野鸡痔病：中医病名。即痔疮。以痔核环生肛周，似野鸡粪孔状故名。 [6] 西川：指今四川成都一带。 [7] 胡瓜：黄瓜的旧称。 [8] 僵仆：症状名。指身体不自主地倒地。 [9] 主邮者：管理驿站的官员。 [10] 半产：流产。 [11] 抢心：即上抢心痛，中医妇产科病证名。又名产后心痛。症见心胸闷痛，甚至胸痛彻背。 [12] 烊化：中药术语。将胶类药物放入水中或加入少许黄酒蒸化或已煎好的药液中溶化，再倒入已煎好的药液中和匀内服的方法。

忽然吐血一二口，或心衄[1]，或内崩：熟艾三团，水五升，煮二升服。 一方：烧灰水服二钱。《千金方》

鼻血不止：艾灰吹之。亦可以艾叶煎服。《圣惠方》

盗汗不止：熟艾二钱，白茯神三钱，乌梅三个，水一钟，煎八分，临卧温服。《通妙真人方》

火眼肿痛：以艾烧烟起，用碗覆之，候烟尽，碗上刮煤下，以温水调化洗眼，即瘥。更入黄连尤佳。《斗门方》

面上皯䵳[2]：艾灰、桑灰各三升，以水淋汁，再淋至三遍，以五色布纳于中，同煎，令可丸时，每以少许傅

之，自烂脱，甚妙。《外台秘要》

妇人面疮，名粉花疮：以定粉五钱[3]，菜子油调泥碗内，用艾一二团，烧烟熏之，候烟尽，覆地上一夜，取出调搽，永无瘢痕，亦易生肉。《谈野翁试验方》

身面疣目[4]：艾火灸三壮即除。《圣惠方》

鹅掌风病[5]：蕲艾（真者）四五两，水四五碗，煮五六滚，入大口瓶内盛之，用麻布二层缚之，将手心放瓶上熏之，如冷再热，如神。陆氏《积德堂方》

疮疥熏法：熟蕲艾一两，木鳖子三钱，雄黄二钱，硫黄一钱。为末，揉入艾中，分作四条。每以一条安阴阳瓦中[6]，置被里烘熏，后服通圣散。《医方摘要》

小儿疳疮[7]：艾叶一两，水一升，煮取四合，分三服。《备急方》

小儿烂疮[8]：艾叶烧灰，傅之，良。《子母秘录》

[注释]

[1]心衄：中医病证名。因暴喜伤心引起的鼻衄。 [2]皯黵（gǎn zèng）：脸上的黑斑。 [3]定粉：即铅粉，又名解锡、铅华、胡粉、光粉、水粉、白粉、官粉等。化学成分为碱式碳酸铅。 [4]疣目：中医外科病名。又名千日疮、瘊子等。其特点是肤生赘疣，初如赤豆，状似花蕊，日久自落。 [5]鹅掌风病：中医外科病名。以手掌水疱、脱屑、粗糙变厚、干燥破裂、自觉

痒痛为主要表现。 [6] 阴阳瓦：又名小青瓦、蝴蝶瓦。是一种弧形瓦。 [7] 小儿痦疮：中医儿科病名。生于面鼻上，不痒不痛，常流脓。脓所流处，随即成疮。也可发于身体其他部位。因不痒不痛，故名痦疮。 [8] 小儿烂疮：中医儿科病名。即王烂疮。为一种皮肤疱性脓疡。又名王灼疮、洪烛疮。多发于小儿。始发肤见麻粒样丘疹，渐渐增大蔓延蚀合，甚则布满周身而起泡浆，溃烂后犹如汤火所灼烫者。

臁疮口冷不合[1]：熟艾烧烟熏之。《经验方》

白癞风疮[2]：干艾随多少，以浸曲酿酒如常法，日饮之，觉痹即瘥。《肘后方》

疔疮肿毒：艾蒿一担烧灰，于竹筒中淋取汁，以一二合，和石灰如糊。先以针刺疮至痛，乃点药三遍，其根自拔。玉山韩光以此治人神验[3]。贞观初[4]，衢州徐使君访得此方。予用治三十馀人，得效。 孙真人《千金方》

发背初起未成，及诸热肿：以湿纸搨上，先干处是头，着艾灸之。不论壮数，痛者灸至不痛；不痛者灸至痛乃止。其毒即散，不散亦免内攻，神方也。 李绛《兵部手集》

痈疽不合，疮口冷滞：以北艾煎汤洗后，白胶熏之。《直指方》

咽喉骨哽[5]：用生艾蒿数升，水、酒共一斗，煮四

升，细细饮之，当下。《外台秘要》

误吞铜钱：艾蒿一把，水五升，煎一升，顿服便下。钱相公《箧中方》

诸虫蛇伤：艾灸数壮甚良。《集简方》

风虫牙痛[6]：化蜡少许，摊纸上，铺艾，以箸卷成筒，烧烟，随左右熏鼻，吸烟令满口，呵气，即疼止肿消。靳季谦病此月馀，一试即愈。《普济方》

实【气味】苦、辛，暖，无毒。

【主治】明目，疗一切鬼气[7]。甄权。壮阳，助水脏腰膝[8]，及暖子宫。大明

【发明】[诜曰]艾子和干姜等分，为末，蜜丸梧子大。空心每服三十丸，以饭三五匙压之，日再服。治百恶气，其鬼神速走出。田野之人，与此甚相宜也。

【附录】夏台 [《别录》有名未用曰][9]味甘，主百疾，济绝气[10]。

[弘景曰]此药神奇乃尔[11]，不复识用，可恨也。

[时珍曰]艾名冰台[12]，此名夏台，艾灸百病能回绝气，此主百病济绝气，恐是一物重出也，故附于艾后。

[注释]

[1] 臁（lián）疮：中医外科病名。又名裤口毒、裙边疮。指发生在小腿下部的慢性溃疡，溃疡发生前患部长期皮肤瘀斑、粗糙，溃烂后疮口经久不愈或虽已经收口，每易因局部损伤而复发。 [2] 白癞风疮：中医外科病名。又作白癞。麻风病的一种类型。初起皮色逐渐变白，四肢顽木，肢节发热，手足无力，患部肌肉如针刺样作痛；或声音嘶哑，两眼视物不清。 [3] 玉山：今属江西。 [4]“贞观初”二句：贞观年间，衢（qú）州地方长官徐某得到了此方。贞观，唐太宗李世民的年号，共二十三年，即 627—649 年。衢州，今属浙江。唐代玉山县曾隶属衢州。使君，汉以后用作对州郡长官的尊称。 [5] 骨哽：当为骨鲠。中医病名。指因饮食不慎等使诸骨鲠入咽喉，或误入食道、气道。 [6] 风虫牙痛：中医古病名。风牙痛指因于风的牙痛，虫牙痛指齿牙蛀蚀间或食物残渣嵌于龋孔而致疼痛。 [7] 鬼气：古人对某些不明病因的称谓。 [8] 水脏：即肾脏。 [9] 有名未用：古代本草学发展过程中，出现了一些基原不明或已经不用之药，为了有助后人了解也被记录下来，被称为有名未用药。 [10] 济绝气：拯救生命。济，救。绝气，断气、死亡。 [11]“此药神奇乃尔”三句：这个药如此神奇，却已经无法识别使用了，真是遗憾。恨，遗憾。 [12]“艾名冰台”六句：李时珍认为艾和夏台，名称相近，功效相似。可能是一物二名。所以将夏台从“有名未用”移至“艾”下。

[点评]

艾叶自明代以来便以蕲春所产最为知名，为湖北知名道地药材，正如李时珍所言“自成化以来，则以蕲州者为胜，用充方物，天下重之，谓之蕲艾”，在不少文学著作中均有提及。现已经成为蕲春县的支柱产业，占据该县财政收入的三分之一。形成了从种植到加工，到使用乃至于应用人才培训的完整产业链。李时珍高度概括了艾叶的功效。即“温中、逐冷、除湿”，目前艾叶更多在外用方面上应用，其中又以灸材为主。

艾叶的化学成分较为复杂，主要含挥发油（萜类、倍半萜等）、黄酮类、苯丙素、芳香酸（醛）、甾体即脂肪酸等。具有镇痛、抗炎、止血、抗菌、抗病毒、抗肿瘤、降血压、降血糖、平喘、免疫调节等多种药理作用。

作为药物，艾是地上部分入药，有温经祛湿、散寒止血、消炎平喘、止咳安胎、抗过敏等功效。除了内服以外，煮水洗浴、泡脚也是艾的主要用法，养生保健功能十分显著。外用方面还可以制成艾枕、艾肚兜、艾背心等。最主要的是将艾叶晒干捣碎得“艾绒”，制艾条供艾灸用。此外全草作杀虫的农药或薰烟作房间消毒、杀虫药。

艾还是食品，嫩芽及幼苗作菜蔬。艾可作“艾叶茶”“艾叶汤”“艾叶粥”等食用，以增强人体对疾病的抵抗能力。在南方有些地区的传统食品中，有一种用艾为主要原料做成的糍粑。

曼陀罗花《药典》名为洋金花，规定来源为茄科植物白花曼陀罗的干燥花。4—11月花初开时采收，晒干或低温干燥。分布于我国台湾、福建、江苏、浙江、广东、广西、云南、四川贵州等省区，生于向阳的山坡草地或住宅旁。南方地区较多栽培。

曼陀罗花[1]《纲目》

【释名】风茄儿（《纲目》）、山茄子。

［时珍曰］《法华经》言[2]：佛说法时，天雨曼陀罗花。又道家北斗有陀罗星使者[3]，手执此花。故后人因以

名花。曼陀罗，梵言杂色也。茄乃因叶形尔。姚伯声《花品》呼为恶客[4]。

【集解】[时珍曰]曼陀罗生北土，人家亦栽之。春生夏长，独茎直上，高四五尺，生不旁引[5]，绿茎碧叶，叶如茄叶。八月开白花，凡六瓣，状如牵牛花而大。攒花中坼[6]，骈叶外包，而朝开夜合。结实圆而有丁拐[7]，中有小子。八月采花，九月采实。

花、子

【气味】辛，温，有毒。

【主治】诸风及寒湿脚气，煎汤洗之。又主惊痫及脱肛，并入麻药。时珍。

此处记载了李时珍以身试药的实验过程。为了搞清曼陀罗花的麻醉作用，他亲自试验，详细记录。是“格物致知”的精神体现。

【发明】[时珍曰]相传此花，笑采酿酒饮，令人笑；舞采酿酒饮，令人舞。予尝试之，饮须半酣，更令一人或笑或舞引之，乃验也。八月采此花，七月采火麻子花，阴干，等分为末。热酒调服三钱，少顷昏昏如醉。割疮灸火，宜先服此，则不觉苦也。

【附方】新三。

面上生疮：曼陀罗花，晒干研末。少许贴之。《卫生易简方》

小儿慢惊：曼陀罗花七朵（重一字），天麻二钱半，全蝎（炒）十枚，天南星（炮）、丹砂、乳香各二钱半，为末。每服半钱，薄荷汤调下。《御药院方》

大肠脱肛：曼陀罗子（连壳）一对，橡斗十六个[8]，同剉，水煎三五沸，入朴硝少许，洗之。《儒门事亲》

[注释]

[1] 曼陀罗花：出自草部第十七卷草之六。 [2]《法华经》：佛经，全称《妙法莲华经》。是释迦牟尼佛晚年在王舍城灵鹫山所说，为大乘佛教初期经典之一。 [3] 陀罗星：即大熊座八十星，二十八星宿中的辅星，北斗第六颗星。 [4] 姚伯声《花品》：姚伯声，宋人，生平不详。《花品》当即姚伯声之《花三十客》。 [5] 生不旁引：生性不向四旁伸展。 [6] "攒（zǎn）花中坼（chè）"二句：意思是说弯曲的花从中间裂开，对称的叶子从外面包裹。攒，弯曲。坼，裂开。骈，并列、对称。 [7] 丁拐：钉刺。 [8] 橡斗：中药。橡树的果实，也叫橡栗、橡子。

[点评]

曼陀罗花是李时珍首载的药物。曼陀罗花的发现和应用却比《本草纲目》要早很多。如宋代司马光《涑水纪闻》就有记载曼陀罗酒的麻醉作用。医书《圣济总录》（1117）已经记载了以曼陀罗花入药的方剂。南宋的地方本草《履巉岩本草》（1220）是最早记录曼陀罗花的本草书籍。其实更早的《太平圣惠方》（992）已经收录曼陀罗，土茯苓,《药典》规定来源为百合科植物光叶菝葜的干燥根茎。土茯苓也是李时珍最先写入本草的。虽然从南北朝陶弘景起就已经把它收录《本草经集注》，却只是附类，作用为“充粮”，而非药用。是李时珍最先定名并系统记载的。现今土茯苓产区主要分布在陕西、甘肃、安徽、浙江、江西、福建、台湾、广东、四川和云南等地。

李时珍对土茯苓进行了“本草考证”，他对《本草经集注》和《本草拾遗》中的草禹馀粮的考证，认为该药即是土茯苓的观点，得到了现在学者的认同，他认为《本草图经》刺猪苓也是土茯苓的观点，却不被当代认同。

但使用的是子不是花。之后笔记、方书的记载亦不在少数。史上著名的蒙汗药就是以此为主药的。但记载论述都不如《本草纲目》系统。

曼陀罗在我国常见的有曼陀罗、毛曼陀罗和白花曼陀罗三种。《药典》规定的使用品种为白花曼陀罗。曼陀罗属植物的化学成分研究主要有生物碱类、挥发油、酚类等化合物。生物碱以莨菪碱、东莨菪碱含量为最多。现代药理学研究表明，曼陀罗花不仅对中枢神经系统、心血管系统、呼吸系统具有明显作用，而且还具有抗炎、抗瘙痒、细胞保护等作用。曼陀罗花临床上多用于治疗慢性支气管炎、哮喘、小儿肺炎、帕金森病、银屑病、风湿等疾病。

土茯苓[1]《纲目》

【校正】并入《拾遗》草禹馀粮。

【释名】土萆薢《纲目》、刺猪苓《图经》、山猪粪《纲目》、草禹馀粮《拾遗》、仙遗粮《纲目》、冷饭团《纲目》、硬饭《纲目》、山地栗《纲目》。

[时珍曰]按陶弘景注石部禹馀粮云：南中平泽有一种藤[2]，叶如菝葜[3]，根作块有节，似菝葜而色赤，味如薯蓣[4]，亦名禹馀粮。言昔禹行山乏食，采此充粮而弃其馀，故有此名。观陶氏此说，即今土茯苓也。故今尚有仙遗粮、冷饭团之名，亦其遗意。陈藏器《本草》草禹馀粮，

苏颂《图经》猪苓下刺猪苓，皆此物也，今皆并之。茯苓、猪苓、山地栗，皆象形也。俗又名过冈龙，谬称也。

[注释]

[1] 土茯苓：出自草部第十八卷草之七。 [2] 南中：即两汉时期的西南夷南部地区，包括越巂（治邛都，在今四川西昌）、牂柯（治故且兰，在今贵州贵定东）、益州（治滇池，在今云南晋宁东北）三郡及犍为南部都尉（治朱提，在今云南昭通）、永昌郡（治不韦，在今云南保山）。 [3] 菝葜（bá qiā）：中药名。为百合科植物菝葜。有利湿去浊、祛风除痹，解毒散瘀的功效。 [4] 薯蓣（shǔ yù）：即山药。

【集解】[藏器曰] 草禹馀粮生海畔山谷[1]。根如盏连缀，半在土上，皮如茯苓，肉赤味涩。人取以当谷食，不饥。

[颂曰] 施州一种刺猪苓，蔓生。春夏采根，削皮焙干。彼土人用傅疮毒，殊效。

[时珍曰] 土茯苓，楚、蜀山箐中甚多[2]。蔓生如莼[3]，茎有细点。其叶不对，状颇类大竹叶而质厚滑，如瑞香叶而长五六寸[4]。其根状如菝葜而圆，其大若鸡鸭子，连缀而生，远者离尺许，近或数寸，其肉软，可生啖。有赤白二种，入药用白者良。按《中山经》云[5]：“鼓镫

之山有草焉，名曰荣草，其叶如柳，其本如鸡卵，食之已风[6]。”恐即此也。昔人不知用此。近时弘治、正德间[7]，因杨梅疮盛行[8]，率用轻粉药取效，毒留筋骨，溃烂终身。至人用此，遂为要药。诸医无从考证，往往指为萆薢及菝葜。然其根苗迥然不同，宜参考之。但其功用亦颇相近，盖亦萆薢、菝葜之类也。

土茯苓受到医家的重视是因为明末梅毒传入后，医家用传统的水银制剂进行治疗，虽然有效，但副作用大。应用土茯苓不仅疗效好，而且没有副作用。同时还可以解水银毒性。但是明代以前“昔人不知用此”，明代许多医生虽知道该用土茯苓，但却不知其究竟长的什么模样，往往错把萆薢、菝葜当成了土茯苓，所以李时珍针对这种现象在《本草纲目》中及时进行了纠正。

[注释]

[1]海畔：海边。 [2]山箐（qìng）：指山中大竹林。 [3]莼（chún）：莼菜，睡莲科植物。又名蓴菜、马蹄菜、湖菜等，是多年生水生宿根草本。 [4]瑞香：是瑞香科瑞香属植物，常绿直立灌木。 [5]《中山经》：《山海经·山经》中的一篇。 [6]已风：治愈风疾。已，治愈。 [7]弘治、正德：明孝宗朱祐樘、武宗朱厚照的年号，即1488至1521年。 [8]杨梅疮：中医病名。又名霉疮、广疮、时疮、棉花疮。是指以皮肤红斑脱屑、丘疹结节等为主要表现的传染病，因状似杨梅，故名杨梅疮。即今梅毒。

根

【气味】甘、淡，平，无毒。

[时珍曰]忌茶茗。

【主治】食之当谷不饥[1]，调中止泄，健行不睡。 藏器

健脾胃，强筋骨，去风湿，利关节，止泄泻，治拘挛骨痛，恶疮痈肿。解汞粉、银朱毒[2]。　时珍

[注释]

[1] 食之当谷：可以作为食物吃。　[2] 汞粉、银朱：汞粉即水银粉。银朱，为以水银、硫黄和氢氧化钾为原料，经加热升华而制成的硫化汞。

【发明】[机曰] 近有好淫之人，多病杨梅毒疮，药用轻粉，愈而复发，久则肢体拘挛，变为痈漏[1]，延绵岁月，竟致废笃[2]。惟剉土萆薢三两，或加皂荚、牵牛各一钱，水六碗，煎三碗，分三服，不数剂，多瘥。盖此疾始由毒气干于阳明而发，加以轻粉燥烈，久而水衰，肝挟相火来凌脾土。土属湿，主肌肉，湿热郁蓄于肌腠，故发为痈肿，甚则拘挛，《内经》所谓"湿气害人皮肉筋骨"是也。土萆薢甘淡而平，能去脾湿，湿去则营卫从而筋脉柔，肌肉实而拘挛痈漏愈矣。初病服之不效者，火盛而湿未郁也。此药长于去湿，不能去热，病久则热衰气耗而湿郁为多故也。

[时珍曰] 杨梅疮古方不载，亦无病者。近时起于岭表[3]，传及四方。盖岭表风土卑炎[4]，岚瘴熏蒸，饮啖辛

据上海复旦大学高晞教授考证，中国土茯苓治疗性病的方法，曾有传教士掌握，一度风行西方国家，引起当地医生的热捧。

热，男女淫猥。湿热之邪积蓄既深，发为毒疮，遂致互相传染，自南而北，遍及海宇，然皆淫邪之人病之。其类有数种，治之则一也。其证多属厥阴、阳明二经，而兼乎他经。邪之所在，则先发出，如兼少阴、太阴则发于咽喉；兼太阳、少阳则发于头耳之类。盖相火寄于厥阴，肌肉属于阳明故也。医用轻粉、银朱劫剂[5]，五七日即愈。盖水银性走而不守，加以盐、矾升为轻粉、银朱，其性燥烈，善逐痰涎。涎乃脾之液，此物入胃，气归阳明，故涎被劫，随火上升，从喉颊齿缝而出，故疮即干痿而愈。若服之过剂，及用不得法，则毒气窜入经络筋骨之间，莫之能出。痰涎既去，血液耗涸，筋失所养，营卫不从，变为筋骨挛痛，发为痈毒疳漏[6]。久则生虫为癣[7]，手足皴裂[8]，遂成废痼。惟土茯苓气平味甘而淡，为阳明本药。能健脾胃，去风湿。脾胃健则营卫从，风湿去则筋骨利，故诸证多愈，此亦得古人未言之妙也。今医家有搜风解毒汤，治杨梅疮，不犯轻粉。病深者月馀，浅者半月即愈。服轻粉药筋骨挛痛、瘫痪不能动履者，服之亦效。其方用土茯苓一两，薏苡仁、金银花、防风、木瓜、木通、白鲜皮各五分，皂荚子四分，气虚加人参七分；血虚加当归七分。水二大碗煎饮，一日三服。惟忌饮茶及牛、羊、鸡、鹅、鱼肉、烧酒、法面[9]、房劳。盖秘方也。

[注释]

[1]痈漏：症状名。痈疽溃烂成漏。 [2]废笃：犹言残废。 [3]岭表：又名岭外、岭南。南方五岭以南地区的概称。相当于现在广东、广西、海南全境及曾经属于中国皇朝统治的越南红河三角洲一带。 [4]“盖岭表风土卑炎”二句：土地低洼炎热，山林间的瘴气湿热蒸郁。岚，山间的雾气。瘴，瘴气，热带山林中的湿热蒸郁致人疾病的气。 [5]劫剂：是中医对猛烈药剂的简称。 [6]痟漏：中医外科病名。指痈疮久而不合，败坏肌肉，变为脓液，如泔而稀。 [7]生虫为癣：癣，中医病名。指皮损瘙痒落皮屑之癣类病。类型很多。古代认为湿、热、虫、毒，或相互接触传染是癣的外因。 [8]皴（cūn）裂：症状名。是发生在手足的深浅不一的裂纹。 [9]法面：当为法麯之误。“麪”与“麯”形似而致误。法麯即神麯。

【附方】新六。

杨梅毒疮：邓笔峰《杂兴方》[1]，用冷饭团四两，皂角子七个。水煎代茶饮。浅者二七，深者四七，见效。 一方：冷饭团一两，五加皮、皂角子、苦参各三钱，金银花一钱。用好酒煎，日一服。

小儿杨梅疮，起于口内，延及遍身：以土萆薢末，乳汁调服。月馀自愈。 《外科发挥》

骨挛痈漏：薛己《外科发挥》云[2]：服轻粉

致伤脾胃气血，筋骨疼痛，久而溃烂成痈，连年累月，至于终身成废疾者。土萆薢一两，有热加芩、连；气虚加四君子汤；血虚加四物汤，水煎代茶。月馀即安。《朱氏集验方》[3]用过山龙四两（即硬饭），加四物汤一两，皂角子七个，川椒四十九粒，灯心七根。水煎日饮。

瘰疬溃烂[4]：冷饭团切片或为末，水煎服或入粥内食之。须多食为妙。江西所出色白者良。忌铁器、发物[5]。《陆氏积德堂方》

[注释]

[1] 邓笔峰《杂兴方》：即《卫生杂兴》，本书序例第一卷《引据古今医家书目》有“邓笔峰《卫生杂兴》”。[2] 薛己：1487—1559，字新甫，号立斋。明吴郡（今江苏苏州）人。南京太医院院使，原为疡医，后以内科擅名。所著《外科发挥》刊于1528年。书中简要论述了各类外科疾患的治疗原则和治疗方剂。[3]《朱氏集验方》：方书名。作者朱端章，生卒年不详，南宋长乐（今属福建）人。著作有《卫生家宝产科备要》《卫生家宝方》《卫生家宝小儿方》《卫生家宝汤方》及《集验方》等。[4] 瘰疬（luǒ lì）：中医病名。又称老鼠疮。指颈项或腋窝的淋巴结结核，患处发生硬块，溃烂后流脓，不易愈合。[5] 发物：指富于营养或有刺激性特别容易诱发某些疾病（尤其是旧病宿疾）或加重已发疾病的食物。

[点评]

土茯苓含多种化学成分，有糖类、有机酸类、苯丙素类、黄酮和黄酮苷类、甾醇类、皂苷类及挥发油等。药理发现，土茯苓具有抗肿瘤、抗脂质过氧化和对缺血心肌的保护作用、免疫抑制作用、抗儿茶酚胺即抗动脉粥样硬化作用。古代主要应用于痹证、杨梅疮、解毒疗疮等治疗，现代进一步发挥了土茯苓的用途，将其用于冠心病、心绞痛、慢性肾炎、银屑病、梅毒、痛风、肝炎、慢性胃炎、阴道炎、癌病、前列腺炎等疾病，均取得良好疗效。

谷部[1]

李时珍曰：太古民无粒食[2]，茹毛饮血[3]。神农氏出[4]，始尝草别谷，以教民耕蓺[5]；又尝草别药，以救民疾夭。轩辕氏出[6]，教以烹饪，制为方剂，而后民始得遂养生之道。《周官》有五谷、六谷、九谷之名，诗人有八谷、百谷之咏，谷之类可谓繁矣。《素问》云："五谷为养。"麻、麦、稷、黍、豆，以配肝、心、脾、肺、肾。职方氏辨九州之谷[7]，地官辨土宜穜稑之种[8]，以教稼穑树蓺[9]，皆所以重民天也。五方之气，九州之产，百谷各异其性，岂可终日食之而不知其气味损益乎？于是集草实之可粒食者为

谷部，凡七十三种，分为四类：曰麻麦稻，曰稷粟，曰菽豆，曰造酿[10]。

[注释]

[1] 谷部：出《本草纲目》第二十二卷卷首。 [2] 粒食：以谷物为食。 [3] 茹毛饮血：连毛带血地生吃禽兽的生活。言远古时不知熟食，形容不开化，还处于野蛮阶段。 [4] “神农氏出”二句：神农尝百草的神话流传久远。《史记》《淮南子》等古籍都有记载，是说神农尝百草，一日而遇七十毒，为民间寻找谷物的故事。之后又有了神农发现药物的传说。 [5] 蓺（yì）：同“艺”，种植。 [6] 轩辕氏：即黄帝。本姓公孙，后改姬姓。居轩辕之丘，号轩辕氏。建都于有熊，亦称有熊氏。至于下面烹饪、方剂的发明，一般传说都是商汤时宰相伊尹的故事。 [7] 职方氏：官名。周朝设置，掌管国家地图，制定四方诸侯之职贡。 [8] 穜稑（tóng lù）：指先种后熟的谷类和后种先熟的谷类。 [9] 稼穑（sè）树蓺（yì）：指农业劳动。稼穑，种植与收割，泛指农业劳动。树蓺，种植、栽培。 [10] 造酿：利用发酵作用制造。

[点评]

现代对谷的解释是庄稼和粮食的总称。李时珍的谷部则明确为“草实之可粒食者”，因而不包括薯类。

谷类作为中国人的传统饮食，几千年来一直是老百姓餐桌上不可缺少的食物，维系着中华民族的生命和健康。按照李时珍的分类，四类的前三类就是麻麦稻、稷粟、菽豆，包括了除薯类的各种主食。这些粮食中既有本土原产的，也有从国外引种的。

芝麻又称脂麻、油麻等，在《本草纲目》中是以胡麻为正名的。二十世纪五十年代考古发现，浙江省吴兴县钱山漾新石器时代遗址考古发现芝麻几百粒；杭州水田畈史前遗址（良渚文化后期）也发现古代芝麻种子。中国很可能是芝麻的原产地之一。

小麦起源于外高加索及其附近地区。很早就传入中国。据考古发掘，新疆孔雀河流域新石器时代遗址出土的炭化小麦，距今四千年以上。其他如甘肃民乐、云南剑川和安徽亳县等地也发现了三千到四千年炭化小麦。历史上，小麦的栽培主要分布于黄淮流域。汉代由于面食的发明，麦作发展最为迅速。

在云南、广东、广西、安徽、江苏、台湾等地的沼泽地里，至今往往可以找到野生稻，这是一种有地下茎的植物。1973 年，在杭州湾以南的余姚河姆渡出土了一批炭化稻谷，经 ^{14}C 测定证明，它的绝对年龄已有六千七百多岁了，这是迄今为止世界上最古老的谷粒。

在古代，稷为百谷之长，但遗憾的是现在人已经不知道稷为何物了。有人认为指的是黍，也有人认为是粟，还有人认为是高粱。粟为小米是得到公认的，小米原产于中国北方黄河流域，内蒙古，东北地区，主要集中在赤峰、通辽一带。是古代的主要粮食作物。出土粟粒的新石器时代文化遗址如西安半坡村、河北磁山、河南裴李岗等距今已有六七千年。

菽豆泛指豆类。大豆原产我国，古称“菽”或“荏菽”，汉代以后称为“豆”。文献表明，中国人栽培大豆已有五千年的历史。《诗经》中就有“中原有菽，庶民采之”

的记述。山西侯马出土的两千三百年前的文物中就有大豆。1953年河南省洛阳市的烧沟汉墓中出土的距今两千多年的陶盆上有用朱砂写的“大豆万石”的文字记载。

李时珍在谷部的最后一类是造酿，为利用发酵作用制造的食品。

把主食变成药物是中药的一大特点，古时将此称为“药食同源”。

薏苡[1]《本经》上品

【校正】据《千金方》，自草部移入此。

【释名】解蠡音礼。《本经》、芑实音起。《别录》、赣米《别录》。音感。陶氏作簳珠，雷氏作䅟米、回回米《救荒本草》、薏珠子《图经》。

[时珍曰]薏苡名义未详。其叶似蠡实叶而解散[2]，又似芑黍之苗[3]，故有解蠡、芑实之名。赣米乃其坚硬者，有赣强之意[4]。苗名屋菼[5]。《救荒本草》云[6]：回回米又呼西番蜀秫。俗名草珠儿。

[注释]

[1]薏苡：出自谷部第二十三卷谷之二。 [2]蠡实：中药名。为鸢尾科植物马蔺。 [3]芑黍：一种谷子，白芑，也叫白

薏苡药用部分有种仁、根和叶，《药典》收录了种仁，规定来源为禾本科植物薏苡。秋季果实成熟时采割植株，晒干，打下果实，再晒干，除去外壳、黄褐色种皮和杂质，收集种仁。野生薏苡多生于屋旁、荒野、河边、溪涧或者阴湿山谷中，广泛栽培于南北各省区，除青海、甘肃、宁夏未见报道外，全国其他各省区均有分布，其中广西、福建、贵州、云南、浙江、河北、辽宁等地产量较大。

史书记载，东汉初建武十七年（41），汉光武帝刘秀派伏波将军马援南征交趾，士兵患“瘴气”病，食用当地的薏米而愈。马援看到南方所产的薏苡果实大，非常喜欢，凯旋时满载一车，在家乡广为栽种。马援病逝就有人奏本诬陷，说他带回来的是珠宝，刘秀很不高兴。以后此事就成为典故，如唐白居易有：“侏儒饱笑东方朔，薏苡谗忧马伏波。”（《得微之到官后书备知通州之事怅然有感因成四章其三》）宋苏轼也说道：“伏波饭薏苡，御瘴传神良。能除五溪毒，不救谗言伤。谗言风雨过，瘴疠久亦亡。两俱不足治，但爱

粱粟。 [4]戆强（zhuàng jiàng）：憨直倔强。戆，憨直。 [5]菼（tǎn）：古书上指荻。 [6]《救荒本草》：明朱橚撰。是明代早期的一部植物著作，以救荒为宗旨描述了植物形态资源。

【集解】[《别录》曰] 薏苡仁生真定平泽及田野[1]。八月采实，采根无时。

[弘景曰] 真定县属常山郡[2]。近道处处多有，人家种之。出交趾者子最大[3]，彼土呼为簳珠。故马援在交趾饵之，载还为种，人谗以为珍珠也。实重累者为良。取仁用。

[志云] 今多用梁、汉者[4]，气劣于真定。取青白色者良。

[藏器云] 取子于甑中蒸使气馏，曝干挼之，得仁矣。亦可磨取之。

[颂曰] 薏苡所在有之[5]。春生苗茎，高三四尺。叶如黍叶。开红白花，作穗。五六月结实，青白色，形如珠子而稍长，故人呼为薏珠子。小儿多以线穿如贯珠为戏[6]。九月十月采其实。

[敩曰] 凡使，勿用䅟米，颗大无味，时人呼为粳䅟是也。薏苡仁颗小色青味甘，咬着粘人齿也。

[时珍曰] 薏苡，人多种之。二三月宿根自生。叶如

初生芭茅[7]。五六月抽茎开花结实。有二种：一种粘牙者，尖而壳薄，即薏苡也。其米白色如糯米，可作粥饭及磨面食，亦可同米酿酒。一种圆而壳厚坚硬者，即菩提子也。其米少，即粳糠也。但可穿作念经数珠[8]，故人亦呼为念珠云。其根并白色，大如匙柄，糺结而味甘也[9]。

草木长。"(《小圃五咏·薏苡》)直到今天人们仍然有把因涉嫌而受诬谤者称之为"薏苡之嫌"。

[注释]

[1] 真定：今河北正定。 [2] 常山郡：汉代常山郡治所在今河北元氏县。历代范围虽有变化，但一般以今天河北省石家庄市附近为中心。具体大致在石家庄市北郊东古城西古城地界。 [3] 交趾：又名"交阯"，古地名，历经演变，东汉时将交趾更名为交州（南交），交州最大范围包括今广东省至越南国北部。公元前三世纪末，南越王赵佗置交趾郡。 [4] 梁、汉者：古地名。即梁州、汉州。相当于今陕西汉中、四川省广汉市。 [5] 所在有之：指薏苡这种植物到处都有生长。 [6] 贯珠：成串的珍珠。 [7] 芭茅：中药名。为禾本科植物芭茅（五节芒）。分布于江苏、浙江、福建、台湾、广东、海南、广西等地。 [8] 念经数珠：即念珠，又称数珠，指一些宗教活动时所用的物品串珠。 [9] 糺（jiū）结：缠绕。糺，古同"纠"。

薏苡仁

【修治】[敩曰] 凡使，每一两，以糯米一两同炒熟，去糯米用。亦有更以盐汤煮过者。

【气味】甘，微寒，无毒。

这里陈藏器和李时珍都强调了薏苡采取“炊饭”和“煮饮”的不同制剂（烹调）方法，主治方向是有所改变的。前者以健脾温阳为主，后者以利水泄热为主。

脚气不同于俗称的“脚气”，俗称的脚气即脚癣。此处所指又称“脚弱”，是因维生素B缺乏引起的全身性疾病。

[诜曰]平。

【主治】筋急拘挛，不可屈伸，久风湿痹，下气。久服轻身益气。《本经》

除筋骨中邪气不仁，利肠胃，消水肿，令人能食。《别录》

炊饭作面食[1]，主不饥，温气[2]。煮饮，止消渴，杀蛔虫。藏器

治肺痿肺气，积脓血，咳嗽涕唾，上气。煎服，破毒肿。甄权

去干湿脚气[3]，大验。孟诜

健脾益胃，补肺清热，去风胜湿。炊饭食，治冷气。煎饮，利小便热淋。时珍

[注释]

[1]炊饭：煮饭，泛指做饭。此谓主食。　[2]温气：此指温煦阳气。　[3]干湿脚气：中医病证名。脚气指以腿脚麻木、酸痛、软弱，或挛急、肿胀，或枯萎等为主要表现的疾病。干湿脚气为其中二种，干脚气是指以腿脚肌肉枯萎、挛急为主要表现的脚气病；湿脚气是指以腿脚肿胀酸软为主要表现的脚气病。

【发明】[宗奭曰]薏苡仁，《本经》云：“微寒，主筋急拘挛。”拘挛有两等：《素问》注中，“大筋受热，则缩

而短，故挛急不伸”，此是因热而拘挛也，故可用薏苡；若《素问》言“因寒则筋急”者，不可更用此也。盖受寒使人筋急；寒热使人筋挛；若但受热不曾受寒，亦使人筋缓；受湿则又引长无力也。此药力势和缓，凡用须加倍即见效。

[震亨曰]寒则筋急，热则筋缩。急因于坚强，缩因于短促。若受湿则弛，弛则引长。然寒与湿未尝不挟热。三者皆因于湿，然外湿非内湿启之不能成病。故湿之为病，因酒而鱼肉继之。甘滑、陈久、烧炙并辛香，皆致湿之因也。

[时珍曰]薏苡仁属土，阳明药也，故能健脾益胃。虚则补其母，故肺痿、肺痈用之[1]。筋骨之病，以治阳明为本，故拘挛筋急风痹者用之。土能胜水除湿，故泄痢水肿用之。按古方小续命汤注云：中风筋急拘挛，语迟脉弦者，加薏苡仁。亦扶脾抑肝之义。又《后汉书》云：马援在交趾常饵薏苡实，云能轻身省欲以胜瘴气也。又张师正《倦游录》云[2]：辛稼轩忽患疝疾[3]，重坠大如杯。一道人教以薏珠用东壁黄土炒过[4]，水煮为膏服，数服即消。程沙随病此[5]，稼轩授之亦效。《本草》薏苡乃上品养心药，故此有功。

[颂曰]“薏苡仁，心肺之药多用之。”故范汪治肺痈[6]，张仲景治风湿、胸痹，并有方法。《济生方》治肺

损咯血，以熟猪肺切，蘸薏苡仁末，空心食之。薏苡补肺，猪肺引经也。赵君猷言屡用有效。

[注释]

[1] 肺痈：中医病名。又名肺雍、肺壅。是指以骤起发热，咳嗽，胸痛，咯腥臭脓血痰为主要表现的疾病。 [2] 张师正《倦游录》：张师正，名思政，字不疑，宋襄国（今河北邢台）人。其著作《倦游杂录》为古代中国文言轶事小说，内容涉及各个方面。 [3] 辛稼轩：即辛弃疾（1140—1207），原字坦夫，后改字幼安，号稼轩，山东东路济南府历城（今属山东）人。南宋豪放派词人、爱国将领。 [4] 东壁黄土：东壁土，中药名。古代土城墙或民间土墙建筑东边墙上的泥土。古人认为有排毒、解毒、祛黄、去浮肿、消炎杀菌、镇静舒缓功能。 [5] 程沙随：即程迥，字可久，宋应天府（今河南宁陵）人。号沙随先生。 [6] 范汪：308—372，字玄平，南阳顺阳（今河南淅川）人。东晋大臣，著名医学家。曾任东阳太守，故称范东阳。撰有《范汪方》（又作《范东阳方》《范东阳杂药方》）。

【附方】旧五，新九。

薏苡仁饭，治冷气：用薏苡仁舂熟[1]，炊为饭食。气味欲如麦饭乃佳。或煮粥亦好。《广济方》

薏苡仁粥，治久风湿痹，补正气，利肠胃，消水肿，除胸中邪气，治筋脉拘挛：薏苡仁为末，同粳米煮粥，日日食之，良。《食医心镜》

风湿身疼，日晡剧者[2]，张仲景麻黄杏仁薏苡仁汤主之：麻黄三两，杏仁二十枚，甘草、薏苡仁各一两，以水四升，煮取二升，分再服。《金匮要略》

水肿喘急：用郁李仁三两（研）。以水滤汁，煮薏苡仁饭，日二食之。《独行方》

沙石热淋[3]，痛不可忍：用玉秣，即薏苡仁也，子、叶、根皆可用，水煎热饮。夏月冷饮。以通为度。《杨氏经验方》

消渴饮水：薏苡仁煮粥饮，并煮粥食之。

周痹缓急偏者[4]：薏苡仁十五两，大附子十枚（炮），为末。每服方寸匕，日三。张仲景方

肺痿咳唾脓血：薏苡仁十两（杵破），水三升，煎一升，酒少许，服之。《梅师》

肺痈咳唾，心胸甲错者[5]：以淳苦酒煮薏苡仁令浓[6]，微温顿服[7]。肺有血，当吐出愈。《范汪方》

肺痈咯血：薏苡仁三合（捣烂），水二大盏，煎一盏，入酒少许，分二服。《济生》

喉卒痈肿[8]：吞薏苡仁二枚，良。《外台》

痈疽不溃：薏苡仁一枚，吞之。《姚僧垣方》

孕中有痈[9]：薏苡仁煮汁，频频饮之。《妇人良

方补遗》

牙齿䘌痛：薏苡仁、桔梗生研末。点服。不拘大人、小儿。《永类方》

[注释]

[1] 舂（chōng）熟：捣烂。舂，把东西放在石臼或乳钵里捣，使破碎或去皮壳。 [2] 日晡（bū）：指申时，即下午三点至五点。 [3] 沙石热淋：即沙石淋。中医病证名。淋证的一种。是指以小便排出砂石为主症，或排尿时突然中断，尿道窘迫疼痛，腰腹绞痛难忍为主要表现的淋证。沙石淋多因下焦积热、煎熬水液所致，故称沙石热淋。 [4] 周痹：中医病名。指以周身疼痛，上下游行，或沉重麻木，项背拘急，脉濡涩为主要表现的痹证。 [5] 心胸甲错：中医症状名。为肺痈的典型症状，又作"胸中甲错"，指胸中钝痛如刀锉。 [6] 苦酒：此指醋。 [7] 顿服：一次快速将药物服完。 [8] 喉卒痈肿：突然发生喉痈。喉痈，中医病名。是指发生于咽喉及其周围，以咽喉疼痛逐渐加剧，吞咽、语言困难，咽喉红肿高突为主要表现的痈疮的统称。 [9] 孕中有痈：孕痈，又名妊娠肠痈。中医妇产科病名。指以妊娠期间合并肠痈为主要表现的疾病。

根

【气味】甘，微寒，无毒。

【主治】下三虫[1]。《本经》

煮汁糜食甚香，去蛔虫，大效。弘景

煮服，堕胎。 藏器

治卒心腹烦满及胸胁痛者，剉煮浓汁，服三升乃定。 苏颂。出《肘后方》

捣汁和酒服，治黄疸有效。 时珍

【附方】旧二，新二。

黄疸如金：薏苡根煎汤频服。

蛔虫心痛：薏苡根一斤（切），水七升，煮三升服之，虫死尽出也。《梅师》

经水不通[2]：薏苡根一两，水煎服之。不过数服，效。《海上方》

牙齿风痛：薏苡根四两，水煮含漱，冷即易之。《延年秘录》

叶

【主治】作饮气香，益中空膈。 苏颂

暑月煎饮，暖胃，益气血。初生小儿浴之，无病。 时珍。出《琐碎录》

[注释]

[1] 三虫：指小儿三种常见的肠寄生虫病，即长虫、赤虫、蛲虫。 [2] 经水不通：即经闭。中医妇科病名。指女子年逾十六周岁，月经仍未来潮，或建立正常月经周期以后，又连续闭止六个月以上。

[点评]

薏苡在我国有悠久的栽培历史。浙江河姆渡遗址出土过大量薏苡种子，说明薏苡在我国至少有六千年以上的栽培历史。如李时珍所记载，除药用种仁外，民间亦将根、叶作药用。

李时珍提到薏苡有两种："一种粘牙者，尖而壳薄，即薏苡也。其米白色如糯米，可作粥饭及磨面食，亦可同米酿酒。一种圆而壳厚坚硬者，即菩提子也。"其中"圆而壳厚坚硬者"即今《中国植物志》所记载的"薏苡（原变种）"，因其总苞坚硬，美观，按压不破，因此多作为装饰品用；而"尖而壳薄"可作粥饭及磨面食的即今《中国植物志》所记载的"薏米 *Coix chinensis* Tod."。

薏苡仁是一种历史悠久的药食同源药物，营养丰富均衡，富含碳水化合物，蛋白质，脂肪，粗纤维，磷、钙、铁等微量元素，以及多种人体所需的必需氨基酸，且不饱和脂肪酸含量较高，有"世界禾本科植物之王"之称。现代研究表明，薏苡中含有脂类、酚类、醇类、酸类、醛酮类、木脂素类、腺苷等七十馀种生物活性物质，具有抗肿瘤、抗炎、免疫调节、抗病毒、降血压、降血糖等药理活性。尤其是薏苡仁油为薏苡仁中特有的活性成分，有多种生理功效，具有增强免疫力和抗肿瘤等功能，适用于多种肺癌及原发性肝癌，配合放、化疗有一定的增效作用，且对中晚期癌症患者具有一定的止痛作用，现已开发成注射液等制剂。

神麹[1]《药性论》

【校正】原附麹下，今分出。

【释名】

【集解】[时珍曰]昔人用麹，多是造酒之麹。后医乃造神麹，专以供药，力更胜之。盖取诸神聚会之日造之，故得神名。贾思勰《齐民要术》虽有造神麹古法[2]，繁琐不便。近时造法，更简易也。叶氏《水云录》云[3]：五月五日，或六月六日，或三伏日，用白面百斤，青蒿自然汁三升，赤小豆末、杏仁泥各三升，苍耳自然汁、野蓼自然汁各三升，以配白虎、青龙、朱雀、玄武、勾陈、螣蛇六神，用汁和面、豆、杏仁作饼，麻叶或楮叶包罯，如造酱黄法，待生黄衣，晒收之。

【气味】甘、辛，温，无毒。

[元素曰]阳中之阳也，入足阳明经。凡用须火炒黄，以助土气。陈久者良。

神麹，是一味比较复杂的药物，它不是由单一药味组成，而是多种药味的加工品。李时珍将其从麹分离另立。如李时珍所言，麹是从酒麹分离，在汉代形成了药麹。神麹的命名，一是时日，选择五月五日，或六月六日，或三伏日，为诸神集会之辰；二是选料用白面象白虎；苍耳草、自然汁象勾陈；野蓼自然汁象螣蛇；青蒿自然汁象青龙；杏仁去皮尖北方河水，象玄武；赤小豆煮熟去皮象朱雀。李时珍这里选用的是叶氏《水云录》种的六神麹。

【主治】化水谷宿食，癥结积滞，健脾暖胃。《药性》

养胃气，治赤白痢。元素

消食下气，除痰逆霍乱，泄痢胀满诸疾，其功与麹同。闪挫腰痛者，煅过淬酒温服有效。妇人产后欲回乳者，炒研，酒服二钱，日二即止，甚验。时珍

【发明】

［时珍曰］按：倪维德《启微集》云[4]：神麹治目病，生用能发其生气，熟用能敛其暴气也。

［注释］

[1] 神麹：出自谷部第二十五卷谷之四。 [2] 贾思勰（xié）《齐民要术》：贾思勰，北魏益都（今山东寿光）人，古代杰出农学家。著成综合性农书《齐民要术》。该书系统地总结了秦汉以来我国黄河流域的农业科学技术知识，是我国现存最早的最完整的农业百科全书。 [3] 叶氏《水云录》：李时珍多次引用该书，作者叶氏、叶梦得、叶石林等。应为宋代词人叶梦得。但未查到其著《水云录》。明代有题名杨溥的《水云录》，内容涉及花果种植、饮馔、卫生、养生等内容，或当为是。 [4] 倪维德：字仲贤，明吴县（今江苏苏州）人。世医出身，以《内经》为宗，旁求金元各家。擅长眼科，著《原机启微》，自成体系，别具一格。颇多个人学术见解。

【附方】旧一，新六。

胃虚不克[1]：神麯半斤，麦芽五升，杏仁一升，各炒为末，炼蜜丸弹子大。每食后嚼化一丸。《普济方》

壮脾进食[2]**，疗痞满暑泄**：麯术丸用神麯（炒）、苍术（泔制炒）等分为末，糊丸梧子大。每米饮服五十丸。冷者加干姜或吴茱萸。《肘后百一方》

健胃思食：消食丸治脾胃俱虚，不能消化水谷，胸膈痞闷，腹胁膨胀，连年累月，食减嗜卧，口苦无味。神麯六两，麦蘖（炒）三两，干姜（炮）四两，乌梅肉（焙）四两，为末，蜜丸梧子大。每米饮服五十丸，日三服。《和剂局方》

虚寒反胃：方同上。

暴泄不止：神麯（炒）二两，茱萸（汤泡，炒）半两，为末，醋糊丸梧子大。每服五十丸，米饮下。《百一选方》

产后运绝[3]：神麯（炒）为末，水服方寸匕。《千金方》

食积心痛：陈神麯一块烧红，淬酒二大碗服之。《摘玄方》

[注释]

[1] 胃虚不克：胃不消化。克，消化。 [2] 壮脾：犹言健脾。 [3] 运绝：即晕厥。因各种原因导致一过性脑供血不足引起的意识障碍。

[点评]

药麯是从酒麯分化出来。据胡林锋等考证，药用麯大约可以分为神麯、大麦麯、女麯、面麯、米麯、红麯、半夏麯等。其中神麯又自成一个大系统。神麯的发展，经历了最初的一味（小麦）、四味（河东神麯），发展到六味（六神麯），最后至明清后药味多达数十味，甚至达到一百零八味（建神麯）。建神麯指福建生产的神麯。根据其组方分析，应该是在六神麯基础上衍化而来的。他并不是单指一种麯，而是所有福建生产的神麯的统称。明万历年间，泉州开元寺秋水祖师创办“秋水轩药铺”，制“百草神麯”，又称“秋水神麯”。这应该是现今有资料证明的最早的建神麯。之后医家们在辨证论治的基础上，仿效“百草神麯”的临床效用，对其组方进行加减，创造了一系列建神麯供于临床应用。明末清初，有漳州采芸居神麯茶饼店造“采芸居神麯”。清代乾隆二十二年（1757），晋江人吴亦飞在古方“百草神麯”的基础上，分析当时各种“神麯”之长短，以五十二种中草药配伍研制出“老范志万应神麯”。此外，建神麯还有数多品种，如紫华斋制造的“紫华斋神麯”，城隍庙和德堂徐镜心制造的“万应神麯”，秋水轩制造的以荷叶包外的“香莲神麯”。建神麯种类众多，组方各异，据不完全统计，众多建神麯按组方治疗功效可以分为两大类：①时惑瘟疫引起的恶寒发热、头晕呕吐，如百草神麯。②水谷积聚引起的伤食腹痛，消化不良，如：老范志万应神麯。在建神麯的发展史上，“百草神麯”和“老范志万应神麯”的产生具有标志性的历史意义。一个引领了建神麯的发展，一个将建神麯发展到了巅峰。

对神麯的现代研究不多，多数研究者不熟悉麯的种类。神麯的化学成分研究较少，目前大多认为神麯为酵母制剂，含有酵母菌、酶类、维生素B复合体、麦角固醇、挥发油、苷类等。药理方面，发现神麯能促进消化液的分泌，具有扶植双歧杆菌等有益菌生长、抑制肠杆菌等非专性厌氧菌增殖的作用。

菜部[1]

李时珍曰：凡草木之可茹者谓之菜。韭、薤、葵、葱、藿，五菜也。《素问》云："五谷为养，五菜为充。"所以辅佐谷气，疏通壅滞也。古者三农生九谷[2]，场圃蓺草木[3]。以备饥馑[4]，菜固不止于五而已。我国初周定王图草木之可济生者四百馀种[5]，为《救荒本草》，厥有旨哉[6]。夫阴之所生，本在五味；阴之五宫[7]，伤在五味。谨和五味，脏腑以通，气血以流，骨正筋柔，腠理以密[8]，可以长久。是以《内则》有训[9]，食医有方[10]，菜之于人，补非小也。但五气之良毒各不同，五味之所入有偏胜，民生日用而不知。乃搜可茹之草，凡一百五种为菜部。分为五类：曰薰辛[11]，曰柔滑[12]，曰蓏[13]，曰水，曰芝栭[14]。

[注释]

[1]菜部：出《本草纲目》第二十六卷卷首。 [2]三农生九谷：出《周礼·天官·大宰》。三农指山地农、平地农和泽地农。九谷指黍、稷、秫、稻、麻、大豆、小豆、大麦和小麦，一说为泛指，即百谷。 [3]场圃（cháng pǔ）：场地和园圃，庭院。农家种蔬果或收放农作物的地方。 [4]饥馑（jǐn）：灾荒。指因为粮食歉收等引起的食物严重缺乏的状况。 [5]国初：即明初。周定王，即朱橚（sù）（1361—1425），明太祖朱元璋第五子，明成祖朱棣的胞弟，与朱棣同母。初封吴王，改封周王，谥定。好学，能词赋。又主持编著有《保生馀录》《袖珍方》《普济方》和《救荒本草》等多部医书。 [6]旨：意义。 [7]五宫：指五脏。 [8]腠（còu）理：指皮肤纹理和皮下肌肉之间的空隙。 [9]《内则》：《礼记》篇名，主要记载家庭中晚辈侍奉孝敬长辈的各种礼仪。 [10]食医：官名。周代掌管宫廷饮食滋味温凉及分量调配的医官。方，方法。 [11]薰辛：指有浓烈刺激气味的蔬菜。 [12]柔滑：指质地柔软口感润滑的蔬菜。 [13]蓏（luǒ）：草本植物的果实。 [14]芝栭（ér）：原指灵芝与木耳。此处泛指菌类。

[点评]

现代意义的菜通常是能做副食品的植物。与李时珍所称“凡草木之可茹者谓之菜”大致相同。

现代人已经认识到，蔬菜是人类日常的重要食物。

蔬菜种类繁多，不同种类的蔬菜，含有的营养元素各不相同，比如叶类蔬菜含有大量的维生素，根茎类蔬菜含大量矿物质，花类蔬菜含有大量植物激素和维生素B，菌类蔬菜含多糖类可以抗癌。李时珍将菜部分为薰辛、柔滑、蓏菜、水菜和芝栭五类。薰辛指有浓烈刺激气味的蔬菜，如韭、葱、蒜、芥等。柔滑指质地柔软口感润滑的蔬菜，如菠菜、蕹菜、莴苣、百合等。蓏菜指草本植物的果实，如茄子、葫芦、冬瓜、黄瓜等。水菜多指海边浅水生长可以食用的植物，如紫菜、石花菜、鹿角菜等。芝栭泛指菌类，如灵芝、木耳等。

卷末李时珍还列了“互考诸菜”，把一些列在其他各部可以做菜用的药物名单胪列出来，可供参考。如香薷、紫苏、薄荷、莼菜等，共六十一种。

蒲公英，《药典》规定来源为菊科植物蒲公英、碱地蒲公英或同属数种植物的干燥全草。春至秋季花初开时采挖，除去杂质，洗净，晒干。有学者考查发现有九种菊科蒲公英属植物被用作蒲公英。野生遍及各地均有。新疆、甘肃、陕西等地有栽培。

蒲公英[1]《唐本草》

【校正】自草部移入此。

【释名】耩耨草音构糯、金簪草《纲目》、黄花地丁。

[时珍曰]名义未详。孙思邈《千金方》作凫公英，苏颂《图经》作仆公罂，《庚辛玉册》作鹁鸪英[2]。俗呼蒲公丁，又呼黄花地丁。淮人谓之白鼓钉，蜀人谓之耳瘢草，关中谓之狗乳草。按：《土宿本草》云[3]：“金簪草一名地

丁，花如金簪头，独脚如丁，故以名之。”

【集解】[保昇曰]蒲公英草生平泽田园中。茎、叶似苦苣[4]，断之有白汁。堪生啖[5]。花如单菊而大。四月五月采之。

[颂曰]处处有之。春初生苗，叶如苦苣，有细刺。中心抽一茎，茎端出一花，色黄如金钱。俗讹为仆公罂是也。

[宗奭曰]即今地丁也。四时常有花，花罢飞絮，絮中有子，落处即生。所以庭院间皆有者，因风而来。

[时珍曰]地丁，江之南北颇多，他处亦有之，岭南绝无。小科布地[6]，四散而生，茎、叶、花、絮并似苦苣，但小耳。嫩苗可食，《庚辛玉册》云：“地丁叶似小莴苣[7]，花似大旋葍[8]，一茎耸上三四寸，断之有白汁。二月采花，三月采根。可制汞，伏三黄。有紫花者，名大丁草，出太行、王屋诸山[9]。陈州亦有[10]，名烧金草。能煅朱砂。一种相类而无花者，名地胆草，亦可伏三黄、砒霜。”

[注释]

[1]蒲公英：出自菜部第二十七卷菜之二。[2]《庚辛玉册》：朱权（1378—1448）著，为有关炼丹术的著作。已佚。《本草纲目》中多次引述此书。[3]《土宿本草》：又名《造化指南》。《本草纲目・历代诸家本草》云：“《造化指南》三十三篇，载灵草五十三种，云是土宿昆元真君所说，抱朴子注解，盖亦宋、元

时方士假托者尔。”故李时珍又或称之为《土宿本草》。原书佚，《本草纲目》引其若干条文。 [4] 苦苣：是菊科苦苣菜属一二年生草本植物。可入药，亦可食用。 [5] 堪生啖（dàn）：能生吃。啖，吃。 [6] 小科布地：矮小铺地丛生。科，丛生。 [7] 莴苣：为菊科莴苣属植物莴苣。既是蔬菜又是中药。全国各地均有栽培，具有利尿，通乳，清热解毒之功效。 [8] 旋葍（fú）：即旋花，又名鼓子花、打碗花。中药名。为旋花科植物旋花。分布于我国大部分地区。具有益气，养颜，涩精之功效。 [9] 太行、王屋诸山：太行山脉位于山西省与华北平原之间，纵跨北京、河北、山西、河南四省市。王屋山是中条山的分支山脉。位于河南省济源市、山西晋城市阳城县、运城市垣曲县等市县间。 [10] 陈州：古地名，今河南淮阳县。

蒲公英还是一种常用的中药鲜药。自古就常以鲜药形式使用。中药鲜药是一类特殊的中药材。主要是指以新鲜植物类中草药的自然汁入药，或者以鲜活的动物或昆虫类入药以治疗疾病。新鲜药材采收后立刻使用、经晾晒等简单加工，或低温冷藏，使用时将鲜药配入药方当中。

鲜品中药要想在临床上得到广泛的应用，就必须实现鲜药产业化，实现生产加工的规范化、现代化。一些技术性和政策性的问题制约了鲜药的广泛使用。

苗

【气味】甘，平，无毒。

【主治】妇人乳痈肿，水煮汁饮及封之[1]，立消。 恭

解食毒，散滞气，化热毒，消恶肿、结核、丁肿[2]。 震亨

掺牙，乌须发，壮筋骨。 时珍

白汁[3]：涂恶刺、狐尿刺疮[4]，即愈。 颂

【发明】[杲曰] 蒲公英苦寒，足少阴肾经君药也，本经必用之。

[震亨曰]此草属土，开黄花，味甘。解食毒，散滞气，可入阳明、太阴经。化热毒，消肿核，有奇功。同忍冬藤煎汤。入少酒佐服，治乳痈，服罢欲睡，是其功也。睡觉微汗，病即安矣。

[颂曰]治恶刺方，出孙思邈《千金方》。其序云：邈以贞观五年七月十五日夜[5]，以左手中指背触着庭木，至晓遂患痛不可忍。经十日，痛日深，疮日高大，色如熟小豆色。常闻长者论有此方，遂用治之。手下则愈，痛亦除，疮亦即瘥，未十日而平复如故。杨炎《南行方》亦著其效云[6]。

[时珍曰]萨谦斋《瑞竹堂方》[7]，有擦牙乌须发还少丹，甚言此草之功，盖取其能通肾也。故东垣李氏言其为少阴本经必用之药，而著本草者不知此义。

[注释]

[1]封之：用封法治疗它。封法是中医外治疗法之一。指将药物撒在患处，扎紧局部，经过一定时间，使药物起作用，并持续一段时间，而达到治疗目的的一种方法。 [2]消恶肿、结核、丁肿：消除各种急性外科病患。恶肿，急性疮肿。结核指结聚成核，发于皮里膜外浅表部位的肿物。丁肿是指好发于颜面、四肢，以形小根深，肿痛灼热，易于走黄为主要表现的疮疡。 [3]白汁：指蒲公英折断以后流出的白色液体。 [4]恶刺、狐尿刺疮：中医病名。皆指在草木水泽间接触昆虫分泌物等引致之皮肤疹疮等病者。 [5]贞观五年：即公元631年。 [6]杨

炎《南行方》:《新唐书·艺文志》作“李继皋《南行方》三卷”,《宋志》《通志》亦同。《证类本草》作杨炎，其后因之。其书已佚,《证类本草》引数条。杨炎，唐德宗时宰相。李继皋生平不详。 [7] 萨谦斋《瑞竹堂方》：萨谦斋，即沙图穆苏，元代医家，字谦斋，号竹堂，蒙古族。任御史兼建昌（今江西南城）太守。平时留心医药，根据古阿拉伯医药经验，积累单验效方，成书，并取名《瑞竹堂经验方》。

【附方】新五。

还少丹。昔日越王曾遇异人得此方，极能固齿牙，壮筋骨，生肾水。凡年未及八十者，服之须发返黑，齿落更生。年少服之，至老不衰。得遇此者，宿有仙缘，当珍重之，不可轻泄：用蒲公英一斤（一名耩耨草，又名蒲公罂，生平泽中，三四月甚有之，秋后亦有放花者，连根带叶取一斤洗净，勿令见天日），晾干，入斗子[1]。解盐一两[2]，香附子五钱，二味为细末，入蒲公草内淹一宿，分为二十团，用皮纸三四层裹扎定，用六一泥（即蚯蚓粪）如法固济[3]，入灶内焙干，乃以武火煅通红为度，冷定取出，去泥为末。早晚擦牙漱之，吐、咽任便，久久方效。《瑞竹堂方》

乳痈红肿：蒲公英一两，忍冬藤二两。捣烂，水二钟，煎一钟，食前服。睡觉病即去矣。《积德堂方》

痈疮疔毒：蒲公英捣烂覆之，即黄花地丁也。别更捣汁，和酒煎服，取汗。　唐氏方

多年恶疮：蒲公英捣烂贴。　《救急方》

蛇螫肿痛：方同上。

[注释]

[1]斗子：一种用树条、木板等制成的盛东西的器具。 [2]解（hài）盐：山西解池出产的盐。解池在古代是著名的食盐产区，在今山西运城。 [3]固济：原为炼丹术语，即将反应器严密封闭。中药炮制借用为密封制药（贮药）器皿。

[点评]

现代中医认为，蒲公英味苦甘，性寒，具有清热解毒、消痈散结、利湿通淋功效，主治痈肿疔毒、乳痈肿痛及热淋涩痛、湿热黄疸等，是治疗乳痈肿痛的要药。鲜蒲公英清热解毒、散结消痈之力较干蒲公英更强，疗效更佳，尤其对妇人乳痈肿痛，无论捣汁内服或捣泥外敷，皆有良效。

现代研究发现蒲公英含有丰富生物活性物质，包括黄酮类物质、酚类化合物、甾醇、生物碱、萜类、糖蛋白、低聚糖、多糖等，具有抑菌、抗氧化、抗肿瘤、调节激素水平、降血糖血脂、保护肝脏和前列腺等功能。

果部[1]

李时珍曰：木实曰果，草实曰蓏。熟则可食，干则可脯。丰俭可以济时，疾苦可以备药。辅助粒食，以养民生。故《素问》云："五果为助。"五果者，以五味、五色应五脏，李、杏、桃、栗、枣是矣。占书欲知五谷之收否[2]，但看五果之盛衰。李主小豆，杏主大麦，桃主小麦，栗主稻，枣主禾。《礼记·内则》列果品菱、椇、榛、瓜之类。《周官》职方氏辨五地之物，山林宜皂物[3]，柞、栗之属。川泽宜膏物[4]，菱、芡之属。丘陵宜核物[5]。梅、李之属。甸师掌野果蓏[6]。场人树果蓏珍异之物[7]，以时藏之。观此，则果蓏之土产异常，性味良毒，岂可纵嗜欲而不知物理乎？于是集草木之实号为果蓏者为果部，凡一百二十七种。分为六类：曰五果，曰山，曰夷[8]，曰味，曰蓏，曰水。

[注释]

[1] 果部：出《本草纲目》第二十九卷卷首。 [2] 占书：关于占卜的书。 [3] 皂物：亦作“皁物”。柞栗之类。可做黑色染料。 [4] 膏物：郑玄注谓“膏”当为“櫜”字之误也。莲芡之实有櫜韬（gāo tāo）。櫜韬，指莲芡果实的外层皮囊。 [5] 核物：泛称有核的果品。 [6] 甸师：《周礼》官名。掌耕种“籍田”，提供王室食用与祭祀所需农产品。 [7] 场人：《周礼》官名。掌国家场圃种植收藏。 [8] 夷：夷果。指古代少数民族地区及国外出产的果品。

[点评]

果的本义是草木结出的球状籽实。现代解释为某些植物花落后含有种子的部分。与李时珍的解释“木实曰果，草实曰蓏”基本吻合。

《素问•脏器法时论》：“五果为助。”所述五果指的是李、杏、桃、栗、枣五种最为常见，最有代表性的，与人们日常生活最为接近的果实。带入五行理论，李酸、杏苦、桃辛、栗咸、枣甘，五味入相应的五脏，以辅助营养脏器。现代将果实分为水果和干果。水果是指多汁且主要味觉为甜味和酸味，可食用的植物果实。水果不但含有丰富的营养，而且能够促进消化。水果中的淀粉、蛋白质的含量虽不及谷类、豆类，但有丰富的糊精、单糖，以及柠檬酸、苹果酸等有机酸。干果即果实果皮成熟后为干燥状态的果子。干果又分为裂果和闭果，它们大多含有丰富的蛋白质、维生素、脂质等。水果和干果这些营养成分对人体健康大有益处。

李时珍将果部分为五果、山果、夷果、味果、蓏类、水果六类。分类比较随意，没有统一的划分标准。五果取自《内经》，保留了原有的五种果实李、杏、桃、栗、枣，又在下面附录看似有某种关系的巴旦杏、梅、榔梅、天师栗、仲思枣和苦枣。其中梅附于杏下，因为陆玑曾云："梅，杏类也。"榔梅又附于梅下。山果是指原先来自山野生长的果树，这是果部的主体，大部分已经人工驯化，在平原地区栽培了。如梨、木瓜、山楂、林檎、柿、安石榴、橘、柑等。其中的"阿月浑子"实际上应该列入"夷果"类，属于误列。夷果指古代少数民族地区及国外出产的果品。其中包括一些岭南地区的果品现已为人熟知，如荔枝、龙眼、橄榄、槟榔、椰子等。味果指用于烹饪调味的果实，如蜀椒、胡椒等。其中还收录了"茗"即茶，有些费解。蓏类应该是草本植物可以作为果品食用的果实，其中只有甜瓜、西瓜完全符合，瓜蒂可以附入，葡萄、蘡薁、猕猴桃勉强符合，甘蔗及沙糖、石蜜、刺蜜就牵强了。水果与现今概念不同，是水中生长的食物，其中既有根茎又有种子、花朵。如莲藕、红白莲花、芡实、慈姑等。

在果部的末尾有"附录诸果"和"诸果有毒"。附录诸果收录了文献记载而实物不详的二十一种果实。诸果有毒为传说中造成果品毒杀的现象。最后有果品"互考"，记录二十二种在木部、草部收载的"诸果"。

山楂[1] 音渣。《唐本草》

【校正】《唐本草》木部赤爪木，宋《图经》外类棠梂子，丹溪《补遗》山查，皆一物也。今并于一，但以山楂标题。

【释名】**赤爪子**侧巧切，《唐本》、**鼠楂**《唐本》、**猴楂**危氏、**茅楂**《日用》、**朹子**音求、**檕梅**音计。并《尔雅》、**羊梂**《唐本》、**棠梂子**《图经》、**山里果**《食鉴》。

［时珍曰］山楂味似楂子[2]，故亦名楂。世俗皆作查字，误矣。查（音槎）乃水中浮木，与楂何关？郭璞注《尔雅》云："朹（音求）树如梅。其子大如指头，赤色似小柰[3]，可食。"此即山楂也。世俗作梂字，亦误矣。梂乃栎实[4]，于朹何关？楂、朹之名，见于《尔雅》。自晋、宋以来，不知其原，但用查、梂耳。此物生于山原茅林中，猴、鼠喜食之，故又有诸名也。《唐本草》赤爪木当作赤枣，盖枣、爪音讹也，楂状似赤枣故尔。范成大《虞衡志》有赤枣子。王璆《百一选方》云[5]："山里红果，俗名酸枣，又名鼻涕团。"正合此义矣。

［注释］

[1] 山楂：出自果部第三十卷果之二。 [2] 楂子：又叫木

山楂的名称，是李时珍首先给列为正名的。山楂，《药典》规定来源为蔷薇科植物山里红或山楂的干燥成熟果实。山楂有南北两种之分。"北山楂"各地均有，以栽培为主，山东临朐、沂水两地产量大、品质佳。野山楂习称"南山楂"，主产于浙江缙云、嵊县、青田，江苏灌云、溧阳、句容，以及湖南、河南、四川等地。

山楂是原产于我国的野生山果。明以前未见驯化栽培记载，名称混乱不堪，名实难以对号。由李时珍进行了统一。有考证认为山楂最先就作为药材使用，伴随着栽培驯化食用价值才逐渐被发现。

桃。和木瓜是一类，味道酸涩，比木瓜小，色微黄，蒂、核都粗，核中的籽小而圆。 [3] 柰（nài）：苹果的一种，也称花红、沙果。 [4] 栎（lì）实：橡实，橡树的果实。 [5] 王璆（qiú）：南宋医家。字孟玉，号是斋，山阴（今属浙江）人，历任淮南幕官、汉阳太守。公馀之暇留心医药，撰有《是斋百一选方》。

【集解】[恭曰] 赤爪木，赤楂也。出山南、申、安、随诸州[1]。小树高五六尺，叶似香莱[2]。子似虎掌[3]，大如小林檎[4]，赤色。

[藏器曰] 赤爪草，即鼠楂梂也。生高原，梂似小楂而赤，人食之。

[颂曰] 棠梂子生滁州[5]。三月开白花，随便结实，采无时。彼人用治下痢及腰疼有效。他处亦有，不入药用。

李时珍在此还介绍了山楂的食用方法，直接食用和制成山楂糕。下面还介绍了山楂干、山楂饼。明代还有山楂酱、山楂酒，清代出现了糖葫芦。

[时珍曰] 赤爪、棠梂、山楂，一物也。古方罕用，故《唐本》虽有赤爪，后人不知即此也。自丹溪朱氏始著山楂之功，而后遂为要药。其类有二种，皆生山中。一种小者，山人呼为棠杭子、茅楂、猴楂，可入药用。树高数尺，叶有五尖。桠间有刺。三月开五出小白花。实有赤、黄二色，肥者如小林檎，小者如指头，九月乃熟，小儿采而卖之。闽人取熟者去皮核，捣和糖、蜜，作为楂糕，以充果物。其核状如牵牛子，黑色甚坚。一种大者，山人呼为羊杭子。

树高丈馀，花叶皆同，但实稍大而色黄绿、皮涩肉虚为异尔。初甚酸涩，经霜乃可食。功用相同，而采药者不收。

[注释]

[1] 山南、申、安、随诸州：山南，道名。治襄州（今湖北襄阳），位于今湖北大江以北、汉水以西、陕西终南以南、河南北岭以南、四川剑阁以东、大江以南之地。申即申州，古地名，今河南信阳。安即安州，此指今湖北安陆。随州，今属湖北。 [2] 香葇（róu）：中药香薷的别名。 [3] 虎掌：中药天南星的别名。 [4] 林檎（qín）：此谓北方的蔷薇科苹果属植物林檎。 [5] 滁（chú）州：今属安徽。

实

【修治】[时珍曰] 九月霜后取带熟者，去核曝干，或蒸熟去皮核，捣作饼子，日干用。

【气味】酸，冷，无毒。

[时珍曰] 酸、甘，微温。生食多令人嘈烦易饥[1]，损齿，齿龋人尤不宜也。

【主治】煮汁服，止水痢。沐头洗身，治疮痒。《唐本》

煮汁洗漆疮[2]，多瘥。 弘景

治腰痛有效。 苏颂

消食积，补脾，治小肠疝气[3]，发小儿疮疹。 吴瑞

健胃，行结气。治妇人产后儿枕痛[4]，恶露不尽，煎汁入沙糖服之，立效。 震亨

化饮食，消肉积癥瘕，痰饮痞满吞酸，滞血痛胀。 时珍

化血块气块，活血。 宁源

【发明】[震亨曰]山楂大能克化饮食。若胃中无食积，脾虚不能运化，不思食者，多服之，则反克伐脾胃生发之气也。

[时珍曰]凡脾弱食物不克化，胸腹酸刺胀闷者，于每食后嚼二三枚，绝佳。但不可多用，恐反克伐也。按《物类相感志》言[5]："煮老鸡、硬肉，入山楂数颗即易烂。"则其消肉积之功，盖可推矣。珍邻家一小儿[6]，因食积黄肿，腹胀如鼓。偶往羊杭树下，取食之至饱。归而大吐痰水，其病遂愈。羊杭乃山楂同类，医家不用而有此效，则其功应相同矣。

[注释]

[1]嘈烦易饥：即嘈杂。中医病证名。是指胃中空虚，似饥非饥，似辣非辣，似痛非痛，莫可名状，时作时止的一种病

证。[2] 漆疮：又名漆咬。是指以皮肤黏膜感受漆毒后，出现红斑、脱屑、瘙痒等为主要表现的皮肤疾病。[3] 小肠疝气：是指以阴囊、小腹有可复发性肿物之病变。[4] 儿枕痛：中医妇产科病名。又名儿枕、产枕痛等。指产后因瘀血而引起的下腹疼痛。[5]《物类相感志》：旧题苏轼撰。是作者整理乡野市井间流传的生活知识而成的作品。[6] 珍：李时珍自称。

【附方】新七。

偏坠疝气：山棠梂肉、茴香（炒）各一两，为末，糊丸梧桐子大。每服一百丸，空心白汤下。《卫生易简方》

老人腰痛及腿痛：用棠梂子、鹿茸（炙）等分，为末，蜜丸梧桐子大。每服百丸，日二服。

肠风下血[1]，用寒药、热药及脾弱药俱不效者：独用山里果（俗名酸枣，又名鼻涕团）干者为末，艾汤调下，应手即愈。《百一选方》

痘疹不快[2]：干山楂为末，汤点服之，立出红活。又法：猴楂五个，酒煎入水，温服即出。危氏《得效方》

痘疮干黑危困者[3]：用棠梂子为末，紫草煎酒，调服一钱。《全幼心鉴》

食肉不消：山楂肉四两，水煮食之，并饮其汁。《简便方》

[注释]

[1] 肠风下血：中医病证名。指因风邪而便纯血鲜红的病证。 [2] 痘疹不快：中医儿科旧病证名。指痘疮（天花）初出见点，色淡红，疏稀不匀。由气虚不能托毒外透所致。 [3] 痘疮干黑危困者：指因气血两亏，不能鼓邪外出所致的痘疮（天花）虽出而热减，烦渴闷乱，痘陷干黑的病证，十分危险。

核

【主治】吞之，化食磨积，治㿗疝[1]。 时珍

【附方】新一。

难产：山楂核七七粒，百草霜为衣，酒吞下。《海上方》

阴肾㿗肿[2]：方见橄榄。

本书未选用橄榄，其原方如下：阴肾㿗肿，橄榄核、荔枝核、山楂核等分（烧存性）研末。每服二钱，空心茴香汤调下。

赤爪木

【气味】苦，寒，无毒。

【主治】水痢[3]，头风身痒。 《唐本》

根

【主治】消积，治反胃。 时珍

茎、叶

【主治】煮汁，洗漆疮。 时珍。出《肘后》

[注释]

[1] 癞（tuí）疝：中医病名。即疝气的通称。 [2] 阴肾癞肿：外生殖器部位疝气肿胀。 [3] 水痢：中医病证名。由脾胃虚寒，谷气不得消而成。证见心腹甚痛，食无妨，但食后即痢，食皆化尽，多食多下，少食少下。

[点评]

现代研究发现山楂中含有酸类、蛋白质、糖类、黄酮类化合物、三萜类化合物、维生素C等化学成分，其中主要的有效成分为黄酮类化合物，具有较强的清除自由基、抗氧化、抗菌、消炎、降血脂、降血压、改善微循环、扩张血管等功效。临床上常用于妇科疾病、高血压、高血脂、消化不良等。

作为药食同用的山楂，具有很好的食疗民间基础，近些年保健品及食品的开发受到重视。

临床上还经常使用焦山楂，是将山楂用武火炒至外面焦褐色、内部黄褐色，晒干而成。口服可以增加消化酶的分泌，促进脂肪的分解和消化，对食用肉类或油腻食品过多所致消化不良疗效显著。焦山楂还常与焦神曲、焦麦芽一起使用，称为“焦三仙”。

银杏，在《药典》中名白果，规定为银杏科植物银杏的干燥成熟种子。秋季种子成熟时采收，除去肉质外种皮，洗净，稍蒸或略煮后，烘干。

银杏，高大落叶乔木，是银杏科银杏属的唯一生存树种，独纲独属独种。目前仅在我国有自然生长的植株，其树龄可达三千馀年，也是现存植物中最古老的裸子植物。在浙江临安西天目山、湖北神农架、大洪山和河南、安徽相交接的大别山等地区仍残存着为数不多的野生或半野生状态的古银杏树。银杏为雌雄异株，李时珍已发现“须雌雄同种，其树相望，乃结实。”

银杏[1]《日用》

【释名】白果《日用》、鸭脚子。

[时珍曰]原生江南，叶似鸭掌，因名鸭脚。宋初始入贡，改呼银杏，因其形似小杏而核色白也。今名白果。梅尧臣诗[2]：“鸭脚类绿李，其名因叶高。”欧阳修诗：“绛囊初入贡，银杏贵中州。”是矣[3]。

【集解】[时珍曰]银杏生江南，以宣城者为胜。树高二三丈。叶薄纵理，俨如鸭掌形，有刻缺，面绿背淡。二月开花成簇，青白色，二更开花，随即卸落，人罕见之。一枝结子百十，状如楝子[4]，经霜乃熟烂。去肉取核为果，其核两头尖，三棱为雄，二棱为雌。其仁嫩时绿色，久则黄。须雌雄同种，其树相望，乃结实；或雌树临水亦可；或凿一孔，内雄木一块泥之亦结。阴阳相感之妙如此。其树耐久，肌理白腻。术家取刻符印[5]，云能召使也。《文选•吴都赋》注[6]：“平仲果，其实如银。”未知即此果否？

[注释]

[1]银杏：出自果部第三十卷果之二。 [2]“鸭脚类绿李”二句：梅尧臣（1002—1060），字圣俞，世称宛陵先生，宣州宣城（今属安徽）人。北宋官吏、文人。著有《宛陵先生集》等。此为《永叔内翰遗李太博家新生鸭脚》诗。绿李，绿色的李

子。 [3]“绛囊初入贡”二句：此为欧阳修《和圣俞李侯家鸭脚子》诗。欧阳修（1007—1072），字永叔，号醉翁，晚号六一居士，吉州永丰（今属江西）人，北宋官吏、文人。曾主修《新唐书》，并独撰《新五代史》。有《欧阳文忠集》传世。绛囊，红色口袋。 [4]楝子：即中药川楝子。 [5]“术家取刻符印”二句：方士用来雕刻符印，说是可以召唤上天的使者。符印，道士用具。是符节印信等凭证物的统称。 [6]《文选》：即《昭明文选》，诗文集。南朝梁昭明太子萧统主持编选。注本主要有两种：一是唐显庆年间李善注本，一是唐开元六年（718）吕延祚进呈的五臣注本。据《引据古今经史百家书目》为前者。

虽然吴瑞认为银杏“无毒”，但李时珍已经明确记载银杏“有小毒。多食令人胪胀。”其实吴瑞并不是没有发现毒性，而是理解不同。他记载的“多食壅气动风。小儿食多昏霍，发惊引疳。同鳗鲡鱼食，患软风”等，在现在都认为是毒性的表现。由于古代对于毒性概念理解不同，造成许多药物记载中出现了有些本草记载“有毒”有些则相反的现象。

核仁

【气味】甘、苦，平，涩，无毒。

[时珍曰]熟食，小苦微甘，性温有小毒。多食令人胪胀[1]。

[瑞曰]多食壅气动风。小儿食多昏霍[2]，发惊引疳[3]。同鳗鲡鱼食，患软风[4]。

【主治】生食引疳解酒，熟食益人。 李鹏飞

熟食温肺益气，定喘嗽，缩小便[5]，止白浊[6]。生食降痰，消毒杀虫。嚼浆涂鼻面手足，去皻疱䵟黯皴皱[7]，及疥癣疳䘌阴虱[8]。 时珍

【发明】[时珍曰]银杏，宋初始著名，而修本草者不收。近时方药亦时用之。其气薄味厚，性涩而收，色白

属金。故能入肺经，益肺气，定喘嗽，缩小便。生捣能浣油腻[9]，则其去痰浊之功，可类推矣。其花夜开，人不得见，盖阴毒之物，故又能杀虫消毒。然食多则收令太过，令人气壅胪胀昏顿。故《物类相感志》言："银杏能醉人。"而《三元延寿书》言[10]："白果食满千个者死。"又云："昔有饥者，同以白果代饭食饱，次日皆死也。"

[注释]

[1] 胪（lú）胀：症状名。腹胀。 [2] 昏霍：迅速神智不清失去知觉。 [3] 发惊引疳：诱发惊证、疳证。麻痘惊疳为古时儿科四大证。惊，即惊风，又称惊厥。是指以神昏、抽风、惊厥为主要表现的儿科疾病。疳，又称疳疾、疳积。是一种慢性营养障碍性疾病。证见面黄肌瘦，毛发焦枯，肚大青筋，精神萎靡为特征。 [4] 软风：身体瘫软，四肢不举。 [5] 缩小便：中医术语。指通过温肾散寒的方法，驱除膀胱冷气，增强固摄约束功能，达到控制遗尿的作用。 [6] 白浊：症状名。又称尿精、白淫。指在排尿后或排尿时从尿道口滴出白色浊物，可伴小便涩痛的一种病证。 [7] 去齄（zhā）疱（pào）皯黯皴皱（cūn zhòu）：去除鼻子和面部的皮肤病。齄：指鼻子上的小红疱，俗称"酒糟鼻"。疱：指皮肤上长的像水疱的小疙瘩。皴皱：指皱纹。 [8] 疥癣疳䘌阴虱：四肢躯干的寄生虫病。疥癣，一种皮肤病，非常刺痒，是疥虫寄生而引起的。疳䘌，指因虫蚀引起的疳病，常见于蛔虫、绦虫病等。阴虱，指阴虱寄生所致之皮肤病。 [9] 浣（huàn）油腻：洗去油腻污渍。 [10]《三元延寿书》：即《三元参赞延寿书》，养生学著作。宋末元初人李鹏飞撰。

【附方】新十七。

寒嗽痰喘：白果七个。煨熟，以熟艾作七丸，每果入艾一丸，纸包再煨香，去艾吃。《秘韫方》

哮喘痰嗽：鸭掌散用银杏五个，麻黄二钱半，甘草（炙）二钱。水一钟半，煎八分，卧时服。

又金陵一铺治哮喘[1]，白果定喘汤，服之无不效者，其人以此起家。其方：用白果二十一个（炒黄），麻黄三钱，苏子二钱，款冬花、法制半夏、桑白皮（蜜炙）各二钱，杏仁（去皮尖）、黄芩（微炒）各一钱半，甘草一钱。水三钟，煎二钟，随时分作二服。不用姜。 并《摄生方》

咳嗽失声：白果仁四两，白茯苓、桑白皮二两，乌豆半升，沙蜜半斤。煮熟晒干为末，以乳汁半碗拌湿，九蒸九晒，丸如绿豆大。每服三五十丸，白汤下，神效。《余居士方》

小便频数：白果十四枚，七生七煨，食之，取效止。

小便白浊：生白果仁十枚，擂水饮，日一服，取效止。

赤白带下，下元虚惫：白果、莲肉、江米各五钱，胡椒一钱半。为末。用乌骨鸡一只，去肠盛药，瓦器煮烂，空心食之。《集简方》

肠风下血：银杏煨熟，出火气，食之，米饮下。

肠风脏毒[2]：银杏四十九枚，去壳生研，入百药煎末，和丸弹子大。每服二三丸，空心细嚼，米饮送下。 戴原礼《证治要诀》

牙齿虫䘌[3]：生银杏，每食后嚼一二个，良。《永类钤方》

手足皴裂：生白果嚼烂，夜夜涂之。

鼻面酒皶：银杏、酒浮糟，同嚼烂，夜涂旦洗。《医林集要》

头面癣疮：生白果仁切断，频擦取效。 邵氏《经验方》

下部疳疮：生白果杵，涂之。 赵原阳

阴虱作痒：阴毛际肉中生虫如虱，或红或白，痒不可忍者。白果仁嚼细，频擦之，取效。 刘长春方

狗咬成疮：白果仁嚼细涂之。

乳痈溃烂：银杏半斤，以四两研酒服之，以四两研敷之。《救急易方》

水疔暗疔：水疔色黄，麻木不痛；暗疔疮凸色红，使人昏狂。并先刺四畔，后用银杏去壳，浸油中年久者，捣敷之。《普济方》

[注释]

[1] 金陵一铺：即金陵医家药铺。金陵，今江苏南京。 [2] 脏毒：中医病名。指一种内伤积久所致的粪后下血。 [3] 牙齿虫𧏾：即虫牙。指齿牙蛀蚀间或食物残渣嵌于龋孔而致疼痛的病证。

[点评]

李时珍观察到银杏是雌雄异株，“须雌雄同种，其树相望，乃结实。”

现代研究发现银杏种仁内含有丰富的营养成分和特异的化学物质。主要包括淀粉、蛋白质、酚类、白果酸、黄酮类、萜类、生物碱、多糖类、氨基酸、微量元素等成分。药理发现种仁中含有抗衰老物质，还有抑制癌细胞扩散作用；具有镇咳、平喘、抗菌、抗疲劳等作用。临床用于治疗肺结核、气管炎、妇科病、高血压等病证。

从二十世纪三十年代开始，人们对银杏叶的关注度逐渐增加，至今没有减弱的迹象。银杏叶的化学成分相当复杂。迄今为止，已从银杏叶中发现各种化合物达一百六十多种，且在不断地发现新的成分。主要包括黄酮类化合物、银杏萜内酯、有机酸类、酚类、聚戊烯醇类、甾体化合物及营养元素等；还具有蛋白质、糖类、维生素、叶绿素、胡萝卜素等，其中黄酮类和银杏萜内酯是银杏叶中发挥多方面独特药理活性的主要化学成分，具有清除自由基，抑制细胞膜脂质过氧化作用；拮抗 PAF 引起的血小板聚集、微血栓的形成；改变血液流变性，增加血液流速，降低血液黏度，改善微循环障碍；对脑部血液循环及脑细胞代谢，有较好的改善及促进作用；提高免疫能力；提高呼吸系统、消化系统、泌尿系统、生殖系统的功能。有抗菌、消炎及抗过敏、抗病毒、抗癌作用；对防治冠心病、心绞痛、心肌梗死、脑栓死、脑血管痉挛、脑外伤后遗症、阿尔茨海默病及智力减退等具有显著的疗效。

除此，人们还把目光投向了银杏花粉、银杏外种皮、银杏根等其他部位的研究。

木部[1]

李时珍曰：木乃植物，五行之一。性有土宜[2]，山谷原隰。肇由气化[3]，爰受形质。乔条苞灌[4]，根叶华实[5]。坚脆美恶[6]，各具太极。色香气味，区辨品类[7]。食备果蔬[8]，材充药器。寒温毒良，直有考汇[9]。多识其名[10]，奚止读诗。埤以本草[11]，益启其知。乃肆搜猎[12]，萃而类之。是为木部，凡一百八十种，分为六类：曰香，曰乔，曰灌，曰寓[13]，曰苞[14]，曰杂。

[注释]

[1] 木部：出《本草纲目》第三十四卷卷首。 [2]“性有土宜”二句：禀性各有适合生长的地方，或者高山峡谷，或者平原湿地。 [3]“肇（zhào）由气化”二句：由于天地变化而形

成不同的外形和特性。肇，开始、最初。气化，泛指自然界一切物质的变化。爰，于是。 [4] 乔条苞灌：形容树木的各种形状。有高大的，有细长的，有茂盛的，有丛生的。 [5] 根叶华实：是说（同一树木）又有树根、树叶、花朵、果实。 [6] “坚脆美恶”二句：坚硬和脆弱，美丽和丑恶。都有一定的道理。太极：宋代理学家认为“太极”即是“理”。 [7] 区辨品类：区别分辨品种类别。 [8] “食备果蔬”二句：是说树木有可供作为果品、蔬菜的，有可作为药材的。 [9] 直有考汇：一直有推求综合。 [10] “多识（zhì）其名”二句：多记植物名称，也不仅靠阅读《诗经》一本书。识，记住。语出《论语・阳货篇》：“子曰：诗可以兴，可以观，可以群，可以怨。迩之事父，远之事君。多识于鸟兽草木之名。” [11] “埤（pí）以本草”二句：再读些本草，更加启发智慧。埤，增加。知，古同“智”，智慧。 [12] “乃肆搜猎”二句：于是极力阅览，汇集分类。肆，极力、勤苦。搜猎，犹涉猎。萃，荟萃、会集。 [13] 寓：寓木。指寄生在树木上的寄生植物和附生在树根的菌类。 [4] 苞：苞木，竹子类。

[点评]

木是树类植物的通称。李时珍在小序中没有定义，而是用四言韵语的形式展示了丰富多彩的树木概貌。他将木部分为香木、乔木、灌木、寓木、苞木、杂木六类。

香木指树木本身或者花朵或者树脂等具有香气的树木，如柏、松、樟、桂、木兰、辛夷、沉香、檀香、阿魏等。乔木指枝干高大而有主干的树木，如厚朴、杜仲、梧桐、槐等。灌木指丛生而枝干低矮的树木，如栀子、冬青、枸杞、牡荆等。寓木指寄生在树木上的寄生植物和附生在树根的菌类，如桑上寄生、桃寄生、茯苓、猪苓等。苞木特指竹子类，在各种品种的竹子外，附载竹黄、仙人杖、鬼齿等和竹子有关的药物。杂木为无法归类的木类，多涉不经。末尾是“附录诸木”，为文献曾有记载的树木。

辛夷[1]《本经》上品

辛夷，《药典》规定来源为木兰科植物望春花、玉兰或武当玉兰的干燥花蕾。冬末春初花未开放时采收，除去枝梗，阴干。据调查，目前商品辛夷的主流品种是望春花，主产于河南、四川、湖北，野生或栽培。

【释名】辛雉（《本经》）、侯桃（同）、房木（同）、木笔（《拾遗》）、迎春。

［时珍曰］夷者，荑也[2]。其苞初生如荑而味辛也[3]。扬雄《甘泉赋》云[4]：“列辛雉于林薄。”[5]服虔注云[6]：“即辛夷。”雉、夷声相近也。今本草作辛矧，传写之误矣。

［藏器曰］辛夷花未发时，苞如小桃子，有毛，故名侯桃。初发如笔头，北人呼为木笔。其花最早，南人呼为迎春。

［注释］

[1] 辛夷：出自木部第三十四卷木之一。 [2] 荑（tí）：茅草的嫩芽。 [3] 苞：苞片，花未开时包着花朵的变态叶。 [4] 扬雄：前 53—18，字子云，西汉官吏、学者。蜀郡成都（今属四川）人。《甘泉赋》是他创作的一篇赋，是汉代宫殿赋的代表作之一。 [5] 林薄：交错丛生的草木。薄，草丛生。 [6] 服虔：东

汉经学家。字子慎，初名重，又名祇，后更名虔，河南荥阳人。

【集解】[《别录》曰] 辛夷生汉中、魏兴、梁州川谷[1]。其树似杜仲，高丈馀。子似冬桃而小。九月采实，曝干，去心及外毛。毛射人肺[2]，令人咳。

[弘景曰] 今出丹阳近道[3]。形如桃子，小时气味辛香。

[恭曰] 此是树，花未开时收之。正月二月好采。云九月采实者，恐误也。

[保昇曰] 其树大连合抱，高数仞[4]。叶似柿叶而狭长。正月二月花，似有毛小桃，色白而带紫。花落而无子。夏杪复着花[5]，如小笔。又有一种，花、叶皆同，但三月花开，四月花落，子赤似相思子[6]。二种所在山谷皆有。

[禹锡曰] 今苑中有树[7]，高三四丈，其枝繁茂。正二月花开，紫白色。花落乃生叶，夏初复生花。经秋历冬，叶花渐大，如有毛小桃，至来年正二月始开。初是兴元府进来[8]，树才三四尺，有花无子，经二十年方结实。盖年浅者无子[9]，非有二种也。其花开早晚，各随方土节气尔。

[宗奭曰] 辛夷处处有之，人家园亭亦多种植。先花后叶，即木笔花也。其花未开时，苞上有毛，尖长如笔，故取象而名。花有桃红、紫色二种，入药当用紫者，须未开

时收之，已开者不佳。

[时珍曰]辛夷花，初出枝头，苞长半寸，而尖锐俨如笔头，重重有青黄茸毛顺铺，长半分许。及开则似莲花而小如盏，紫苞红焰，作莲及兰花香。亦有白色者，人呼为玉兰。又有千叶者[10]。诸家言苞似小桃者，比类欠当。

[注释]

[1]汉中、魏兴：古郡名。汉中今属陕西。魏兴相当于今陕西安康市，湖北郧县、郧西二县。 [2]射：刺激。 [3]丹阳：古郡名。治所在今南京。其管辖的地域相当于今天的安徽长江以南，江苏大茅山及浙江天目山脉以西、浙江新安江支流武强溪以北地区。近道，附近、一带。 [4]仞（rèn）：古代长度单位，周制八尺，汉制七尺。 [5]夏杪（miǎo）复着花：夏天树梢又开出花来。杪，指树枝的细梢。着，开（花）。 [6]相思子：是豆科相思子属的一种有毒植物，广泛分布于热带地区。别称红豆。 [7]苑：泛指园林、花园。 [8]初是兴元府进来：原来是从兴元府移植过来的。初，原来。兴元府，治所在南郑县（今陕西汉中市东）。辖境相当今陕西汉中市及南郑、勉县、城固等县地。 [9]年浅：年短，时间少。 [10]千叶：花卉重瓣。

苞

【修治】[敩曰]凡用辛夷，拭去赤肉毛，了[1]，以芭蕉水浸一宿，用浆水煮之，从巳至未，取出焙干用。若治眼目中患，即一时去皮[2]，用向里实者。

[大明曰]入药微炙。

【气味】辛，温，无毒。

[时珍曰]气味俱薄，浮而散，阳也。入手太阴、足阳明经。

[之才曰]芎䓖为之使。恶五石脂，畏菖蒲、蒲黄、黄连、石膏、黄环。

【主治】五脏身体寒热，风头脑痛面䵟[3]。久服下气，轻身明目，增年耐老[4]。《本经》

温中解肌，利九窍[5]，通鼻塞涕出，治面肿引齿痛，眩冒身兀兀如在车船之上者[6]，生须发，去白虫[7]。《别录》

通关脉[8]，治头痛憎寒，体噤瘙痒。入面脂[9]，生光泽。大明

鼻渊鼻鼽[10]，鼻室鼻疮，及痘后鼻疮，并用研末，入麝香少许，葱白蘸入数次，甚良。时珍

【发明】

[时珍曰]鼻气通于天。天者，头也、肺也。肺开窍于鼻，而阳明胃脉环鼻而上行。脑为元神之府，而鼻为命门之窍。人之中气不足，清阳不升，则头为之倾，九窍为之

中医学中自《黄帝内经》起便已有对“脑”的认识。《灵枢·海论》中有：“人始生，先成精，精成而脑髓生。”随着医学的发展，中医对“脑”的认识也不断加深。如明永乐年间成书的《普济方》中写有：“脑为髓之海也，头者诸阳之会，上丹产于泥丸，内则百神之所聚，为一身之元首也。”强调了脑总统众神。而在脑理论上成就最为突出、影响力最大的当属李时珍提出的“脑为元神之府”的观点。这是我国医学史上首次明确地提出脑主神明的观点。

不利。辛夷之辛温走气而入肺，其体轻浮，能助胃中清阳上行通于天。所以能温中，治头面目鼻九窍之病。轩岐之后，能达此理者，东垣李杲一人而已。

[注释]

[1] 了：完结，结束。 [2] 一时：即时，当即。 [3] 面䵟：脸上黑斑。 [4] 耐老：形容老的慢，不易变老。 [5] 九窍：指人体的两眼、两耳、两鼻孔、口、前阴尿道和后阴肛门。 [6] 眩冒：中医病证名。目眩头晕，甚至昏厥之证。眩，眼前发黑；冒，头觉昏蒙，甚至昏厥。身兀兀如在车船之上者，形容眩冒的样子。 [7] 白虫：即寸白虫，绦虫的别称。 [8] 通关脉：通利关节经脉。 [9] 面脂：润面的油脂。 [10] “鼻渊鼻鼽”三句：列举各种鼻部疾病的中医病名。鼻渊，指以鼻流浊涕，如泉下渗，量多不止为主要特征的鼻病。鼻鼽（qiú），指以突发和反复发作的鼻痒、喷嚏、流清涕、鼻塞等为主要特征的鼻部疾病。鼻室，指以长期鼻塞、流涕为特征的慢性鼻病。鼻疮，系指发生于鼻孔周围的一种湿疮。证见鼻孔内刺疼，色红，甚则鼻毛脱落，干燥易结痂。痘后鼻疮，指小儿天花后出现的鼻疮。

[点评]

现代研究，辛夷的化学成分主要有挥发油类、木脂素类、生物碱类等。药理研究发现，辛夷具有抗炎（包括抗组胺和抗慢反应物质、抗过敏、抗菌、毒性等）作用，还有抗氧化、镇痛等作用，对酒精性肝损伤也具有保护作用。

辛夷为常用中药，具有散风寒、通鼻窍的功效，治疗鼻部炎症效果较好，古今皆是中医治疗鼻疾之要药。

本品为瑞香科植物白木香含有树脂的木材。全年均可采收，割取含树脂的木材去不含树腊的部分，阴干。白木香主要分布于广东省东南部、西南部、中部以南地区和海南。云南、广西、福建、台湾等省区亦有分布，尤以台湾、海南的天然沉香质量最负盛名。沉香药材主产于广东陆丰、陆河、鹤山、惠东，主要为栽培品。此外，海南东方、保亭、陵水等地，广东湛江、徐闻、肇庆、广宁等地也有，广西产量甚少。

沉香[1]《别录》上品

【释名】沉水香《纲目》、蜜香。

[时珍曰]木之心节置水则沉[2]，故名沉水，亦曰水沉。半沉者为栈香，不沉者为黄熟香。《南越志》言[3]：交州人称为蜜香[4]，谓其气如蜜脾也[5]。梵书名阿迦嚧香[6]。

[注释]

[1]沉香：出自木部第三十四卷木之一。　[2]木之心节置水则沉：对沉香品质的鉴定需从多方面考察，但一般来说密度越大的沉香，树脂与油脂含量越高，因此古人常以能否沉水作为鉴别沉香的一种方法。　[3]《南越志》：《南越志》为六朝时期重要的地志作品，为沈怀远坐事徙广州后所撰，大约亡佚于元代。沈怀远，南朝宋官员，吴兴武康（今浙江湖州）人。　[4]蜜香：东汉杨孚在《交州异物志》中提到：“蜜香，欲取先断其根，经年，外皮烂，中心及节坚黑者，置水中则沉，是谓沉香。”将沉香称为蜜香。　[5]蜜脾：蜜蜂营造的酿蜜的房，其形如脾，故称。清西厓《谈徵·名部下·蜜脾》：“今以蜂窝生蜜为蜜脾，盖形似也。《格物要论》，‘蜂采百芳酿蜜，其房如脾，故谓之蜜脾’。”　[6]梵书：是古印度的一种宗教文献。

【集解】[恭曰]沉香、青桂、鸡骨、马蹄、煎香[1]，

同是一树，出天竺诸国[2]。木似榉柳[3]，树皮青色。叶似橘叶，经冬不凋。夏生花，白而圆。秋结实似槟榔，大如桑椹，紫而味辛。

[藏器曰]沉香枝叶并似椿。云似橘者[4]，恐未是也。其枝节不朽，沉水者为沉香；其肌理有黑脉，浮者为煎香。鸡骨、马蹄皆是煎香，并无别功，止可熏衣去臭。

[颂曰]沉香、青桂等香，出海南诸国及交、广、崖州[5]。沈怀远《南越志》云：交趾蜜香树，彼人取之，先断其积年老木根，经年其外皮干俱朽烂，木心与枝节不坏，坚黑沉水者，即沉香也。半浮半沉与水面平者，为鸡骨香。细枝紧实未烂者，为青桂香。其干为栈香。其根为黄熟香。其根节轻而大者，为马蹄香。此六物同出一树，有精粗之异尔，并采无时。刘恂《岭表录异》云[6]：广管罗州多栈香树[7]，身似柜柳[8]，其花白而繁，其叶如橘。其皮堪作纸，名香皮纸，灰白色，有纹如鱼子，沾水即烂，不及楮纸，亦无香气。沉香、鸡骨、黄熟、栈香虽是一树，而根、干、枝、节，各有分别也。又丁谓《天香传》云[9]：此香奇品最多。四香凡四名十二状，出于一本。木体如白杨，叶如冬青而小。海北窦、化、高、雷皆出香之地[10]，比海南者优劣不侔[11]。既所禀不同，复售者多而取者速，其香

古代之沉香出自我国广东、海南琼崖及越南等东南亚各国。就其形态描述而言，其原植物包括了瑞香科的沉香（亦称蜜香、沉水香树、伽罗树、奇南香木，药材名为伽楠香、棋楠香等）和白木香（海南沉香、岭南沉香、土沉香、女儿香等）。

“比海南者优劣不侔”以下几句李时珍删减太过，不易理解。《证类本草》原文为：“比海南者优劣不侔甚矣。既所禀不同，复售者多，而取者速，是以黄熟不待其稍成，栈沉不待似是，盖趋利戕贼之深也。”是说本来海北的香质量就不高，而买卖双方都很着急，不等沉香结成，即急于生意，这都是为牟利而所害的。

不待稍成，乃趋利戕害之深也[12]。非同琼管黎人[13]，非时不妄剪伐[14]，故木无夭札之患，得必异香焉。

[注释]

[1] 沉香、青桂、鸡骨、马蹄、煎香：陈藏器在《本草拾遗》中认为，“其枝节不朽，最紧实者为沉香，浮者为煎香，以次形如鸡骨者为鸡骨香，如马蹄者为马蹄香，细枝未烂紧实者为青桂香。其马蹄、鸡骨，只是煎香”。煎香，同笺香、栈香。 [2] 天竺诸国：古代中国以及其他东亚国家对当今印度和其他印度次大陆国家的统称。 [3] 榉柳：枫杨，为胡桃科枫杨属植物枫杨，也是中药，以枝及叶入药。有杀虫止痒，利尿消肿功效。 [4]“云似橘者”二句：此处是陈藏器对苏敬认为“叶似橘叶”的不同意见，这里的意见分歧可能由于两人见到的香木来源不同，苏敬所见“叶似橘叶”者为沉香木，而陈藏器所见“枝叶并似椿”者或为白木香。 [5] 出海南诸国及交、广、崖州：海南诸国应该是南洋诸国，是对东南亚一带的称呼，包括马来群岛、菲律宾群岛、印度尼西亚群岛，也包括中南半岛沿海、马来半岛等地。崖州：今海南三亚。 [6] 刘恂：唐朝人，官至广州司马。《岭表录异》为地理杂记，全书共三卷，记述岭南异物异事，也是研究唐代岭南地区少数民族经济、文化的重要资料。 [7] 广管罗州、栈香：今广东化州市东北。唐代罗州州制在化州，属广州。栈香：沉香之次者。 [8] 柜（jǔ）柳：又叫元宝枫，槭树科槭树属落叶乔木。 [9] 丁谓：966—1037，字谓之，后更字公言，两浙路苏州府长洲县人，祖籍河北。《天香传》是丁谓在宋仁宗乾兴元年（1022）至天圣三年（1025）流放海南崖州（今三亚）司户参军时所作，详述历代用香历史、宋

真宗朝用香与赐香情形、香的产地以及对海南香进行分类、评定等。 [10] 海北窦、化、高、雷：古地名，指今广东西南的信宜、化州、高州和雷州地区。海北是相对海南而言，指海峡北部。 [11] 不侔（móu）：不相等，不等同。 [12] 戕（qiāng）害：伤害，残害。 [13] 琼管黎人：琼州管辖的黎族民众。琼州：古地名，即今海南省。 [14] 非时不妄剪伐：季节不对，不随便砍树。

[宗奭曰] 岭南诸郡悉有，傍海处尤多。交干连枝，冈岭相接，千里不绝。叶如冬青，大者数抱，木性虚柔。山民以构茅庐，或为桥梁，为饭甑，为狗槽，有香者百无一二。盖木得水方结，多在折枝枯干中，或为沉，或为煎，或为黄熟。自枯死者，谓之水盘香。南恩、高、窦等州[1]，惟产生结香。盖山民入山，以刀斫曲干斜枝成坎[2]，经年得雨水浸渍，遂结成香。乃锯取之，刮去白木，其香结为斑点，名鹧鸪斑[3]，燔之极清烈。香之良者，惟在琼、崖等州，俗谓之角沉、黄沉，乃枯木得者，宜入药用。依木皮而结者，谓之青桂，气尤清。在土中岁久，不待刓剔而成薄片者[4]，谓之龙鳞。削之自卷，咀之柔韧者，谓之黄蜡沉，尤难得也。

[承曰] 诸品之外，又有龙鳞、麻叶、竹叶之类，不止一二十品。要之，入药惟取中实沉水者。或沉水而有中心

在自然界中，只有当沉香属植物受到刺激或者损伤时，才会产生沉香。现代研究证明：物理化学伤害或真菌侵染能够诱导白木香产生具有抑菌活性的防御性物质——沉香倍半萜和2-(2-苯乙基)色酮类化合物(沉香的主要化学成分)，这些物质与细胞其他组分复合形成的导管填充物堵塞了次生木质部的导管，形成含有树脂的木材——沉香。李时珍将自然结香分为3种，即熟结、脱落、虫漏(又名蛊漏)。但是自然结香很少。"有香者，百无一二"，因此古人用人工介入的方法，李时珍称为生结，即人工结香，是用简单的砍伤以加速结香。

空者，则是鸡骨。谓中有朽路，如鸡骨中血眼也。

[时珍曰]沉香品类，诸说颇详。今考杨亿《谈苑》[5]、蔡绦《丛谈》[6]、范成大《桂海志》、张师正《倦游录》[7]、洪驹父《香谱》[8]、叶廷珪《香录》[9]诸书，撮其未尽者补之云。香之等凡三：曰沉，曰栈，曰黄熟是也。沉香入水即沉，其品凡四：曰熟结，乃膏脉凝结自朽出者[10]；曰生结，乃刀斧伐仆，膏脉结聚者；曰脱落，乃因水朽而结者；曰虫漏，乃因蠹隙而结者。生结为上[11]，熟脱次之。坚黑为上，黄色次之。角沉黑润，黄沉黄润，蜡沉柔韧，革沉纹横，皆上品也。海岛所出，有如石杵，如肘如拳，如凤雀龟蛇，云气人物。及海南马蹄、牛头、燕口、茧栗、竹叶、芝菌、梭子、附子等香，皆因形命名尔。其栈香入水半浮半沉，即沉香之半结连木者，或作煎香，番名婆木香，亦曰弄水香。其类有猬刺香、鸡骨香、叶子香，皆因形而名。有大如笠者[12]，为蓬莱香。有如山石枯槎者[13]，为光香。入药皆次于沉香。其黄熟香，即香之轻虚者，俗讹为速香是矣。有生速，斫伐而取者。有熟速，腐朽而取者。其大而可雕刻者，谓之水盘头。并不堪入药，但可焚爇[14]。叶廷珪云：出渤泥、占城、真腊者[15]，谓之番沉，亦曰舶沉，曰药沉，医家多用之，以真

腊为上。蔡绦云：占城不若真腊，真腊不若海南黎峒[16]。黎峒又以万安黎母山东峒者冠绝天下[17]，谓之海南沉，一片万钱。海北高、化诸州者，皆栈香尔。范成大云：黎峒出者名土沉香，或曰崖香。虽薄如纸者，入水亦沉。万安在岛东，钟朝阳之气[18]，故香尤酝藉[19]，土人亦自难得。舶沉香多腥烈，尾烟必焦。交趾海北之香，聚于钦州[20]，谓之钦香，气尤酷烈。南人不甚重之，惟以入药。

二十世纪七十年代初很多学者开始探索快速结香技术。现常用的快速结香技术大体可分为物理伤害结香法（砍伤法、凿洞法、半断干法、断枝法、打钉法）、接菌结香法、化学伤害结香法。这是生结法的延续。

[注释]

[1] 南恩州：古地名。辖境相当今广东省阳江市、恩平市部分地区。宋属广南东路。因河北路有恩州，改名为南恩州。 [2] 以刀斫（zhuó）曲干斜枝成坎：用刀斧砍削歪曲枝干形成了树干上小的凹陷。斫，用刀、斧等砍。坎，陷、凹陷。 [3] 鹧鸪斑：海南香的一种，得之于海南沉水香、蓬莱香及上好笺香。色褐黑而有白斑点点，如鹧鸪胸上的毛而得名。香气清婉。 [4] 刓（wán）剔：削剪。刓，削、刻。剔，剪削。 [5] 杨亿：974—1020，字大年，建州浦城（今属福建）人。北宋文人，西昆体诗歌主要作家。博览强记，尤长于典章制度。曾参预修《太宗实录》，主修《册府元龟》。今存《杨文公谈苑》15 卷。 [6] 蔡绦：宋朝宰相蔡京季子，生卒年不详，字约之，号百衲居士，别号无为子。有《西清诗话》和《铁围山丛谈》等作品传世。 [7] 张师正：一名思政（1016—1086？），字不疑，宋代襄国（今河北邢台）人。《倦游录》，又名《倦游杂录》，八卷，原本已佚。宋代轶事小说集。 [8] 洪驹父：即洪

刍，字驹父，豫章（今江西南昌）人。宋人，生卒年不详。洪刍所撰《香谱》是存世最早的中国香学文献。　[9] 叶廷珪：南宋博物学家。廷珪一作庭珪，字嗣忠，号翠岩。建州崇安（今属福建）人，一说瓯宁（今福建建瓯）人。政和进士。绍兴中，累官太常寺丞，迁兵部郎中。著有《海录》系列诸书，今仅存《海录碎事》，为宋代著名类书之一。所著尚有《名香谱》，为宋代香料学名著。记蝉蚕香等五十二种。每种先标名，而后叙其异名、产地、形状、性能、传入及合成时期。　[10] 膏脉：此处形容树脂的润泽流动。　[11]“生结为上”二句：丁谓《天香传》记载："生结香者，取不候其成，非自然者也。生结沉香，与栈香等；生结栈香，品与黄熟等；生结黄熟，品之下也。"丁谓认为生结品质劣于熟结，而时珍则与宋代赵汝适《诸蕃志》的观点一致，认为"生结为上，熟脱次之。"　[12] 笠（lì）：用竹篾或棕皮编制的遮阳挡雨的帽子。　[13] 枯槎（chá）：老树的枝杈。　[14] 焚爇（ruò）：燃烧。爇，点燃，焚烧。　[15] 渤泥、占城、真腊：古国或地区名。渤泥：是亚洲加里曼丹岛北部文莱一带的古国。中国史籍又称为浡泥、佛泥、婆罗。占城：即占婆补罗，简译占婆、占波、瞻波。位于中南半岛东南部，北起今越南河静省的横山关，南至平顺省潘郎、潘里地区。中国古籍称其为象林邑，简称林邑。真腊：又名占腊，为中南半岛古国，其境在今柬埔寨境内，是中国古籍对中南半岛吉蔑王国的称呼。　[16] 黎峒（dòng）：黎族居住地的总称。宋于唐琼管地置琼州及万安、昌化、朱崖军。峒，山洞、石洞。　[17] 黎母山：海南岛绵延最长的一组山地，整组山地位于岛中部偏西南一带。自古以来被誉为黎族的圣地，黎族人民的始祖山。　[18] 钟：集聚。　[19] 酝藉：亦作蕴藉，含蓄而不外露。　[20] 钦州：今属广西。

【正误】[时珍曰]按：李珣《海药本草》谓沉者为沉香[1]，浮者为檀香。梁元帝《金楼子》谓一木五香[2]：根为檀，节为沉，花为鸡舌，胶为熏陆，叶为藿香。并误也。五香各是一种。所谓五香一本者，即前苏恭所言，沉、栈、青桂、马蹄、鸡骨者是矣。

【修治】[敩曰]凡使沉香，须要不枯，如觜角硬重沉于水下者为上[3]，半沉者次之。不可见火。

[时珍曰]欲入丸散，以纸裹置怀中，待燥研之。或入乳钵以水磨粉，晒干亦可。若入煎剂，惟磨汁临时入之。

【气味】辛，微温，无毒。

[珣曰]苦，温。

[大明曰]辛，热。

[元素曰]阳也。有升有降。

[时珍曰]咀嚼香甜者性平，辛辣者性热。

【主治】风水毒肿[4]，去恶气[5]。《别录》

主心腹痛，霍乱中恶，邪鬼疰气[6]，清人神，并宜酒煮服之。诸疮肿，宜入膏中。李珣

调中，补五脏，益精壮阳，暖腰膝，止转筋吐泻冷气[7]，破癥癖，冷风麻痹，骨节不任，风湿皮肤瘙痒，气痢。大明

补右肾命门。 元素

补脾胃，及痰涎、血出于脾。 李杲

益气和神。 刘完素

治上热下寒，气逆喘急，大肠虚闭[8]，小便气淋[9]，男子精冷[10]。 时珍

[注释]

[1] 李珣：晚唐五代人。字德润（855？—930？），其祖先为波斯人。居家梓州（四川省三台）。他尝以秀才预宾贡。又通医理，兼卖香药。他曾游历岭南，饱览南国风光，认识了许多从海外传入的药物。著有《海药本草》六卷，惜原书至南宋已佚，其内容散见于《证类本草》中。 [2] 梁元帝：即萧绎（508—555），552—554 年在位，字世诚，自号金楼子，南兰陵（今江苏常州）人，南朝梁皇帝。常嘲笑淮南子、吕不韦，于是亲自搜纂资料，以为一家之言，为《金楼子》。原书十卷，十五篇。至明散佚。今存六卷，共十四篇，辑自《永乐大典》。内容广泛，存有近世不见之古籍。 [3] 觜（zuǐ）角：像鸟嘴一样尖锐的棱角。 [4] 风水：中医病证名。水肿病之一，由于脾肾气虚，虚则汗出，风邪趁机入内，脾虚不能制水，水湿散溢皮肤，又与风湿相搏，故云风水。临床表现为身体困重，人身浮肿，汗出恶风。 [5] 恶气：病邪，泛指六淫或疠气。 [6] 疰气：中医古病名。疰具有转移和留住的意思，指一些具有传染性和病程迁延的疾病。 [7] 转筋：症状名。指肢体筋脉牵掣拘挛，痛如扭转。常发于小腿肚，甚则牵连腹部拘急。 [8] 大肠虚闭：指久病虚弱导致的大便不通。 [9] 气淋：中医病证名，以小便涩痛，馀

沥结涩，小腹胀满疼痛，苔薄白，脉多沉弦为表现。[10]精冷：中医病证名，也叫精寒。症见泄精清冷，多影响生育。

【附方】新七。

诸虚寒热，冷痰虚热：冷香汤用沉香、附子（炮）等分，水一盏，煎七分，露一夜[1]，空心温服。王好古《医垒元戎》

胃冷久呃[2]：沉香、紫苏、白豆蔻仁各一钱。为末。每柿蒂汤服五七分。吴球《活人心统》

心神不足，火不降，水不升，健忘惊悸：朱雀丸用沉香五钱，茯神二两，为末，炼蜜和丸小豆大。每食后人参汤服三十丸，日二服。王璆《百一选方》

肾虚目黑，暖水脏：用沉香一两，蜀椒（去目，炒出汗）四两，为末，酒糊丸梧桐子大。每服三十丸，空心，盐汤下。《普济方》

胞转不通[3]：非小肠、膀胱、厥阴受病，乃强忍房事，或过忍小便所致，当治其气则愈，非利药可通也。沉香、木香各二钱，为末。白汤空腹服之，以通为度。《医垒元戎》

大肠虚闭，因汗多，津液耗涸者：沉香一两，

肉苁蓉（酒浸焙）二两，各研末，以麻仁研汁作糊，丸梧桐子大。每服一百丸，蜜汤下。 严子礼《济生方》

痘疮黑陷：沉香、檀香、乳香等分，爇于盆内。抱儿于上熏之，即起。 鲜于枢《钩玄》

[注释]

[1] 露：在室外，无遮盖。 [2] 呃：症状名。即呃逆，俗称打咯忒。指胃气冲逆而上，呃呃有声的症状。 [3] 胞转不通：中医病证名。指脐下急痛，小便不通之证。

[点评]

沉香是一味重要的中药，具有行气止痛、温中止呕、纳气平喘等作用，用于治疗胸腹胀闷疼痛、胃寒呕吐呃逆、肾虚气逆喘急等病证。古代也常用沉香制成各种养生产品，如在宋元时期非常流行的一种糖浆饮料（宋代叫煎，元代叫舍利别），在饮用前斟酌放入熟蜜和少量香药，如沉香末、檀香末、龙脑、麝香等，可以起到保健的作用。此外，沉香更多地被作为熏香的香料使用，宋代士人将焚香视为他们日常生活的一部分，从宋人诗词吟咏及范成大"志香"的品评中，可知海南沉重的蓬莱香和鹧鸪香在当时颇受钟爱。正因如此，在宋代张择端的《清明上河图》中，我们可以看到汴京街肆中"刘家上色沉檀拣香"的店铺招牌，福建泉州湾出土的南宋沉船中两千多公斤各色进口香料中也有大量沉香，可见沉香成为宋人生活中独特的点缀，它的运用甚至普及到了百姓的生活中。

现代研究，沉香的化学成分主要有挥发性成分（倍半萜化合物）、2-（2-苯乙基）色酮、三萜类及其他成分。而健康白木香木材组织中没有沉香倍半萜类成分，其中主要成分是棕榈酸等。沉香的药理作用，有解痉作用，止喘作用，镇静、镇痛作用，降压作用，抗菌作用等。临床用于治疗寒性胃痛、老年性肠梗阻、便秘、哮喘等，还有抗心律失常和抗心肌缺血作用。最新研究发现，沉香还有明显的抗癌、抗抑郁作用。

由于进口沉香的来源越来越少，而且已禁止出口，所以，从2005年版《药典》开始，沉香的来源已删去进口沉香，以白木香为沉香的唯一来源。长期以来由于森林资源、生态环境遭受自然灾害和人为破坏，白木香野生资源量在不断减少，被列为国家二级保护野生植物，已载入《中国植物红皮书》和《广东省珍稀濒危植物图谱》。目前，为了保护白木香种质资源，主要是采用打孔、火烧等物理方法以及通体结香，滴注含有酸一类物质方法人工结香，中国医学科学院药用植物研究所海南分所有通体结香的专利目前正在推广。

杜仲，《药典》规定来源为杜仲科植物杜仲的干燥树皮。4—6月剥取，刮去粗皮，堆置“发汗”至内皮呈紫色，晒干。杜仲为多年生落叶乔木，单科单种属植物，是我国特有的第三纪孑遗植物，资源稀少，属国家级珍稀濒危植物，已将其列为国家二级珍贵保护树种。是名贵药材。

杜仲[1]《本经》上品

【释名】思仲《别录》、思仙《本经》、木绵《吴普》、櫋[2]。

［时珍曰］昔有杜仲服此得道，因以名之。思仲、思

仙，皆由此义。其皮中有银丝如绵，故曰木绵。其子名逐折，与厚朴子同名。

杜仲原产于我国，其天然分布中心在秦岭以南山地，四川、贵州、湖北、湖南、陕西、甘肃、云南、广西、广东、河南、浙江、安徽、江西等地均有分布。我国现有杜仲栽培分布的地域较广，具体包含的省区主要有贵州、湖北、陕西、湖南、河南、四川、江西、安徽、浙江、山西和福建、广西、广东的中部及北部地区。

【集解】[《别录》曰] 杜仲生上虞山谷及上党[3]、汉中。二月、五月、六月、九月采皮。

[弘景曰] 上虞在豫州[4]，虞、虢之虞[5]，非会稽上虞县也[6]。今用出建平、宜都者[7]。状如厚朴，折之多白丝者为佳。

[保昇曰] 生深山大谷，所在有之。树高数丈，叶似辛夷。

[颂曰] 今出商州、成州、峡州近处大山中[8]，叶亦类柘[9]，其皮折之白丝相连。江南谓之櫋。初生嫩叶可食，谓之櫋芽。花、实苦涩，亦堪入药。木可作屐[10]，益脚。

[注释]

[1] 杜仲：出自木部第三十五卷木之二。 [2] 櫋（mián）：即杜仲。 [3] 上虞：指虞国，也称北虞，位于山西晋南，都城在平陆县。上党：古地名。今山西长治。 [4] 豫州：今河南省大部分属豫州。 [5] 虞、虢之虞：借用了唇亡齿寒的典故，春秋时期，晋国有虢、虞两个小邻国。晋国攻打虢国必须经过虞国。于是收买虞国国君请求借道。虞国大夫宫之奇谏劝说：虢国和虞国就好像嘴唇和牙齿一样，嘴唇没有了，牙齿岂能自保？一旦晋国灭掉虢国，虞国一定会跟着被灭亡。不幸言中。虢，虢国，指南虢，在今河南三门峡市。 [6] 会稽上虞县：今属浙江。 [7] 宜都：古郡名。在今湖北宜都县西北。 [8] 商州、成州、

峡州：古地名。商州，今陕西商洛市商州区。成州，今甘肃省成县。峡州，今湖北宜昌。 [9] 柘（zhè）：柘树，为桑科柘属植物柘树，落叶灌木或小乔木植物。 [10] 屐（jī）：用木头做鞋底的鞋，泛指鞋。

皮

【修治】

[敩曰] 凡使，削去粗皮。每一斤，用酥一两，蜜三两，和涂火炙，以尽为度。细剉用。

【气味】辛，平，无毒。

[《别录》曰] 甘，温。

[权曰] 苦，暖。

[元素曰] 性温，味辛、甘。气味俱薄，沉而降，阴也。

[杲曰] 阳也，降也。

[好古曰] 肝经气分药也。

[之才曰] 恶玄参、蛇蜕皮。

【主治】腰膝痛，补中益精气，坚筋骨，强志，除阴下痒湿，小便馀沥[1]。久服，轻身耐老。 《本经》

脚中酸疼，不欲践地[2]。 《别录》

治肾劳，腰脊挛。 大明

杜仲药用部位为树皮，需生长十五至二十年以上才能剥皮药用，以往皮剥树死，造成大量浪费，不仅供不应求，而且也严重破坏资源。为了解决这一问题，研究人员采取多方面的措施，一方面开始杜仲人工种植；另一方面在采集时采用局部剥皮法，保护了树木。同时寻找代用品，研究发现，杜仲叶与皮有相似的化学成分和药理作用。故从2005年版《药典》起将杜仲叶单独收载为一种药材。

肾冷，𦢊腰痛[3]。人虚而身强直[4]，风也。腰不利，加而用之。　甄权

能使筋骨相着[5]。　李杲

润肝燥，补肝经风虚。　好古

【发明】[时珍曰]杜仲古方只知滋肾，惟王好古言是肝经气分药，润肝燥，补肝虚，发昔人所未发也。盖肝主筋，肾主骨。肾充则骨强，肝充则筋健。屈伸利用，皆属于筋。杜仲色紫而润，味甘微辛，其气温平。甘温能补，微辛能润。故能入肝而补肾，子能令母实也。按庞元英《谈薮》[6]：一少年新娶，后得脚软病，且疼甚。医作脚气治不效。路钤孙琳诊之[7]。用杜仲一味，寸断片折。每以一两，用半酒、半水一大盏煎服。三日能行，又三日全愈。琳曰：此乃肾虚，非脚气也。杜仲能治腰膝痛，以酒行之，则为效容易矣。

[注释]

[1] 小便馀沥：中医症状名。指小便之后，滴沥不尽。多因肾阳虚膀胱冷所致。　[2] 践：踩、踏。　[3] 𦢊（guì）腰痛：忽然腰疼。　[4] 强（jiàng）直：指颈项、肢体僵硬活动不能自如。　[5] 相着：相互附着连接。　[6] 庞元英《谈薮》：庞元英，北宋单州成武（今属山东）人，字懋贤。至和二年（1055）赐同进士出身，为光禄寺丞。《谈薮》为文言轶事小说。　[7] 孙琳：

南宋医生。宋宁宗患淋症，日夜小便无数次，国医束手。应召以蒸饼、大蒜、淡豆豉三物捣丸内服治之，三日而愈。路钤，路一级武职官名。

【附方】旧三，新三。

青娥丸：方见补骨脂下。

肾虚腰痛：崔元亮《海上集验方》：用杜仲去皮炙黄一大斤，分作十剂。每夜取一剂，以水一大升，浸至五更，煎三分减一，取汁，以羊肾三四枚切下，再煮三五沸，如作羹法，和以椒、盐，空腹顿服。《圣惠方》：入薤白七茎。《箧中方》：加五味子半斤。

风冷伤肾，腰背虚痛：杜仲一斤切炒，酒二升，渍十日，日服三合。此陶隐居得效方也。《三因方》：为末，每旦以温酒服二钱。

病后虚汗及目中流汁：杜仲、牡蛎等分，为末。卧时水服五匕，不止更服。《肘后方》

频惯堕胎或三四月即堕者：于两月前，以杜仲八两（糯米煎汤浸透，炒去丝），续断二两（酒浸焙干）。为末，以山药五六两，为末作糊，丸梧桐子大。每服五十丸，空心米饮下。（《肘后方》：用杜仲焙研，枣肉为丸。糯米饮下。）杨起《简便方》

本书未选用补骨脂，其原方如下：《和剂局方》青娥丸：治肾气虚弱，风冷乘之，或血气相搏，腰痛如折，俯仰不利，或因劳役伤肾，或卑湿伤腰，或损坠堕伤，或风寒客搏，或气滞不散，皆令腰痛，或腰间如物重坠。用破故纸（酒浸炒）一斤，杜仲（去皮，姜汁浸炒）一斤，胡桃肉（去皮）二十个，为末，以蒜捣膏一两，和丸梧子大，每空心温酒服二十丸。妇人淡醋汤下。常服壮筋骨，活血脉，乌髭须，益颜色。

产后诸疾及胎脏不安：杜仲去皮，瓦上焙干，木臼捣末，煮枣肉和，丸弹子大。每服一丸，糯米饮下，日二服。《胜金方》

櫋芽

【气味】缺。

【主治】作蔬，去风毒脚气，久积风冷，肠痔下血。亦可煎汤。 苏颂

[点评]

现代研究发现杜仲中所含化学成分主要包括木脂素类、环烯醚萜类、苯丙素类、黄酮类、多糖类等。其药理作用主要有降压、增强免疫力、调血脂、降血糖、保肝利胆、利尿、保护神经细胞、调节骨代谢、补肾护肾、安胎等。还发现有抗骨质疏松症、阿尔茨海默病、衰老和性功能低下等多种药理作用。

杜仲叶亦具有与杜仲相似的成分与功效，根据《药典》要求，夏、秋二季枝叶茂盛时采收，晒干或低温烘干。目前日韩等国家和地区已经开发成茶饮。其性味微辛，温。归肝、肾经。功能补肝肾，强筋骨。主治用于肝肾不足，头晕目眩，腰膝酸痛，筋骨痿软。与杜仲功效基本一致。

合欢[1]《本经》中品

【释名】合昏《唐本》、夜合《日华》、青裳《图经》、萌葛《纲目》、乌赖树。

[颂曰]崔豹《古今注》云[2]：“欲蠲人之忿[3]，则赠以青裳。”青裳，合欢也。植之庭除[4]，使人不忿。故嵇康《养生论》云[5]：“合欢蠲忿，萱草忘忧。”

[藏器曰]其叶至暮即合，故云合昏。

[时珍曰]按：王璆《百一选方》云：“夜合俗名萌葛，越人谓之乌赖树。”又《金光明经》谓之尸利洒树[6]。

合欢，在《药典》中列出了合欢皮和合欢花两种药物，规定来源为豆科植物合欢。合欢皮为干燥树皮。夏、秋二季剥取，晒干；合欢花为干燥花序或花蕾。夏季花开放时择晴天采收或花蕾形成时采收，及时晒干。花序习称“合欢花”，花蕾习称“合欢米”。

[注释]

[1]合欢：出自木部第三十五卷木之二。 [2]崔豹：字正雄，西晋渔阳郡（今北京市密云区西南）人。晋武帝时为典行王乡饮酒礼博士，晋惠帝时官至太子太傅丞。其著《古今注》是一部对古代和当时各类事物进行解说诠释的著作。 [3]蠲（juān）：除去，免除。 [4]庭除：庭前阶下，庭院。 [5]嵇（jī）康：224—263，字叔夜。谯国铚县（今安徽濉溪）人。三国魏思想家、音乐家、文学家。其著《养生论》，是我国古代养生论著中较早的名篇。 [6]《金光明经》：又名《金光明最胜王经》，佛教经书。

【集解】[《本经》曰]合欢生豫州河内山谷[1]。树如狗骨树。

古代本草记载合欢产地是逐渐扩大的，大致在今河南省、安徽省、陕西省、江西省南昌市、内蒙古河套地区、青海省黄河以南地区和甘肃省西南黄河以南一带。现今合欢的产地更加广泛，全国大部分地区均有分布。大部分是景观栽培。商品生产，据《中华本草》载“合欢皮主产于湖北、江苏、浙江、安徽等地，以湖北产量大。合欢花产于河北、河南、陕西、浙江、山东、安徽、湖北、江西及四川等地。”

[《别录》曰] 生益州山谷[2]。

[弘景曰] 俗间少识，当以其非疗病之功也。

[恭曰] 此树叶似皂荚及槐，极细。五月花发，红白色，上有丝茸。秋实作荚，子极薄细。所在山谷有之，今东西京第宅山池间亦有种者[3]，名曰合昏。

[颂曰] 今汴、洛间皆有之[4]，人家多植于庭除间。木似梧桐，枝甚柔弱。叶似皂角，极细而繁密，互相交结。每一风来，辄自相解了[5]，不相牵缀。采皮及叶用，不拘时月。

[宗奭曰] 合欢花，其色如今之醮晕线[6]，上半白，下半肉红，散垂如丝，为花之异。其绿叶至夜则合也。嫩时炸熟，水淘，亦可食。

[注释]

[1] 河内：古郡名，位于今日河南北部、河北南部一带。或为河南沁阳县。 [2] 益州：古地名。今四川成都一带。 [3] 东西京：唐代东西京为今河南洛阳、陕西西安。第宅，即宅第、住宅。 [4] 汴、洛：汴梁、洛阳，今河南开封、洛阳。 [5] 自相解了：互相放开。与“不相牵缀”同义。 [6] 醮晕线：一种颜色特别的绣花线。或当为“蘸晕线”。古代诗词多以此喻合欢花。如宋韩琦《中书东厅十咏·夜合》：“合昏枝老拂檐牙，红白开成蘸晕花。最是清香合蠲忿，累旬风送入窗纱。”

木皮去粗皮炒用。

【气味】甘，平，无毒。

【主治】安五脏，和心志，令人欢乐无忧。久服，轻身明目，得所欲。《本经》

煎膏，消痈肿，续筋骨。大明

杀虫。捣末，和铛下墨[1]，生油调，涂蜘蛛咬疮。用叶，洗衣垢。藏器

折伤疼痛，花研末，酒服二钱匕。宗奭

和血消肿止痛。时珍

[注释]

[1]铛下墨：中药名。即百草霜。为杂草经燃烧后附于锅底或烟筒中所存的烟墨。

【发明】[震亨曰]合欢属土，补阴之功甚捷。长肌肉，续筋骨，概可见矣。与白蜡同入膏用神效，而外科家未曾录用，何也？

【附方】旧二，新三。

肺痈唾浊，心胸甲错：取夜合皮一掌大，水三升，煮取一半，分二服。韦宙《独行方》

扑损折骨：夜合树皮（即合欢皮，去粗皮，炒黑

色）四两，芥菜子（炒）一两，为末。每服二钱，温酒卧时服，以滓傅之，接骨甚妙。 王璆《百一选方》

发落不生：合欢木灰二合，墙衣五合，铁精一合，水萍末二合，研匀，生油调涂，一夜一次。《普济方》

小儿撮口[1]：夜合花枝浓煮汁，拭口中，并洗之。《子母秘录》

中风挛缩：夜合枝酒：夜合枝、柏枝、槐枝、桑枝、石榴枝各五两（并生剉）。糯米五升，黑豆五升，羌活二两，防风五钱，细麯七斤半。先以水五斗煎五枝，取二斗五升，浸米、豆蒸熟，入麯与防风、羌活如常酿酒法，封三七日，压汁。每饮五合，勿过醉致吐，常令有酒气也。《奇效良方》

[注释]

[1] 撮口：中医儿科病证名。指口唇收缩撮起，不能吮乳。多出现于初生小儿所患的脐风、惊风等病。

[点评]

现代研究，合欢皮中含有三萜类、黄酮类、木脂素类、生物碱类等多种化学成分，具有镇静安神、抗生育、抗肿瘤、抗过敏、免疫增强等多种作用，临床用治西医诊为抑郁症、失眠等属肝气郁滞者，扭挫伤、骨折、肺脓疡、细菌性肺炎、痈疖等属血瘀者，以及细菌性肝脓肿、大叶性肺炎、肺脓疡、胸膜炎等疾病。相较于合欢皮而言，合欢花的应用范围要狭窄得多，在古代典籍中的记载也相对较少。现代研究表明，合欢花具有多种化学成分，其主要成分为黄酮类，此外尚有多种挥发油类成分等，具有抗抑郁、抑菌、镇静催眠、清除自由基等作用。

在三国时代嵇康的《养生论》有“合欢蠲忿，萱草忘忧，愚智所共知也”的记载。晋崔豹《古今注》中亦有“欲蠲人之忧，则赠以丹棘。丹棘一名忘忧。欲蠲人之忿，则赠以青裳。青裳，合欢也。故嵇康种之舍前是也”的记载。

其实这是一种象思维的现象，古人称为“法象”。这种现象在我国古代是普遍存在的。李时珍曾有全面总结。合欢这种现象是根据药物的形状推求其临床功效。类似的例子如丝瓜条提到“丝瓜老者，筋络贯串，房隔联属。故能通人脉络脏腑，而祛风解毒，消肿化痰，祛痛杀虫及治诸血病也”。就是取丝瓜络的立体网状结构之象与人体脉络脏腑之象相类似，而推论出丝瓜络可通人体脉络脏腑之功效的。再如旋花条，李时珍以植物的藤与人身之筋具有某些相似的特性而进行类比，推论出植物之藤可以治疗人身的筋病。他说：“凡藤蔓之属，象人之筋，所以多治筋病。旋花根细如筋可啖，……可补损伤。”以上两例都是通过对药物形状进行类比，而得出其临床功效的。李时珍对此有一个综论：“夫物各有性，制而用之，变而通之，施于品剂，其功用岂有穷哉。如是，有因其性为用者，有因其所胜而为制者，有气同则相求者，有气相克则相制者，有气有馀而补不足者，有气相感则以意使者，有质同而性异者，有名异而实同者。”“故天地赋形，不离阴阳，形色自然，皆有法象。”

服器部[1]

李时珍曰：敝帷敝盖[2]，圣人不遗，木屑竹头[3]，贤者注意，无弃物也。中流之壶拯溺[4]，雪窖之毡救危[5]，无微贱也。服帛器物[6]，虽属尾琐[7]，而仓猝值用，亦奏奇功，岂可藐视而漫不经神耶？旧本散见草、木、玉石、虫鱼、人部。今集其可备医用者，凡七十九种，为服器部。分为二部：曰服帛，曰器物。

[注释]

[1] 服器部：出《本草纲目》第三十八卷卷首。 [2]“敝帷敝盖”二句：出《礼记·檀弓下》，孔子曰：“敝帷不弃，为埋马也；敝盖不弃，为埋狗也。”指破旧之物也自有用处。 [3]“木屑竹头”二句：出《世说新语·政事》，陶侃在造船的时候命人把木屑

和竹头都收藏起来。后来下雪地滑，他用木屑铺散地面。等到桓温讨伐蜀国时，又用保存的竹头作钉装船。比喻废置之材也可供利用。 [4] 中流之壶拯溺：出《鹖冠子·学问》："中河失船，一壶千金。"壶：指瓠类，系之可以不沉。 [5] 雪窖之毡救危：事见《汉书·苏武传》。苏武出使匈奴被困，幽于大窖中，绝其饮食。天雨雪，苏武卧啮雪，与毡毛并咽之，得免于死。 [6] 服帛器物：衣物用具。服帛，衣服布帛，泛指衣物。器物，各种用具的统称。 [7] 尾琐：细碎琐屑，微小。

[点评]

服器即服帛器物。服器部是李时珍的发明。他把其他本草著作中散见于草、木、玉石、虫鱼、人部的符合服器标准的物品都一一搜罗过来建立了此部。分为服帛和器物二类。服帛都是一些穿着用品，器物都是一些日常用品。这些物品不仅在现代临床上几乎不用，即使古人也很少使用。李时珍本着"贤者注意，无弃物也"的精神，尽可能把所有可能作为药物的物品都记录下来，以备不时之需。

虫部[1]

李时珍曰：蟲乃生物之微者，其类甚繁，故字从三虫会意。按《考工记》云[2]：外骨、内骨、却行、仄行、连行、纡行[3]，以脰鸣、注咮同鸣、旁鸣、翼鸣、腹鸣、胸鸣者[4]，谓之小虫之属。其物虽微，不可与麟、凤、龟、龙为伍[5]；然有羽、毛、鳞、介、倮之形[6]，胎、卵、风、湿、化生之异[7]，蠢动含灵[8]，各具性气。录其功，明其毒，故圣人辨之。况蜩、螽、蚁、蚳[9]，可供馈食者，见于《礼记》；蜈、蚕、蟾、蝎，可供匕剂者[10]，载在方书。《周官》有庶氏除毒蛊[11]，翦氏除蠹物，蝈氏去蛙黾，赤犮氏除墙壁狸虫蠼螋之属，壶涿氏除水虫狐蜮之属。则圣人之于微琐，罔不致慎。学者可不究夫物理而察其良毒乎？于是集小虫之有功、有害者为虫部，凡一百零六种，分为三类：曰卵生，曰化生，曰湿生。

[注释]

[1] 虫部：出《本草纲目》第三十九卷卷首。虫，繁体作“蟲”。 [2] 考工记：春秋战国时期记述官营手工业各工种规范和制造工艺的文献。西汉时《周官·冬官》佚缺，以《考工记》补入。刘歆校书时改《周官》为《周礼》，故《考工记》又称《周礼·冬官考工记》。 [3] 外骨、内骨、却行、仄行、连行、纡行：虫类形态和行动方式不一。有骨在外、骨在内的，有倒行的、有侧行的、有艰难爬行的、有屈曲爬行的。却，退；仄，倾斜；连，艰难；纡，屈曲。 [4] 以脰（dòu）鸣、注［咮（zhòu）同］鸣、旁鸣、翼鸣、腹鸣、胸鸣者：虫类有不同的发声部位，有脖子发声的，有嘴发声的，有体侧发声的，有翅膀发声的，有肚子发声的，有胸部发声的。脰，脖子、颈；注，通咮，咮，鸟嘴，借指嘴。 [5] 麟、凤、龟、龙：指吉祥的麒麟、凤凰、灵龟、蛟龙等传说瑞兽。 [6] 羽、毛、鳞、介、倮：古人所说的五虫。出《大戴礼记·易本命》。即羽虫（禽类）、毛虫（兽类）、鳞虫（鱼类及蜥蜴、蛇等具鳞的动物）、介虫（后多称甲虫，指有甲壳的虫类及水族）、倮虫（也作蠃虫，倮通裸，即无毛覆盖的意思，人也是倮虫）。 [7] 胎、卵、风、湿、化生：胎、卵、湿、化生为佛教语，又称四生，讲述生命存活方式。胎生，从胞胎出生。卵生，从壳出生。湿生，从湿处受生。化生，变化而生。“无而忽有也。又离此旧形，易彼新质，为化生也。”（《楞严经》）风生，不详。或为衍文。 [8] 蠢动：虫类爬动的样子。 [9] 蜩（tiáo）、蝒（fàn）、蚁、

蚳（chí）：例举可以食用的虫类。蜩，指蝉；䗬，幼蜂；蚳，蚁卵。［10］匕剂：借指方药。［11］“《周官》有庶氏除毒蛊”五句：引述《周礼·秋官·司寇》中有关杀灭毒虫的官职及其业务。庶氏、翦氏、蝈氏、赤发氏和壶涿氏皆是《周礼》官名。庶氏负责驱除毒虫，祈神除去毒虫，嘉草熏毒虫。翦氏负责灭除蠹虫，祈神灭除蠹虫，莽草熏杀蠹虫。蝈氏负责除去蛙类，焚烧牡菊，用焚烧后的灰杀死蛙类。赤发氏负责灭除藏在屋墙中的虫子，用蛤炭灰驱虫，用蛤炭火洒墙毒杀虫。壶涿氏负责驱除水中的毒虫，敲击陶鼓来驱赶它们，用烧热的石块惊走它们。蠼螋（qú sōu），一种微小的昆虫，古时认为沾染该虫尿液会生疮。狐蜮，传说中的害人虫，又名短狐、水狐、水弩、射工等。传说藏在水中，能含沙射人。

［点评］

虫，狭义上是指动物界中无脊椎动物的节肢动物门昆虫纲的动物，六足动物总纲（包括原尾、弹尾、双尾、昆虫四纲）均泛称昆虫。广义上可用于对某些生物的泛称，并不局限于节肢动物门。古代也有广义和狭义的区别。广义的泛指所有动物，古人所说的五虫羽、毛、鳞、介、倮即是。狭义的指节肢动物的昆虫，也包括少量两栖动物、环节动物和线形动物。

李时珍将虫部分为三类：卵生、化生和湿生。卵生是指以产卵方式繁殖的动物，受精卵在母体外独立发育。如蜜蜂、螳螂、蚕等。化生和湿生都是古人受观察条件所限而得出的认识。化生为变化所生。如蚱蝉，李时珍曰：“蝉，诸蜩总名也。皆自蛴螬、腹蛸变而为蝉（亦有转丸化成者），皆三十日而死。”认为蝉是蛴螬和腹蛸变化而成，或者由屎壳郎变化而成。再如萤火，李时珍认为有三种：“一种小而宵飞，腹下光明，乃茅根所化也，吕氏《月令》所谓‘腐草化为萤’者是也；一种长如蛆蠋，尾后有光，无翼不飞，乃竹根所化也，一名蠲，俗名萤蛆，《明堂月令》所谓‘腐草化为蠲’者是也，其名宵行，茅竹之根，夜视有光，复感湿热之气，遂变化成形尔。一种水萤，居水中，唐李子卿《水萤赋》所谓‘彼何为而化草，此何为而居泉’是也。入药用飞萤。”湿生谓从湿而生。多是水湿之地的环节动物、软体动物和两栖动物。此类有蟾蜍、蜈蚣、蚯蚓、蛞蝓等。末尾有“附录诸虫”，为文献有载而名实难辨的虫类。

蜂蜜[1]《本经》上品

蜂蜜是从植物花的蜜腺中采集的分泌物经过酿造并贮藏在蜂巢内的甜性物质。《药典》规定为蜜蜂科昆虫中华蜜蜂或意大利蜂所酿的蜜。春至秋季采收，滤过。

古时蜂蜜的名称有些混乱，李时珍统一为蜂蜜。

【释名】蜂糖俗名、生岩石者名石蜜《本经》、石饴同上、岩蜜。

［时珍曰］蜜以密成，故谓之蜜。《本经》原作石蜜，盖以生岩石者为良耳，而诸家反致疑辩。今直题曰蜂蜜，正名也。

【正误】［恭曰］上蜜出氐羌中最胜[2]。今关中白蜜[3]，甘美耐久，全胜江南者。陶以未见[4]，故以南土为胜耳。今以水牛乳煎沙糖作者，亦名石蜜。此蜜既蜂作，宜去石字。

[宗奭曰]《嘉祐本草》石蜜有二[5]：一见虫鱼，一见果部。乳糖既曰石蜜，则虫部石蜜，不当言石矣。石字乃白字误耳，故今人尚言白沙蜜。盖新蜜稀而黄，陈蜜白而沙也。

[藏器曰]岩蜜出南方岩岭间，入药最胜，石蜜宜改为岩字。苏恭是荆襄间人[6]，地无崖险，不知石蜜之胜故也。

[时珍曰]按《别录》云：石蜜生诸山石中，色白如膏者良[7]。则是蜜取山石者为胜矣。苏恭不考山石字，因乳糖同名而欲去石字；寇氏不知真蜜有白沙而伪蜜稀黄，但以新久立说，并误矣。凡试蜜以烧红火箸插入[8]，提出起气是真，起烟是伪。

[注释]

[1]蜂蜜：出自虫部第三十九卷虫之一。 [2]氐羌（dī qiāng）：古代少数民族氐族与羌族的并称。居住在今西北一带。此处借指西北地区。 [3]关中：指渭河一带的盆地，居晋陕盆地带的南部，包括陕西省秦岭北麓渭河平原（即关中平原）和渭河谷地及渭河丘陵。 [4]陶以未见：是说陶弘景因为没有见过。 [5]《嘉祐本草》：全称为《嘉祐补注本草》。本书是掌禹锡、林亿、苏颂等奉敕以《开宝重定本草》为蓝本，参以诸家本草及经史百家所载的药学知识，并搜罗为当时医家所常用而未载于本草的药物，以补充其内容并作注解。编写于嘉祐二年至五年（1057—

1060）。 [6] 荆襄：指现在湖北的荆州、襄阳地区（所属三市十五县，古代统属荆州管辖）。 [7] 膏：溶化的油脂，无角动物的油脂。 [8] 火箸（zhù）：拨动炭火的铁筷子。

我国殷商时代已有蜂蜜。公元前十一世纪，殷墟甲骨文中就有“蜜”字。出土于湖南省长沙马王堆三号汉墓中的公元前三世纪的帛书《五十二病方》中有用蜂蜜治病的配方。屈原在《楚辞·招魂》中有“瑶浆蜜勺”和“粔妆蜜饵”(以蜂蜜酿制蜜酒，用蜂蜜和米、面制作蜜糕）的记载。说明我国早在二千多年以前，人们就将蜂蜜作药品和食品，并作为贵重礼品和贡品相馈赠。

【集解】[《别录》曰] 石蜜生武都山谷、河源山谷及诸山石中[1]。色白如膏者良。

[弘景曰] 石蜜即崖蜜也，在高山岩石间作之，色青赤，味小醶[2]，食之心烦，其蜂黑色似虻。又木蜜悬树枝作之，色青白。土蜜在土中作之，色亦青白，味醶。人家及树空作者亦白，而浓厚味美。今出晋安檀崖者多土蜜[3]，云最胜。出东阳临海诸处[4]，及江南向西者多木蜜。出于潜、怀安诸县者多崖蜜[5]。亦有树木及人家养者。诸蜜例多添杂及煎煮，不可入药。必须亲自看取，乃无杂耳。凡蜂作蜜，皆须人小便以酿诸花，乃得和熟，状似作饴须蘖也[6]。

[藏器曰] 寻常蜜亦有木中作者，土中作者。北方地燥，多在土中；南方地湿，多在木中。各随土地所宜，其蜜一也。崖蜜别是一蜂，如陶所说出南方崖岭间，房悬崖上，或土窟中。人不可到，但以长竿刺令蜜出，以物承取，多者至三四石，味醶色绿，入药胜于凡蜜。张华《博物志》云：南方诸山，幽僻处出蜜蜡。蜜蜡所着，皆绝岩石壁，非攀缘所及。惟于山顶以篮舆悬下[7]，遂得采取。蜂去馀

蜡在石，有鸟如雀，群来啄之殆尽，名曰灵雀。至春蜂归如旧，人亦占护其处，谓之蜜塞。此即石蜜也。

[颂曰]食蜜亦有两种：一在山林木上作房，一在人家作窠槛收养之[8]。蜜皆浓厚味美。近世宣州有黄连蜜，色黄，味小苦，主目热。雍、洛间有梨花蜜[9]，白如凝脂。亳州太清宫有桧花蜜[10]，色小赤。柘城县有何首乌蜜[11]，色更赤。并蜂采其花作之，各随花性之温凉也。

[宗奭曰]山蜜多在石中木上，有经一二年者，气味醇厚。人家者，一岁二取，气味不足，故不及，且久收易酸也。

[时珍曰]陈藏器所谓灵雀者，小鸟也。一名蜜母[12]，黑色。正月则至岩石间寻求安处，群蜂随之也。南方有之。

[注释]

[1]武都：古白马氐地，汉置武都道，后改为县，为武都郡治，后汉移郡治下辨道，以武都县属之，晋没入杨氏，在今甘肃西和县南。河源：指黄河河源。在今青海曲麻莱县东境。 [2]醶(liǎn)：醋味、酸味。 [3]晋安：古县名。西晋太康初改东安县为晋安县，属晋安郡。治所即今福建南安市东丰州镇。檀崖：或为晋安境内生长檀木的山崖。 [4]东阳：古县名。在今江苏盱眙东南东阳城。 [5]于潜：位于今浙江临安市於潜镇；怀安：治所在今广东惠东县西北梁化镇。 [6]作饴(yí)须蘖(niè)：是说制造饴糖时候需要蘖曲。饴，用麦芽制成的糖浆，糖稀；蘖，酿酒的曲。 [7]篮舆：竹轿。 [8]窠槛(kē jiàn)：相当

于现在有门的木箱。 [9] 雍、洛：即雍州、洛州。雍州，今陕西西安。洛州，今河南洛阳。 [10] 亳州：今属安徽。宋时亳州属淮南路。 [11] 柘（zhè）城县：今属河南。宋柘城大部分属南京应天府，少部分属东京开封府，柘城县治位于两京交界处。 [12] 蜜母：古人认为随护蜜蜂的一种黑色小鸟。

炼蜜是制作蜜丸的关键一步。蜜丸，是指药材细粉用蜂蜜为黏合剂制成的丸剂，根据药丸的大小和制法的不同，又可分为大蜜丸、小蜜丸等。蜜丸是中药中仅次于汤剂的最常用剂型。性柔软，作用缓和，多用于慢性病和需要滋补的疾患。蜜丸的制法分炼蜜、合药、制条、成丸、包装、贮存等步骤。

【修治】[敩曰] 凡炼蜜一斤[1]，只得十二两半是数。若火少、火过，并用不得。

[时珍曰] 凡炼沙蜜，每斤入水四两，银石器内，以桑柴火慢炼，掠去浮沫，至滴水成珠不散乃用，谓之水火炼法。又法：以器盛，置重汤中煮一日，候滴水不散，取用亦佳，且不伤火也。

【气味】甘，平，无毒。

[别录曰] 微温。

[颖曰] 诸蜜气味，当以花为主。冬、夏为上，秋次之，春则易变而酸。闽、广蜜极热[2]，以南方少霜雪，诸花多热也。川蜜温，西蜜则凉矣。

[刘完素曰] 蜜成于蜂，蜂寒而蜜温，同质异性也。

[时珍曰] 蜂蜜生凉熟温，不冷不燥，得中和之气，故十二脏腑之病，罔不宜之。但多食亦生湿热虫䘌，小儿尤当戒之。王充《论衡》云[3]：蜂虿禀太阳火气而生[4]，故

毒在尾。蜜为蜂液，食多则令人毒，不可不知。炼过则无毒矣。

[宗奭曰]蜜虽无毒，多食亦生诸风也。

[朱震亨曰]蜜喜入脾。西北高燥，故人食之有益。东南卑湿[5]，多食则害生于脾也。

[思邈曰]七月勿食生蜜，令人暴下霍乱。青赤酸㽁者，食之心烦。不可与生葱、莴苣同食，令人利下。食蜜饱后，不可食鲊[6]，令人暴亡。

[注释]

[1]“凡炼蜜一斤”二句：古代一斤为十六两。 [2]闽、广：福建、广西和广东。 [3]王充《论衡》：《论衡》，东汉王充（27—97）所作，大约成于汉章帝元和三年（86）。是批判神秘主义谶纬说“儒术”的著作。现存文章有八十五篇（其中的《招致》仅存篇目，实存八十四篇）。 [4]蜂虿（chài）：蜂和虿。都是有毒刺的螫虫。虿，蝎子一类的毒虫。 [5]卑（bēi）湿：低下潮湿的地方。 [6]鲊（zhǎ）：一种用盐和红曲腌制的鱼。

【主治】心腹邪气，诸惊痫痓[1]，安五脏诸不足，益气补中，止痛解毒，除众病，和百药。久服，强志轻身，不饥不老，延年神仙。《本经》

养脾气，除心烦，饮食不下，止肠澼，肌中

疼痛，口疮，明耳目。《别录》

牙齿疳䘌，唇口疮，目肤赤障[2]，杀虫。藏器

治卒心痛及赤白痢，水作蜜浆，顿服一碗止；或以姜汁同蜜各一合，水和顿服。常服，面如花红。甄权

治心腹血刺痛，及赤白痢，同生地黄汁各一匙服，即下。孟诜

同薤白捣，涂汤火伤，即时痛止。宗奭

肘后：用白蜜涂上，竹膜贴之，日三。

和营卫，润脏腑，通三焦，调脾胃。时珍

[注释]

[1] 诸惊痫痓（zhì）：各种惊风、癫痫、痉挛一类的疾病。 [2] 目肤赤障：肤翳，系指眼生障翳、薄如蝇翅的病证；赤障，目赤障厚的症状。

【发明】[弘景曰]石蜜道家丸饵[1]，莫不须之。仙方亦单炼服食，云致长生不老也。

[时珍曰]蜂采无毒之花，酿以小便而成蜜，所谓臭腐生神奇也。其入药之功有五：清热也，补中也，解毒也，

润燥也，止痛也。生则性凉，故能清热；熟则性温，故能补中。甘而和平，故能解毒；柔而濡泽，故能润燥。缓可以去急，故能止心腹、肌肉、疮疡之痛；和可以致中[2]，故能调和百药，而与甘草同功。张仲景治阳明结燥，大便不通，蜜煎导法[3]，诚千古神方也。

［诜曰］但凡觉有热，四肢不和，即服蜜浆一碗，甚良。又点目中热膜，以家养白蜜为上，木蜜次之，崖蜜更次之也。与姜汁熬炼，治癞甚效[4]。

［注释］

[1] 道家：此处所指系信奉道教的道士。丸饵：指道士服食的药饵。 [2] 致中：中医术语。指达到阴阳平和，无偏盛偏衰的状态。 [3] 蜜煎导法：中医治疗学名词。系导便法之一。用蜂蜜适量，熬煎浓缩，捻成栓子，塞入肛门内。适用于体虚者。其法来自张仲景《伤寒论》。 [4] 癞：麻风病或癣疥一类的皮肤病。

【附方】旧十三，新六。

大便不通：张仲景《伤寒论》云：阳明病，自汗，小便反利，大便硬者，津液内竭也，蜜煎导之。用蜜二合，铜器中微火煎之，候凝如饴状，至可丸，乘热捻作挺[1]，令头锐，大如指，长寸半许。候冷即硬，纳便道中[2]，少顷即通也。 一法：加皂角、细辛（为末）少许，尤速。

嘻不下食[3]：取崖蜜含，微微咽下。《广利方》

产后口渴：用炼过蜜，不计多少，熟水调服，即止。《产书》

难产横生：蜂蜜、真麻油各半碗，煎减半服，立下。《海上方》

天行虏疮比岁有病天行斑疮[4]，头面及身，须臾周匝[5]，状如火疮[6]，皆戴白浆，随决随生[7]。不即疗，数日必死。瘥后疮瘢黯色，一岁方灭，此恶毒之气。世人云：建武中[8]，南阳击虏所得[9]，仍呼为虏疮。诸医参详疗之[10]。取好蜜通摩疮上，以蜜煎升麻，数数拭之。《肘后方》

痘疹作痒难忍，抓成疮及疱，欲落不落：百花膏用上等石蜜，不拘多少，汤和，时时以翎刷之。其疮易落，自无瘢痕。《全幼心鉴》

瘾疹瘙痒[11]：白蜜不以多少，好酒调下，有效。《圣惠方》

五色丹毒[12]：蜜和干姜末傅之。《肘后》

口中生疮：蜜浸大青叶含之。《药性论》

阴头生疮[13]：以蜜煎甘草涂之瘥。《外台》

肛门生疮。肛门主肺，肺热即肛塞肿缩生疮：白蜜一升，猪胆汁一枚相和。微火煎令可丸，丸三寸长作挺，涂油纳下部[14]，卧令后重，须臾通泄。《梅师》

热油烧痛：以白蜜涂之。《梅师》

疔肿恶毒：用生蜜与隔年葱研膏，先刺破涂之。如人行五里许，则疔出，后以热醋汤洗去。《济急仙方》

大风癞疮：取白蜜一斤，生姜二斤捣取汁。先秤铜铛斤两，下姜汁于蜜中消之，又秤之，令知斤两。即下蜜于铛中，微火煎令姜汁尽，秤蜜斤两在，即药已成矣。患三十年癞者，平旦服枣许大一丸，一日三服，温酒下。忌生冷醋滑臭物。功用甚多，不能一一具之。《食疗方》

面上䵟点[15]：取白蜜和茯苓末涂之，七日便瘥也。孙真人《食忌》

目生珠管[16]：以生蜜涂目，仰卧半日，乃可洗之。日一次。《肘后方》

误吞铜钱：炼蜜服二升，可出矣。《葛氏方》

诸鱼骨鲠：以好蜜稍稍服之令下。《葛氏》

拔白生黑，治年少发白，拔去白发：以白蜜涂毛孔中，即生黑发。不生，取梧桐子捣汁涂上，必生黑者。《梅师方》

[注释]

[1] 挺：通“梃”（tǐng），棍棒，代指药栓。 [2] 便道：肛门。 [3] 噫（yī）：即嗳气，是胃中气体上出咽喉所发出的声响，其声长而缓，俗称“打饱嗝”，是各种消化道疾病常见的症状之一。 [4] 虏疮：天花的别称。比岁：连年，近年。 [5] 须臾（yú）：表示很短的时间，片刻之间；周匝（zā）：此处指全身。 [6] 火疮：即烧伤。 [7] 决：溃破。 [8] 建武：有可能的几个时期是东汉光武帝刘秀建武（25—56）、东晋元帝司马睿建武（317—318）和南朝齐明帝萧鸾建武（494—498）等。 [9] 南阳：今属河南。 [10] 参详：参酌详审。 [11] 瘾（yǐn）疹：中医病名。一种皮肤出现红色或苍白风团，时隐时现的瘙痒性、过敏性皮肤病。 [12] 五色丹毒：中医病名。又名赤游风。丹毒感染通常出现在面部和四肢，有时从破溃的皮肤开始发生。皮损光亮、潮红、水肿、压痛，常有小水疱。感染区周围淋巴结肿大、触痛，特别严重的患者有发热和寒战。中医认为是血热风毒所致，因为邪正盛衰，丹有赤青黄白黑五种。 [13] 阴头生疮：即阴头疮，中医病名。又名湿阴疮、阴疮。系指龟头包皮等阴茎头部的疮疡，相当于西医的阴茎感染。 [14] 下部：肛门。 [15] 皯（gǎn）点：皮肤上的黑色斑点。 [16] 目生珠管：中医眼科病名。因风热痰饮，积于脏腑，使肝脏血气蕴积，冲发于眼，津液变生结聚，状如珠管。

[点评]

蜂蜜产地主要跟蜜源植物的分布有关，有什么样的蜜源植物就可以产什么蜂蜜，比如湖南、湖北、江西等地有柑橘就能产柑橘蜜；广东、广西、福建产荔枝和龙眼，那么这些地方就产荔枝蜜和龙眼蜜。

现代蜂蜜规格等级有按蜜源分和浓度分。①按蜜源分等：龙眼、荔枝、枇杷、荆条、椴树、洋槐、柿树等花种蜜及相等于以上的花种蜜为一等蜜。棉花、瓜花、芝麻、葵花、油菜、紫云英等花种蜜及相等于以上的花种蜜为二等，荞麦、乌桕、皂角、水莲、大葱等花种蜜及相等于以上的花种蜜为三等。②按浓度分级：通常以波美氏比重计浓度。四十五度为一级；四十四度为二级；以下每低一度下降一级；三十七度为九级；三十六度及三十六度以下为等外级（浓度四十度的含水分23%）。

现代研究表明，蜂蜜的主要化学成分为果糖及葡萄糖，此外尚有有机酸、氨基酸、蛋白质、酶类、矿物质等，由于蜜源不同，蜂蜜的成分也有一定的差别。《本草纲目》中明确指出，蜂蜜的药之功有五："清热也，补中也，解毒也，润燥也，止痛也。"现代药理研究发现有抗肿瘤、抗菌、抗氧化等作用。临床研究表明，蜂蜜具有润肠、护肝、抗菌、抗炎以及心脏保护作用。另外，蜂蜜应用于蜜丸中，既发挥疗效作用，又是良好的赋形剂，根据蜂蜜的性质、特点和作用功能，它可以调和百药，可使蜜丸经久存放仍柔软可塑，并能达到防腐效果。已被广泛应用于医药行业。

鳞部[1]

李时珍曰：鳞虫有水、陆二类，类虽不同，同为鳞也。是故龙蛇灵物，鱼乃水畜，种族虽别，变化相通，是盖质异而感同也。鳞属皆卵生，而蝮蛇胎产。水族皆不瞑，而河豚目眨（音眨）。蓝蛇之尾，解其头毒；沙鱼之皮，还消鲙积。苟非知者，孰能察之？唐宋本草，虫鱼不分。今析为鳞部，凡九十四种，分为四类：曰龙，曰蛇，曰鱼，曰无鳞鱼。

[注释]

[1] 鳞部：出《本草纲目》第四十三卷卷首。

[点评]

鳞部是李时珍从之前本草虫鱼部析出。鳞虫大约指皮肤外表有鳞片的动物，现代没有完全对应的分类。李时珍将其分为水生和陆生两种，水生的指鱼，陆生的是爬行动物。具体又分为龙、蛇、鱼和无鳞鱼四类。龙类世上无有，但古人认为龙骨是龙的遗蜕，于是收录在首。其他收录了一些有些像龙的爬行动物如鼍龙（扬子鳄）、鲮鲤（穿山甲）、守宫（壁虎）、蛤蚧等。蛇类比较简单，收录了白花蛇、蝮蛇等。鱼类收录了有鳞的鲤鱼、鳙鱼、鳟鱼、青鱼等。无鳞鱼收录了鳗鲡鱼、河豚、比目鱼等，还收录了虾、海虾、鲍鱼等不属于鱼的鱼类。

白花蛇[1] 宋《开宝》

【释名】蕲蛇《纲目》、褰鼻蛇[2]。

[宗奭曰]诸蛇鼻向下，独此鼻向上，背有方胜花纹[3]，以此得名。

【集解】[志曰]白花蛇生南地及蜀郡诸山中。九月十月采捕，火干[4]。白花者良。

[颂曰]今黔中及蕲州、邓州皆有之[5]。其文作方胜白花，喜螫人足[6]。黔人有被螫者，立断之。续以木脚[7]。此蛇入人室屋中作烂瓜气者，不可向之，须速辟除之。

蕲蛇，《药典》规定来源为蝰科动物五步蛇的干燥体。多于夏、秋二季捕捉，剖开蛇腹，除去内脏，洗净，用竹片撑开腹部，盘成圆盘状，干燥后拆除竹片。古代本草多以白花蛇为正名，1963年版《药典》仍以白花蛇为正名，蕲蛇以括号形式注在白花蛇名后，1977年版《药典》以蕲蛇作为正名，沿用至今。商品药材称之为“白花蛇”，为避免与金钱白花蛇（小白花蛇）混淆，又称“大白花蛇”，但目前部分文献和著作仍称为白花蛇。此外，尚有五步蛇、百步蛇、褰鼻蛇、棋盘蛇等别名。

蕲蛇为蕲春四大蕲药之一。蕲蛇的道地药材出自李时珍的故乡湖北蕲春，早在《本草纲目》之前，李时珍曾在州城北边的龙峰山上实地观察过蕲蛇，了解蕲蛇的样貌、动态，编写过一篇《蕲蛇传》专门论述蕲蛇，可惜书已失传。

[时珍曰]花蛇，湖、蜀皆有，今惟以蕲蛇擅名[8]。然蕲地亦不多得，市肆所货、官司所取者[9]，皆自江南兴国州诸山中来。其蛇龙头虎口，黑质白花，胁有二十四个方胜文，腹有念珠斑[10]，口有四长牙，尾上有一佛指甲[11]，长一二分，肠形如连珠[12]。多在石南藤上食其花叶[13]，人以此寻获。先撒沙土一把，则蟠而不动[14]。以叉取之，用绳悬起，劙刀破腹去肠物[15]，则反尾洗涤其腹，盖护创尔。乃以竹支定，屈曲盘起，扎缚炕干。出蕲地者，虽干枯而眼光不陷，他处者则否矣。故罗愿《尔雅翼》云[16]：蛇死目皆闭，惟蕲州花蛇目开。如生舒、蕲两界间者[17]，则一开一闭。故人以此验之。又按元稹《长庆集》云[18]："巴蛇凡百类，惟褰鼻白花蛇，人常不见之。毒人则毛发竖立，饮于溪涧则泥沙尽沸。鷣鸟能食其小者[19]。巴人亦用禁术制之，熏以雄黄烟则脑裂也。"此说与苏颂所说黔蛇相合。然今蕲蛇亦不甚毒，则黔、蜀之蛇虽同有白花，而类性不同。故入药独取蕲产者也。

[注释]

[1] 白花蛇：出自鳞部第四十三卷鳞之二。 [2] 褰（qiān）：揭起。 [3] 方胜花纹：指蕲蛇背部两侧各有黑褐色与浅棕色组成的菱形大斑纹（24个∧形），其"∧"形的顶端在背中线（脊

柱）相连或略交错，习称“方胜纹”。 [4]火干：烘干。 [5]黔中：古郡名。治彭水县（今属重庆），辖境相当今重庆彭水和贵州务川、德江、思南等县部分地区。 [6]螫（shì）：毒虫或毒蛇咬刺。 [7]木脚：木制假肢。 [8]擅名：享有名声。 [9]“市肆所货、官司所取者”二句：市面上卖的、官府收的，都是从兴国州山区一带来的。市肆，指市场、市中店铺等。货，卖。官司，指官府里摊派的赋税劳役之类的公事。兴国州，古地名，州府在湖北阳新县，即今阳新县兴国镇。辖今阳新县、大冶市、通山县。 [10]念珠斑：像念珠（数珠）样的斑纹。 [11]尾上有一佛指甲：是说尾巴上像长了一棵佛指甲草。佛指甲，中药材名，为景天科植物佛指甲。 [12]肠形如连珠：肠的形状像一串珠子。 [13]石南藤：中药名，为胡椒科胡椒属植物石南藤，攀援藤本，有祛风寒，强腰膝，补肾壮阳之功效。 [14]蟠（pán）：屈曲，环绕，盘伏。 [15]劙（lí）刀：快刀。 [16]罗愿：1136—1184，字端良，号存斋，徽州歙县呈坎人。南宋官吏、文人。其所著《尔雅翼》为训诂书，解释《尔雅》草木鸟兽虫鱼各种物名，以为《尔雅》辅翼。 [17]生舒、蕲两界间：生长在舒州、蕲州交界地区的。舒州，古地名，即今安徽潜山市，或今安徽省怀宁县。不管是潜山市或怀宁县，均属今安徽安庆市。 [18]元稹（zhěn）：779—831，字微之，别字威明，河南洛阳人。唐朝官吏、诗人。留世有《元氏长庆集》。 [19]鷣（yín）鸟：鸟名，鹞子。

【修治】［颂曰］头尾各一尺，有大毒，不可用。只用中段干者，以酒浸，去皮、骨，炙过收之则不蛀。其骨刺须远弃之，伤人，毒与生者同也。

［宗奭曰］凡用去头尾，换酒浸三日，火炙，去尽皮、

骨。此物甚毒，不可不防。

[时珍曰]黔蛇长大，故头尾可去一尺。蕲蛇止可头尾各去三寸。亦有单用头尾者。大蛇一条，只得净肉四两而已。久留易蛀，惟取肉密封藏之，十年亦不坏也。按《圣济总录》云[1]：凡用花蛇，春秋酒浸三宿，夏一宿，冬五宿，取出炭火焙干，如此三次。以砂瓶盛，埋地中一宿，出火气。去皮、骨，取肉用。

肉

【气味】甘，咸，温，有毒。

[时珍曰]得酒良。

【主治】中风湿痹不仁，筋脉拘急，口面㖞斜，半身不遂，骨节疼痛，脚弱不能久立，暴风瘙痒，大风疥癞[2]。《开宝》

[颂曰]花蛇治风，速于诸蛇。黔人治疥癞遍体，诸药不效者。生取此蛇中剂[3]，以砖烧红，沃醋令气蒸[4]，置蛇于上，以盆覆一夜。如此三次，去骨取肉，芼以五味令烂[5]，顿食之。瞑眩一昼夜乃醒[6]，疮疕随皮便退[7]，其疾便愈。

治肺风鼻塞，浮风瘾疹，身生白癜风，疬疡

斑点[8]。　甄权

通治诸风，破伤风，小儿风热，急慢惊风搐搦[9]，瘰疬漏疾[10]，杨梅疮，痘疮倒陷[11]。

时珍

【发明】[敩曰]蛇性窜，能引药至于有风疾处，故能治风。

[时珍曰]风善行数变[12]，蛇亦善行数蜕，而花蛇又食石南，所以能透骨搜风[13]，截惊定搐[14]，为风痹惊搐、癞癣恶疮要药。取其内走脏腑，外彻皮肤，无处不到也。凡服蛇酒、药，切忌见风。

现在市场上蕲蛇较少，有些用乌梢蛇替代。两种蛇均可祛风、通络、止痉，用于风湿顽痹、麻木拘挛、中风口眼㖞斜、半身不遂、抽搐痉挛、破伤风、麻风和疥癣等。《药典》记载相同。但二者还是有一定区别。乌梢蛇在临床上广泛用于治疗皮肤瘙痒症、白癜风、牛皮癣等。蕲蛇临床上用于治疗中风、腰腿疼痛、面瘫、多发性疖肿等。

[注释]

[1]《圣济总录》：中医全书，二百卷。又名《政和圣济总录》。宋徽宗赵佶敕撰。成书于北宋政和年间（1111—1117）。本书是征集宋时民间及医家所献医方，结“内府”所藏秘方，经整理汇编而成。　[2]大风疥癞：大风为中医病证名，即疠风、麻风病。疥癞为其症状。大风初起患处麻木不仁，次发红斑，继则肿溃无脓，久之可蔓延全身肌肤，出现眉落、目损、鼻崩、唇裂以及足底穿溃等重症。　[3]生取此蛇中剂：活着把蛇从中间切断。生，活。剂，剪、割。　[4]沃醋令气蒸：用醋从上浇下，使其产生蒸气。　[5]芼（mào）：覆盖。　[6]瞑眩：指服药后出现头晕、昏睡等反应。　[7]疮疕（bǐ）：泛指全身疮疡。疕，头疮。　[8]疬疡：中医病名。亦称疬疡风、汗斑。是由一种霉菌引起的皮肤病。　[9]搐搦（chù nuò）：症状名。指四肢抽搐。　[10]漏疾：

症状名。指瘰疬破溃，久不收口，成管，流脓水。 [11] 痘疮倒陷：中医病证名。指因气血不足，不能鼓邪外出而致的天花虽出而热减，烦渴闷乱，痘陷干黑的病证。 [12] 善行数（shuò）变：中医术语。形容风邪有病位游移不定，发病迅速，变幻无常的特点。 [13] 透骨搜风：中医术语。深入骨髓，消除风邪。搜，消除、清除。 [14] 截惊定搐：中医术语。断绝惊风病因，平复抽搐症状。截，隔断。

蕲蛇，根据文献记载在古代分布于湖南、湖北、安徽、河南、浙江、四川等省。今《中华本草》载蕲蛇分布于安徽、浙江、江西、福建、台湾、湖北、广东、广西、海南、贵州等地，主产于浙江、江西、广东、广西等地。对比发现，蕲蛇古今产地并无显著变迁。药材市场的蕲蛇产地以浙江、江西、安徽、四川、广西等为主，而产自湖北蕲春者，甚至湖北的反而甚少。

【附方】新十三。

驱风膏治风瘫疠风，遍身疥癣：用白花蛇肉四两（酒炙），天麻七钱半，薄荷、荆芥各二钱半，为末。好酒二升，蜜四两，石器熬成膏。每服一盏，温汤服，日三服。急于暖处出汗，十日效。《医垒元戎》

世传白花蛇酒治诸风无新久[1]，手足缓弱[2]，口眼㖞斜，语言謇涩[3]。或筋脉挛急[4]，肌肉顽痹[5]，皮肤燥痒，骨节疼痛，或生恶疮、疥癞等疾：用白花蛇一条，温水洗净，头尾各去三寸，酒浸，去骨刺，取净肉一两。入全蝎（炒）、当归、防风、羌活各一钱，独活、白芷、天麻、赤芍药、甘草、升麻各五钱，剉碎，以绢袋盛贮。用糯米二斗蒸熟。如常造酒，以袋置缸中，待成，取酒同袋密封，煮熟，置阴地七日出毒。每温饮数杯，常令相续。此方乃蕲人板印[6]，以侑蛇

馈送者，不知所始也。《濒湖集简方》

瑞竹白花蛇酒治诸风疠癣：用白花蛇一条，酒润，去皮骨，取肉绢袋盛之。蒸糯米一斗，安麯于缸底，置蛇于麯上，以饭安蛇上，用物密盖。三七日取酒，以蛇晒干为末。每服三五分，温酒下。仍以浊酒并糟作饼食之[7]，尤佳。《瑞竹堂经验方》

濒湖白花蛇酒治中风伤湿，半身不遂，口目㖞斜，肤肉𤺊痹[8]，骨节疼痛，及年久疥癣、恶疮、风癞诸症[9]：用白花蛇一条（取龙头虎口，黑质白花[10]，尾有佛指甲，目光不陷者为真。以酒洗润透，去骨刺，取肉四两），真羌活二两，当归身二两，真天麻二两，真秦艽二两，五加皮二两，防风一两，各剉匀，以生绢袋盛之，入金华酒坛内，悬胎安置[11]。入糯米生酒醅五壶浸袋[12]，箬叶密封[13]。安坛于大锅内，水煮一日，取起，埋阴地七日取出。每饮一二杯。仍以滓日干碾末，酒糊丸梧子大。每服五十丸，用煮酒吞下。切忌见风犯欲，及鱼、羊、鹅、面发风之物。

[注释]

[1] 无新久：无论病程长短。 [2] 手足缓弱：症状名。指四肢弛缓软弱无力。 [3] 语言謇（jiǎn）涩：症状名。言辞不顺

畅、口不能言。指因舌体强硬，运动不灵而致发音困难，言语不清的表现。多因风邪乘袭，痰涎壅盛所致。 [4] 筋脉挛急：症状名。又称筋挛。即筋瘛。指肢体筋脉挛急抽瘛。系虚邪搏于筋所致。多见于痹病、痉病、中风等病。 [5] 肌肉顽痹：症状名。指肌肉麻木不知痛痒或手足酸痛之症。 [6]“此方乃蕲人板印”三句：此方是蕲州当地人雕版印刷，以馈赠送蛇人的。已不知道始于何时了。板印，指雕版印刷。侑（yòu），报答。 [7] 浊酒并糟：未滤的酒和酒糟。浊酒，指未滤的酒，用糯米、黄米等酿制的酒，较混浊。 [8] 肤肉瘰（wán）痹：义同“肌肉顽痹”。瘰，手足麻痹。 [9] 风癞：中医病证名。是麻风病的一种。由疠毒蓄于肝经所致，其症四肢骨节疼痛，久则肘膝状如鹤膝，皮毛枯槁，不能移动，腐秽瘫痪。 [10] 质：质地、底子、底色。 [11] 悬胎：将绢袋悬空挂在瓦罐内，不着罐底。 [12] 生酒醅（pēi）：酿成而未滤的酒。 [13] 箬（ruò）叶：中药名。为禾本科植物箬竹的叶。分布于浙江西天目山、衢县、湖南零陵阳明山等地。具有清热止血、解毒消肿之功效。

《鸡峰》白花蛇膏治营卫不和，阳少阴多，手足举动不快：用白花蛇（酒煮，去皮、骨，瓦焙，取肉）一两，天麻、狗脊各二两，为细末。以银盂盛无灰酒一升浸之，重汤煮稠如膏，银匙搅之，入生姜汁半杯，同熬匀，瓶收。每服半匙头，用好酒或白汤化服，日二次神效极佳。《备急方》

治癞白花蛇膏：白花蛇五寸（酒浸，去皮、骨，炙干），雄黄一两（水飞研匀），以白沙蜜一斤，杏仁一斤，去皮研烂，同炼为膏。每服一钱，温酒化下，日三。须先服通天再造散，下去虫物，乃服此，除根。《三因》

《总录》白花蛇散治脑风头痛[1]，时作时止，及偏头风[2]：用白花蛇（酒浸，炙去皮骨）、天南星（浆水煮软切，炒）各一两，石膏、荆芥各二两，地骨皮二钱半，为末。每服一钱，茶下，日三服。《圣济总录》

洁古白花蛇散治大风病：白花蛇、乌稍蛇各取净肉二钱（酒炙），雄黄二钱，大黄五钱，为末。每服二钱，白汤下，三日一服。《家珍》

三蛇愈风丹治疠风，手足麻木，眉毛脱落，皮肤瘙痒，及一切风疮：白花蛇、乌稍蛇、土蝮蛇各一条（并酒浸，取肉晒干），苦参（头末）四两，为末，以皂角一斤切，酒浸，去酒，以水一碗，挼取浓汁，石器熬膏和丸梧子大。每服七十丸，煎通圣散下，以粥饭压之，日三服。三日一浴，取汗避风。《治例》无蝮蛇，有大枫子肉三两。

《三因》白花蛇散治九漏瘰疬[3]，发项腋之间，痒痛，憎寒发热：白花蛇（酒浸，取肉）二两（焙），生犀角一两二钱五分（镑研），黑牵牛五钱（半生半炒），青皮五钱。为末。每服二钱，入腻粉五分，五更时，糯米饮调下，利下恶毒为度。十日一服，可绝病根，忌发物。

俗传白花蛇丸治杨梅疮。先服发散药，后服此：用花蛇肉（酒炙）、龟板（酥炙）、穿山甲（炙）、蜂房（炙）、汞粉、朱砂各一钱，为末，红枣肉捣，丸梧子大。每服七丸，冷茶下，日三。忌鱼肉，服尽即愈，后服土茯苓药调之。

方广《心法附馀》治杨梅疮：用花蛇肉一钱，银朱二钱，铅二钱，汞二钱，为末，作纸捻九条。每用一条，于灯盏内香油浸，点灯安烘炉里[4]，放被中，盖卧熏之，勿透风。一日三次。

托痘花蛇散治痘疮黑陷[5]：白花蛇（连骨炙，勿令焦）三钱，大丁香七枚，为末。每服五分，以水和淡酒下，神效。移时身上发热[6]，其疮顿出红活也。 王氏《手集》

[注释]

[1] 脑风：中医病证名。又称头风。指头痛病经久不愈，以头痛部位不定，作止无常，发作则持续不已，愈后遇触复发为主要表现的疾病。 [2] 偏头风：中医病证名。又称偏头痛、边头风。指以反复发作，来去突然的一侧剧烈头痛为主要表现的疾病。 [3] 九漏：中医病证名。为外科漏管的总称。《诸病源候论》归纳为：狼漏、鼠漏、蝼蛄漏、蜂漏、蚍蜉漏、蛴螬漏、浮疽

漏、瘰疬漏、转脉漏。 [4] 烘炉：一种取暖的熏炉。 [5] 托痘：中医治法术语。托举内陷痘毒外出。 [6] 移时：一会儿。

头

【气味】有毒。

【主治】癜风毒癞。 时珍

【附方】新一。

紫癜风除风散：以白花蛇头二枚（酒浸，炙），蝎梢一两（炒），防风一两，上为末。每服一钱，温酒下，日一服。《圣济总录》

目睛

【主治】小儿夜啼。以一只为末，竹沥调少许灌之。《普济》

[点评]

蕲蛇是李时珍故乡——湖北蕲春“四大蕲药”之一。现代研究表明，蕲蛇主要物质基础包含毒蛋白质、多肽和氨基酸类成分、磷脂类成分以及核苷类成分。目前针对蕲蛇的研究，大多集中在蕲蛇蛇毒免疫调节，抗炎镇痛、抗肿瘤和心血管保护作用方面。现代临床主要应用于风湿、肿瘤和心脑血管类疾病等。

介部[1]

李时珍曰：介虫三百六十，而龟为之长。龟盖介虫之灵长者也。《周官》鳖人取互物以时簎[2]昌角切，春献鳖蜃[3]，秋献龟鱼。祭祀供蠯排蠃螺蚳池[4]，以授醢人。则介物亦圣世供馔之所不废者，而况又可充药品乎？唐宋本草皆混入虫鱼，今析为介部。凡四十六种，分为二类：曰龟鳖，曰蚌蛤。

[注释]

[1]介部：出《本草纲目》第四十五卷卷首。 [2]《周官》鳖人取互物以时簎：《周官》记载有专职的“鳖人”掌管捕捞鱼虾龟鳖。鳖人：《周礼》官名。掌取互物，掌凡邦之簎事。互物：甲壳类动物。簎（cè）：用叉在水中刺取鱼鳖等。 [3]“春献鳖

蜃（shèn）”二句：春天进献鳖、蚌，秋天进献龟、鱼。蜃：蛤蜊。［4］“祭祀供蠯（pí）（排）蠃（螺）蚳（chí）（池）”二句：祭祀时供奉蚌、螺、蚁卵，交给“醢人”制作。蠯：古书中一种形状狭长的蚌。蠃：同螺。蚳：蚁卵。醢（hǎi）人：《周礼》官名。掌四豆之实。

［点评］

介类是李时珍从虫鱼类分立出来的。指有甲壳的虫类或水族。分为龟鳖和蚌蛤二类。龟鳖类多为爬行动物中龟鳖目的动物，如水龟、玳瑁、绿毛龟，还有貌似介类但属于节肢动物的蟹、鲎（hòu）。蚌蛤类多为软体动物的壳，如牡蛎、蚌、石决明、海螺等。介类药性多偏寒凉，少数偏温燥，以入肝经为主，多具有平肝潜阳的功效，部分还具有滋阴潜阳、重镇降逆、软坚散结、镇心安神等功能。在中医临床中主要治疗由于肝肾阴虚、阴不制阳而致肝阳上亢证，多用于治疗高血压病有肝阳上亢证候者。

石决明[1]《别录》上品

石决明，《药典》规定来源为鲍科动物杂色鲍、皱纹盘鲍、羊鲍、澳洲鲍、耳鲍或白鲍的贝壳。夏、秋二季捕捞，去肉，洗净，干燥。

【释名】九孔螺《日华》，壳名千里光。

［时珍曰］决明、千里光，以功名也。九孔螺，以形名也。

【集解】［弘景曰］俗云是紫贝[2]。人皆水渍，熨眼颇明。又云是鳆鱼甲[3]。附石生，大者如手，明耀五色，内亦含珠。

[恭曰]此是鳆鱼甲也。附石生，状如蛤，惟一片无对，七孔者良。今俗用紫贝，全非。

[颂曰]今岭南州郡及莱州海边皆有之[4]，采无时，旧注或以为紫贝，或以为鳆鱼甲。按紫贝即今砑螺，殊非此类。鳆鱼乃王莽所嗜者，一边着石，光明可爱，自是一种，与决明相近也。决明壳大如手，小者如三两指大，可以浸水洗眼，七孔、九孔者良，十孔者不佳。海人亦啖其肉。

[宗奭曰]登、莱海边甚多[5]。人采肉供馔，及干充苞苴[6]。肉与壳两可用。

[时珍曰]石决明形长如小蚌而扁，外皮甚粗，细孔杂杂，内则光耀，背侧一行有孔如穿成者。生于石崖之上，海人泅水，乘其不意，即易得之。否则紧粘难脱也。陶氏以为紫贝，雷氏以为真珠母，杨倞注《荀子》以为龟脚[7]，皆非矣。惟鳆鱼是一种二类，故功用相同。吴越人以糟决明、酒蛤蜊为美品者，即此。

【修治】[珣曰]凡用以面裹煨熟，磨去粗皮，烂捣，再乳细如面，方堪入药。

[敩曰]每五两用盐半分，同东流水入瓷器内煮一伏时，捣末研粉。再用五花皮[8]、地榆、阿胶各十两，以东

流水淘三度，日干，再研一万下，入药。服至十两，永不得食山桃，令人丧目。

［时珍曰］今方家只以盐同东流水煮一伏时，研末水飞用。

［注释］

[1] 石决明：出自介部第四十六卷介之二。 [2] 紫贝：中药名。为宝贝科动物阿文绶贝的贝壳。分布于福建、台湾、广东、海南、广西及南沙群岛。具有镇惊安神，平肝明目之功效。 [3] 鳆（fù）鱼甲：中药名。即石决明。为鲍科动物九孔鲍或盘大鲍等的贝壳。 [4] 莱州：今属山东。 [5] 登、莱：登州、莱州。登州地处山东半岛，宋时属于京东东路，辖蓬莱、黄县、牟平、文登等四县，治蓬莱。 [6] 苞苴（jū）：指包装鱼肉等用的草袋，引申为馈赠的礼物。 [7] 杨倞：唐宪宗年间弘农（今河南灵宝）人，大理评事。著《荀子注》一书，是现今流传的《荀子》最早注本。 [8] 五花皮：即五加皮。

壳

【气味】咸，平，无毒。

［保昇曰］寒。

［宗奭曰］肉与壳功同。

【主治】目障翳痛，青盲。久服，益精轻身。《别录》

石决明自古以来即为眼科之要药。性味咸而微寒，入肝、肺二经，为清肝明目、平肝潜阳之要药，可用来治疗目赤翳障、青盲雀目、怕光羞明、视物昏花等各种虚实眼科疾患。

明目磨障。《日华》

肝肺风热，青盲内障，骨蒸劳极。李珣

水飞，点外障翳。寇宗奭

通五淋。时珍

【附方】旧一，新五。

羞明怕日：用千里光、黄菊花、甘草各一钱，水煎。冷服。《明目集验方》

痘后目翳：用石决明（火煅，研）、谷精草各等分，共为细末。以猪肝蘸食。《鸿飞集》

小便五淋：用石决明去粗皮，研为末，飞过。熟水服二钱，每日二服。如淋中有软硬物，即加朽木末五分。《胜金方》

肝虚目翳：凡气虚、血虚、肝虚，眼白俱赤，夜如鸡啄，生浮翳者。用海蚌壳（烧过成灰）、木贼（焙）各等分为末。每服三钱，用姜、枣同水煎，和渣通口服。每日服二次。《经验方》

青盲雀目[1]：用石决明一两（烧过存性），外用苍术三两（去皮）。为末。每服三钱，以猪肝批开[2]，入药末在内扎定，砂罐煮熟，以气熏目。待冷，食肝饮汁。《龙

木论》

解白酒酸：用石决明（不拘多少）数个，以火炼过，研为细末。将酒荡热[3]，以决明末搅入酒内，盖住。一时取饮之，其味即不酸。

[注释]

[1] 雀目：中医病证名。又称鸡蒙眼、鸡盲等。指夜间视物不清的一类病证。即今之夜盲。 [2] 批开：劈开。批，击。 [3] 荡：通“烫”。

[点评]

现代研究表明，石决明的主要化学成分是碳酸钙、微量元素、氨基酸等，其主要的药理作用是降压、抗菌、抗氧化，对离子通道的影响，中和胃酸等，具有平肝潜阳、明目之功效，另有治疗角膜炎，防治白内障，抗感染，治疗胃酸等作用。

禽部[1]

李时珍曰：二足而羽曰禽。师旷《禽经》云[2]：羽虫三百六十[3]，毛协四时，色合五方。山禽岩栖[4]，原鸟地处，林鸟朝嘲，水鸟夜啾。山禽咮短而尾修[5]，水禽咮长而尾促。其交也[6]，或以尾臎，或以睛睨，或以声音，或合异类。雉、孔与蛇交之类[7]。其生也[8]，或以翼孚卵，或以同气变，鹰化鸠之类。或以异类化，田鼠化鴽之类。或变入无情。雀入水为蛤之类。噫！物理万殊若此，学者其可不致知乎？五鸠九扈[9]，少皞取以名官。雄雉鸱鸮[10]，诗人得之观感。厥旨微矣。不妖夭[11]，不覆巢，不殈卵，而庖人供六禽[12]，翨音翅氏攻猛鸟，硩蔟覆夭鸟之巢。圣人之于物也[13]，用舍仁杀之意，夫岂徒然哉？记曰[14]：天产作阳。羽类则阳中之阳，大抵多养阳。于是集其可供庖药及毒恶当知者为禽部，凡七十七种。分为四类：曰水，曰原，曰林，曰山。

[注释]

[1] 禽部：出《本草纲目》第四十七卷卷首。 [2] 师旷《禽经》：《禽经》旧本题师旷撰，晋张华注。据考为宋人伪托。作者在参阅前人有关鸟类著述的基础上，总结了宋代以前的鸟类知识而成。 [3]“羽虫三百六十”三句：（禽类的）羽毛更换与四季相协调，颜色和五方环境相配合。 [4]“山禽岩栖”四句：讲述不同鸟类的生活习性。山禽栖息山崖，原鸟生活在平原，林鸟清晨鸣叫，水鸟夜间鸣叫。啼（yè），鸟夜鸣。 [5]“山禽咮短而尾修”二句：描述山禽和水禽的形态特征。山禽嘴短尾巴长，水禽嘴长尾巴短。 [6]“其交也”五句：这是描述鸟类交配时的状态，有的用尾肉气味吸引，有的用眼睛传情，有的以声音引诱，有的和不同种类交配。臎（cuì）：鸟尾部的肉；睨（nì）：斜视。 [7] 雉、孔与蛇交之类：古代传说，如《尔雅翼》卷十三："孔雀不必匹偶，但音影相接便有孕……或曰与蛇为偶，蛇盘结其上。今野雉亦有与蛇交者，理或有之。"孔：孔雀。 [8]“其生也”五句：描述鸟类不同诞生形式，有的用翅膀孵卵；有的相类而变化，如鹰变成斑鸠；有的不同类的变化，如田鼠变成鴽；有的还变成无灵性的动物，如雀儿进入水中变成蚌蛤。孚：孵化，孚的本义。鹰化鸠：以下例证皆出自《礼记·月令》，惊

蛰的第三候鹰化鸠，鸠古书上指杜鹃。田鼠化鴽：清明的第二候。鴽（rú），古书上指鹌鹑类的小鸟。雀入水为蛤为寒露第二候。 [9]“五鸠九扈”二句：五种凶猛的鸠鸟、九种报农时的扈鸟，都被少皞用来命名官职。五鸠：相传少皞时掌治民的五官的合称。祝鸠氏，司徒也；鴡鸠氏，司马也；鳲鸠氏，司空也；爽鸠氏，司寇也；鹘鸠氏，司事也。五鸠，鸠民者也。九扈：为九种可以报农时的鸟。相传为少皞时主管农事的官名，九扈为九农正。少皞：即少昊，姬姓，名己挚。五帝之一。 [10]“雄雉鸱鸮”二句：雄雉鸱鸮，都成为《诗经》的素材。雄雉见于《邶风》“雄雉于飞，泄泄其羽”。鸱鸮见于《豳风》“鸱鸮鸱鸮，既取我子，无毁我室”。 [11]“不妖夭”三句：此段说要保护幼鸟。妖夭，或为“胎夭”之误，胎夭，指未出生及刚出生的兽或禽。《淮南子》：“毋覆巢，毋胎夭。”殈（xù），鸟卵未孵而裂开。 [12]“而庖人供六禽”三句：《周礼》上这些官职都是负责烹制鸟类和杀鸟的。庖人：掌供六畜六兽六禽。六禽：指雁、鹑、鷃、雉、鸠、鸽。翨（chì）氏：掌攻猛鸟；硩蔟（chè cù）氏：掌覆妖鸟之巢。 [13]“圣人之于物也”三句：利用还是舍弃、怀仁还是残杀，怎能没有道理呢？ [14] 记曰：古书上说。《礼记集说》卷三十一：“凡食，天产以作阳德，地产以作阴德。”

[点评]

李时珍曰：“二足而羽曰禽。”禽类也通称鸟类，按动物分类学划归为动物界脊索动物门鸟纲。现今全世界为人所知的鸟类一共有九千多种，仅中国就记录有一千三百多种，其中不乏中国特有鸟种。现在对鸟的定义为体表被覆羽毛的卵生脊椎动物。

李时珍对禽部分类是根据栖息环境进行的。共分为四类：分别为水禽、原禽、林禽和山禽。水禽生活在水边，常在湖泊、湿地出现它们的身影，如鹤、鹳、鹅、鹈鹕、雁、鹄、鸊鷉等。原禽生活在原野之上，如鸡、雉、白鹇、雀、燕等。把伏翼（蝙蝠）等哺乳动物也当作禽类列在其中是一个瑕疵。林禽生活在林木之间，如斑鸠、鸤鸠（布谷）、鸜鹆（八哥）、莺、啄木鸟、鹊、杜鹃等。山禽生活在山区，如孔雀、鹰、雕、鸱（隼）等。其中还有传说的凤凰、鬼车鸟（九头鸟）等。

兽部 [1]

李时珍曰：兽者四足而毛之总称，地产也。豢养者谓之畜，《素问》曰“五畜为益”是矣。周制庖人供六畜马、牛、鸡、羊、犬、豕。六兽麋、鹿、狼、麇、兔、野豕也。辨其死生鲜薨之物 [2]。兽人辨其名物 [3]。凡祭祀、宾客，供其死兽生兽。皮毛筋骨，入于玉府 [4]。冥氏攻猛兽 [5]，穴氏攻蛰兽 [6]。呜呼！圣人之于养生事死、辨物用物之道，可谓慎且备矣。后世如黄羊黄鼠，今为御供；犏尾貂皮 [7]，盛为时用。山獭之异，狗宝之功，皆服食所须，而典籍失载。羵羊之问 [8]，宣父独知；鼨鼠之对 [9]，终军能究。地生之羊 [10]，彭侯之肉[11]，非博雅君子，孰能别之？况物之性理万殊，人之用舍宜慎，盖不但多识其名而已也。于是集诸兽之可供膳食、药物、服器者为兽类，凡八十六种，分为五类：曰畜，曰兽，曰鼠，曰寓，《尔雅·释兽》有鼠属、寓属。邢昺注曰：猴类渐肖于人，寄寓山林，故曰寓属。曰怪。

[注释]

[1] 兽部：出《本草纲目》第五十卷卷首。 [2] 薧（kǎo）：干的食物。 [3] 兽人：《周礼》官名。掌罟田兽，辨其名物。 [4] 玉府：周代官署，隶属于天官冢宰，掌天子之金玉玩好兵器等。 [5] 冥氏攻猛兽：冥氏负责攻打捕获猛兽。冥氏：《周礼》官名。掌设弧张，为阱擭以攻猛兽。 [6] 穴氏攻蛰兽：穴氏负责攻捕冬季蛰伏的野兽。穴氏：《周礼》官名，掌攻蛰兽，各以其物火之。 [7] 犏（piān）：公黄牛和母牦牛交配所生的第一代杂种牛。 [8]“羵（fén）羊之问”二句：出《国语·鲁语下》。季桓子挖井，挖出一个怪物，无人知晓，请人问孔子，孔子告诉他是土之怪，曰羵羊。羵羊：古代传说中的土中神怪。 [9]“鼨（zhōng）鼠之对”二句：《尔雅》郭璞注，汉武帝时得此鼠。孝廉郎终军知之，赐绢百匹。鼨：豹文鼠。 [10] 地生之羊：见《本草纲目》兽之一引《出使西域记》《北户录》《渊颖集》等传闻，西域有一种羊，从土地中生长出来。 [11] 彭侯之肉：见《本草纲目》兽之四引《白泽图》《搜神记》中的传闻，木之精名曰彭侯，状如狗，可以烹食。

[点评]

兽类基本上属于现代科学分类的脊椎动物中的哺乳纲，是一类用肺呼吸空气的温血动物，因能通过乳腺分泌乳汁来给幼体哺乳而得名。李时珍定义“兽者四足而毛之总称”，分为五类，分别为畜、兽、鼠、寓和怪。畜类即家畜，“豢养者谓之畜”，此类不仅包括动物本身，如豕（猪）、狗、羊、牛、马等，还包括一些相关产品如酪、酥、醍醐、阿胶、牛黄等。兽类为野生动物，有食肉动物如狮、虎、豹、狼等，还有食草动物如山羊、牦牛、鹿、麝等，还有水生动物如水獭、腽肭兽等。鼠类多数为名称中带有鼠字的动物，如鼹鼠、土拨鼠、貂鼠、鼬鼠等，还有猬也列其中。寓类即灵长类动物，古人认为“猴类渐肖于人，寄寓山林，故曰寓属。”如猕猴、狨、猩猩、狒狒等。最后一类是怪类，是一些传说中的动物，如罔两、彭侯、封。虽然怪类没有真正的临床意义，却保留了文献资料。

阿胶，《药典》规定来源为马科动物驴的干燥皮或鲜皮经煎煮、浓缩制成的固体胶。属我国传统名贵中药，主产于山东、浙江、河北、河南、江苏等地，以山东东阿产者最为著名。

阿胶[1]《本经》上品

【释名】傅致胶《本经》。

[弘景曰]出东阿，故名阿胶。

[时珍曰]阿井，在今山东兖州府阳谷县东北六十里，即古之东阿县也[2]。有官舍禁之。郦道元《水经注》

云[3]"东阿有井大如轮，深六七丈，岁常煮胶以贡天府[4]"者，即此也。其井乃济水所注[5]，取井水煮胶，用搅浊水则清。故人服之，下膈疏痰止吐。盖济水清而重，其性趋下，故治淤浊及逆上之痰也。

【集解】[《别录》曰] 阿胶出东平郡东阿县，煮牛皮作之。

[弘景曰] 今东都亦能作之[6]。用皮有老少，胶有清浊。熬时须用一片鹿角即成胶，不尔不成也。胶有三种：清而薄者画家用；清而厚者名覆盆胶，入药用；浊而黑者不入药，但可胶物尔。

[颂曰] 今郓州亦能作之[7]，以阿县城北井水作煮者为真。其井官禁，真胶极难得，货者多伪。其胶以乌驴皮得阿井水煎成乃佳尔。今时方家用黄明胶，多是牛皮；《本经》阿胶，亦用牛皮，是二皮可通用。但今牛皮胶制作不甚精，只可胶物，故不堪入药也。陈藏器言诸胶皆能疗风止泄补虚，而驴皮胶主风为最，此阿胶所以胜诸胶也。

[时珍曰] 凡造诸胶，自十月至二三月间，用挲牛、水牛、驴皮者为上[8]，猪、马、骡、驼皮者次之，其旧皮、鞋履等物者为下。俱取生皮，水浸四五日，洗刮极净。熬煮，时时搅之，恒添水。至烂，滤汁再熬成胶，倾盆内待

阿胶一名出于《神农本草经》，唐代以前的阿胶原料是牛皮，其他皮胶各有名称。根据陶弘景的记载，阿胶有三种，清薄的作画用，浊黑的作胶用，厚而清的才是药用阿胶。宋至明代，牛皮、驴皮并用。黄明胶与阿胶的区别不在于原料皮，而在于是否用的东阿的阿井水。清代以后，驴皮完全取代了牛皮。

凝，近盆底者名坌胶[9]，煎胶水以咸苦者为妙。大抵古方所用多是牛皮，后世乃贵驴皮。若伪者皆杂以马皮、旧革、鞍、靴之类，其气浊臭，不堪入药。当以黄透如琥珀色，或光黑如瑿漆者为真[10]。真者不作皮臭，夏月亦不湿软。

阿胶以东阿为道地，古时认为关键在于水。现代得到进一步证实。《本草图经》：阿胶，“今郓州皆能作之，以阿县城北井水作煮为真……其井官禁，真胶极难得……所以胜诸胶者，大抵以驴皮得阿井水乃佳耳”。《本草蒙筌》：“东阿井水，乃系济水所注。性急下趋，清而且重。用之煎煮，搅浊澄清。服之者，能去浊污，以及逆上痰也。”《神农本草经疏》：“阿胶，其功效在于水。”《本草新编》：“阿胶之妙，全在济水。”《本草经解》：“贵阿井者，以济水所注清而重。其性趋下。故治淤浊及逆上之痰。”

[注释]

[1] 阿胶：出自兽部第五十卷兽之一。 [2] 阳谷县：阳谷县是隋初析东阿县而置，在今阳谷县东北。北宋徙治孟店（今阳谷镇），明清隶属于兖州府。 [3] 郦道元：字善长（？—527），范阳涿州（今属河北）人。北魏官吏、地理学家。其所撰《水经注》是一部地理著作。 [4] 天府：朝廷的府库。 [5] 济水：济河，发源于今河南济源，流经河南、山东入渤海。 [6] 东都：此指东汉都城洛阳（今河南洛阳）。 [7] 郓（yùn）州：今山东东平。 [8] 牸（shā）牛：母牛。 [9] 坌（bèn）：粗劣。 [10] 瑿（yī）漆：黑漆。瑿，黑色的美石。

【修治】[弘景曰]凡用皆火炙之。

[敩曰]凡用，先以猪脂浸一夜，取出，柳木火上炙燥研用。

[时珍曰]今方法或炒成珠[1]，或以面炒[2]，或以酥炙，或以蛤粉炒，或以草灰炒。或酒化成膏，或水化膏，当各从本方。

【气味】甘，平，无毒。

[《别录》曰]微温。

[张元素曰]性平味淡，气味俱薄，浮而升，阳也。入手太阴，足少阴、厥阴经。得火良。薯蓣为之使。畏大黄。

【主治】心腹内崩[3]，劳极洒洒[4]音藓。如疟状，腰腹痛，四肢酸痛，女子下血，安胎。久服，轻身益气。《本经》

丈夫小腹痛，虚劳羸瘦，阴气不足，脚酸不能久立，养肝气。《别录》

坚筋骨，益气止痢。《药性》

[颂曰]止泄痢，得黄连、蜡尤佳。

疗吐血衄血，血淋尿血，肠风下痢。女人血痛血枯[5]，经水不调，无子，崩中带下，胎前产后诸疾。男女一切风病，骨节疼痛，水气浮肿，虚劳咳嗽喘急，肺痿唾脓血，及痈疽肿毒。和血滋阴，除风润燥，化痰清肺，利小便，调大肠，圣药也。时珍

现代发现阿井水来自河南济原济河的地下潜流，水经地下岩石和沙砾层滤过，不但起到清洁作用，同时也带入钙、钾、镁、钠等矿物质，故色绿质重，每担水比一般井水或河水重1.5—2千克，用此水与驴皮熬制阿胶，因水质重，杂质及漂浮物便于打上来，虽经炎夏酷热也不变形变质。现代认为微量元素还有协同作用。

[注释]

[1]炒成珠：中药炮制术语。指将胶类药材切制成丁，炒成内无溏心的圆球状。 [2]“或以面炒”四句：以下皆为中

药炮制的辅料炒。分别以面粉、蛤粉、草木灰作辅料，炒制阿胶。 [3] 心腹内崩：内脏出血。 [4] 劳极：中医病证名。有多种含义，此指肾虚劳损。证见卧多盗汗，小便馀沥，阴湿痿弱。洒洒，寒冷的样子。 [5] 血痛血枯：即妇女痛经闭经。血枯：病证名。指妇女血海枯竭所致经闭者。

【发明】[藏器曰] 诸胶皆主风、止泄、补虚，而驴皮主风为最。

[宗奭曰] 驴皮煎胶，取其发散皮肤之外也。用乌者，取乌色属水，以制热则生风之义，如乌蛇、乌鸦、乌鸡之类皆然。

[时珍曰] 阿胶大要只是补血与液，故能清肺益阴而治诸证。按陈自明云[1]：补虚用牛皮胶，去风用驴皮胶。成无己云：阴不足者补之以味，阿胶之甘以补阴血。杨士瀛云：凡治喘嗽，不论肺虚肺实，可下可温，须用阿胶以安肺润肺。其性和平，为肺经要药。小儿惊风后瞳仁不正者，以阿胶倍人参煎服最良。阿胶育神，人参益气也。又痢疾多因伤暑伏热而成，阿胶乃大肠之要药。有热毒留滞者，则能疏导；无热毒留滞者，则能平安。数说足以发明阿胶之蕴矣。

[注释]

[1] 陈自明：字良甫，临川（今属江西）人。南宋医学家。

三世业医，曾任建康府明医书院医谕。辑有《妇人大全良方》《外科精要》等著作。

【附方】旧五，新十四。

瘫缓偏风[1]：治瘫缓风及诸风，手脚不遂，腰脚无力者。驴皮胶微炙熟。先煮葱豉粥一升，别贮。又以水一升，煮香豉二合，去滓入胶，更煮七沸，胶烊如饧[2]，顿服之。及暖，吃葱豉粥。如此三四剂即止。若冷吃粥，令人呕逆。《广济方》

肺风喘促，涎潮眼窜[3]：用透明阿胶切炒，以紫苏、乌梅肉（焙研）等分，水煎服之。《直指》

老人虚秘[4]：阿胶（炒）二钱，葱白三根。水煎化，入蜜二匙，温服。

胞转淋閟[5]：阿胶三两，水二升，煮七合，温服。《千金方》

赤白痢疾：黄连阿胶丸治肠胃气虚，冷热不调，下痢赤白，里急后重，腹痛口渴，小便不利。用阿胶（炒过，水化成膏）一两，黄连三两，茯苓二两。为末，捣丸梧子大。每服五十丸，粟米汤下，日三。《和剂局方》

吐血不止：《千金翼》：用阿胶（炒）二两，蒲黄六合，生地黄三升，水五升，煮三升，分三服。《经验》：治大人、小儿吐血。用阿胶（炒）、蛤粉各一两，辰砂少许。为末。藕节捣汁，入蜜调服。

肺损呕血并开胃：用阿胶（炒）三钱，木香一钱，糯米一合半，为末。每服一钱，百沸汤点服，日一。《普济》

大衄不止，口耳俱出：用阿胶（炙）半两，蒲黄一两。每服二钱，水一盏，入生地黄汁一合，煎至六分，温服。急以帛系两乳。《圣惠》

月水不调：阿胶一钱，蛤粉炒成珠，研末，热酒服即安。一方入辰砂末半钱。

月水不止：阿胶炒焦为末，酒服二钱。《秘韫》

妊娠尿血：阿胶炒黄为末，食前粥饮下二钱。《圣惠》

妊娠血痢：阿胶二两，酒一升半，煮一升，顿服。《杨氏产乳》

妊娠下血不止：阿胶三两炙为末，酒一升半煎化，一服即愈。又方：用阿胶末二两，生地黄半斤捣汁，入清酒三升，绞汁分三服。《梅师方》

妊娠胎动：《删繁》用阿胶（炙研）二两，香豉一升，葱一升，水三升，煮二物取一升，入胶化服。《产宝》胶艾汤用阿胶（炒）二两，熟艾叶二两，葱白一升。水四升，煮一升半，分温两服。

产后虚閟[6]：阿胶（炒）、枳壳（炒）各一两，滑石二钱半。为末，蜜丸梧桐子大。每服五十丸，温水下。未通再服。《和剂局方》

久嗽经年：阿胶（炒）、人参各二两，为末。每用三钱，豉汤一盏，葱白少许，煎服，日三次。《圣济总录》

[注释]

[1] 瘫缓偏风：中医病名。即瘫痪半身不遂。 [2] 胶烊如饧：将阿胶烊化得像糖稀一样。 [3] 涎潮眼窜：即口眼㖞斜。涎潮：口涎上涌如潮也。 [4] 虚秘：中医病证名。是指气血、津液、阴阳等虚弱所致的便秘。 [5] 胞转淋閟（bì）：中医妇产科病证名。即妊娠小便不通。淋閟：癃闭。 [6] 产后虚閟：妇女产后因虚导致的便秘。

[点评]

阿胶从以牛皮为原料至逐渐转为驴皮，原因之一是传统认为驴皮“色乌属水”，能制因热而生的内风，因此相对牛皮而言其祛风效果更佳，正如陈藏器所言“驴皮胶主风为最，此阿胶所以胜诸胶也。”此外与制作工艺也有关，如苏颂指出“今牛皮胶制作不甚精，只可胶物，故不堪入药也。”正如李时珍所总结的“大抵古方所用多是牛皮，后世乃贵驴皮。”现今《药典》将阿胶的基原定为驴皮，而原部颁标准将牛皮所制定为黄明胶，两者功效有别，宋代陈自明所说“补虚用牛皮胶，去风用驴皮胶”可资参考。

现代研究发现阿胶主要含有胶原蛋白、多肽、氨基酸及微量元素等多种有效成分，具有抗肿瘤、补血造血、保护卵巢、修复耳蜗损伤、防治哮喘、免疫调节、增强记忆、抗辐射、抗疲劳、抗衰老、促进骨愈合等作用。

人部[1]

李时珍曰：《神农本草》人物惟发髲一种[2]，所以别人于物也。后世方伎之士[3]，至于骨、肉、胆、血，咸称为药，甚哉不仁也。今于此部凡经人用者，皆不可遗。惟无害于义者，则详述之。其惨忍邪秽者则略之，仍辟断于各条之下。通计三十七种，不复分类。

[注释]

[1] 人部：出《本草纲目》第五十二卷卷首。 [2] 发髲（bì）：头发。髲：假发。 [3] 方伎：一作“方技”，原指医、卜、星、相之术。后多专指有关医药的技术和知识。

[点评]

人部是药物分部的最后一部，包括人体的一些部位（如乱发、爪甲、牙齿等）及其分泌物（如乳汁、妇人月水等）和排泄物（如小儿胎屎），也有相关的东西（如木乃伊、方民等）。这一部涉及一些迷信的内容和残忍污秽的东西。对于人部药，李时珍是深恶痛绝的，他认为“甚哉不仁也”。但因为《本草纲目》的编纂原则所限，“凡经人用者，皆不可遗”，在处理这些文献时，李时珍还是根据情况做了详略处理。《本草纲目》是基于保存文献的目的，才保存下来的，并不代表李时珍的学术认识。

附录

表1 《本草纲目》直接引文书目释表（段前）

引文	书名	备注
抱朴子曰	《抱朴子》	
本经曰	《神农本草经》	
别录曰	《名医别录》	
炳曰	《四声本草》	萧炳
藏器曰	《本草拾遗》	
成无己曰	《注解伤寒论》	
承曰	《本草别说》	
大明曰	《日华子诸家本草》	
独孤滔曰	《丹房镜源》	
恭曰	《新修本草》	
韩保昇曰	《蜀本草》	“保昇曰”同
韩𢘿曰	《韩氏医通》	
弘景自序曰	《本草经集注》自序	
机曰	《本草汇编》	汪机
嘉谟曰	《本草蒙筌》	

续表

引文	书名	备注
孔志约序曰	《新修本草》孔序	
寇宗奭曰	《本草衍义》	"宗奭曰"同
雷敩曰	《雷公炮炙论》	"敩曰"同
李杲曰	《用药法象》	"杲曰"同
李时珍曰	《本草纲目》李时珍发明	"时珍曰"同
李言闻曰	《人参传》	"言闻曰"同
刘完素曰	《素问玄机原病式》《宣明论方》	
六节藏象论云	《素问・六节藏象论》	
罗天益曰	《卫生宝鉴》	
普曰	《吴普本草》	吴普
岐伯曰	《黄帝内经》	
瑞曰	《日用本草》	吴瑞
诜曰	《食疗本草》	孟诜
慎微曰	《证类本草》	唐慎微
苏颂曰	《本草图经》	"颂曰"同
孙思邈曰	《备急千金要方》	"思邈曰"同
损之曰	《删繁本草》	杨损之
陶弘景曰	《本草经集注》	"弘景曰"同
土宿真君曰	《造化指南》	
王冰曰	《黄帝内经素问》王冰注	
王好古曰	《汤液本草》	"好古曰"同
王纶曰	《本草集要》	
徐之才曰	《雷公药对》	"之才曰"同

续表

引文	书名	备注
珣曰	《海药本草》	李珣
杨起曰	《简便方》	
阴阳应象论曰	《素问·阴阳应象大论》	
颖曰	《食物本草》	汪颖
张元素曰	《洁古珍珠囊》	“元素曰”同
掌禹锡曰	《嘉祐本草》	“禹锡曰”同
甄权曰	《药性论》(《药性本草》)	“权曰”同
志曰	《开宝本草》	马志
朱震亨曰	《本草衍义补遗》	“震亨曰”同

表2 《本草纲目》直接引文书目释表（段尾）

引文	注释	备注
《拔萃方》	元杜思敬《济生拔萃方》	
《保命集》	金刘完素《素问病机气宜保命集》	李时珍认为是张元素所撰
《备急方》	唐孙思邈《备急千金要方》	引据古今医家书目《千金备急方》
《本经》	《神农本草经》	
《本事方》	宋许叔微《普济本事方》	
《笔峰杂兴方》	邓笔峰《卫生杂兴方》	
《必效方》	唐孟诜《必效方》	“孟诜《必效方》”同
《别录》	《名医别录》	
《濒湖集简方》	李时珍《濒湖集简方》	“《集简方》”同
《博济方》	宋王衮《博济方》	
《产书》	宋王岳著，《通志·艺文略》有著录。	不见《本草纲目》引书目录
初虞世《古今录验》	考《古今录验方》为唐甄立言撰，宋初虞世有《古今录验养生必用方》。或指后者。	“《古今录验》”同
戴原礼《证治要诀》	明戴原礼《证治要诀》，又名《秘传证治要诀》。十二卷。	“《证治要诀》”同
丹溪方	引据古今医家书目有多种涉及朱丹溪著作，此处所指不详。	
《丹溪医案》	明戴原礼辑《丹溪医案》。后被窃，不知所终。	

续表

引文	注释	备注
《丹溪摘玄》	引据古今医家书目未见，有《摘玄方》。	
《丹溪纂要》	明卢和辑《丹溪纂要》	
东垣《兰室秘藏》	元李杲《兰室秘藏》，三卷。	
《斗门方》	五代宋初《斗门方》	作者不详
《杜壬方》	不详。杜壬，北宋郓州人，为翰林医学。所撰《杜壬医准》，已佚。	
《范汪方》	东晋范汪《范汪方》（又作《范东阳方》《范东阳杂药方》）。	
《妇人良方》	宋陈自明撰《妇人大全良方》，明薛己校注，名《校注妇人良方》，增删了部分内容。	
《妇人良方补遗》	明熊宗立《妇人良方补遗大全》	“《熊氏补遗》”同
《妇人明理方》	不详。引据古今医家书目作《妇人明理论》。	
高文虎《蓼花洲闲录》	笔记。南宋高文虎撰。一卷。文虎字炳如，鄞（今浙江宁波）人。绍兴进士。历官绍兴主簿、太学博士、建宁知府。该书追述北宋君臣名人趣闻轶事，积篇成书。	
葛可久《十药神书》	元葛可久《十药神书》	
《葛氏方》	东晋葛洪《肘后备急方》，经梁代陶弘景增订为《补阙肘后百一方》。	“《葛氏》《肘后百一方》《肘后方》《肘后》”同
《广济方》	唐玄宗李隆基御纂《开元广济方》	
《广利方》	唐德宗御撰《贞元集要广利方》	
《海上方》	李时珍所引为温隐居《海上仙方》。明胡文焕编。分前后两集。前集为《隐居助道方服药须知》一卷，宋温大明（字隐居）辑；后集为《孙真人海上方》。	
《韩氏医通》	明韩𢘅《韩氏医通》	

续表

引文	注释	备注
《和剂局方》	宋《太平惠民和剂局方》	
《鸿飞集》	明胡廷用《鸿飞集论眼科》	引据古今医家书目未载
弘景	南北朝陶弘景《本草经集注》	
华佗《中藏经》	《中藏经》又名《华氏中藏经》，旧署华佗所作，具体成书年代不详。	
《活人书》	宋朱肱《南阳活人书》	
《活人心统》	明吴球《活人心统》	
《积德堂方》	引据古今医家书目作《陆氏积德堂方经验方》，余不详。	“《陆氏积德堂方》”同
《济急仙方》	李时珍题赵宜真《济急仙方》，经查未见。刊有《仙传外科集验方》。《医藏目录》有刘氏（渊然）《济急仙方》一卷，存。刘渊然为赵宜真之徒，得传其学，或《仙传外科集验方》即此。	
《济生方》	宋严用和《济生方》	“《济生》”同
《家珍》	金张元素《洁古家珍》	
《简要济众方》	宋周应《皇祐简要济众方》。周应，宋代医官，曾为医官使。皇祐三年（1051）奉旨节取《圣惠方》而成此书，凡五卷。	
《金匮要略》	汉张仲景《金匮要略》	“张仲景《金匮方》”“张仲景《金匮要略》”同
《金匮玉函方》	《伤寒论》别本《金匮玉函要略方》。	“《金匮玉函》”同
《金匮玉函妙方》	“妙”字疑衍。	
《经济方》	“济”疑“验”之误。	
《经验方》	引据古今医家书目陈抃《经验方》，查《宋史·艺文志》作“陈抃《手集备急经效方》一卷”。	
《经验后方》	引据古今医家书目陈氏《经验后方》。	

续表

引文	注释	备注
《经验良方》	《明史·艺文志》作“邹福《经验良方》十卷”。	
《救急方》	不详。《证类本草》亦有引用。	
《救急易方》	明赵秀敷《救急易方》	
《开宝》	宋《开宝本草》	
寇宗奭	宋寇宗奭《本草衍义》	“宗奭”同
李杲	不详所指	
李绛《兵部手集方》	唐李绛《兵部手集方》，三卷。	“李绛《兵部手集》”同
李楼《怪证奇方》	明李楼《怪证方》	“《怪证奇方》”“《怪证方》”“李楼《奇方》”同
李鹏飞	宋末元初李鹏飞《三元参赞延寿书》，养生学著作。五卷。撰集于 1291 年。	
李珣	五代李珣《海药本草》	
李迅《痈疽方》	南宋医家李迅《集验背疽方》。李迅，字嗣立，泉州（今属福建）人，尝官至大理评事，以医知名，于外证尤有心得，撰《集验背疽方》。	
刘长春方	不详。引据古今医家书目《刘长春经验方》。	
《龙木论》	引据古今医家书目《眼科龙木论》，眼科著作，即《秘传眼科龙木论》约宋元间人编辑。	
《梅师方》	隋代僧医梅师《梅师集验方》。梅师，号文梅。	“《梅师》”同
孟诜	或为《必效方》，或为《食疗本草》	
《秘韫》	明朱权《乾坤生意秘韫》	“《秘韫方》”同
《明目集验方》	《引据古今医家书目》作“明目经验方”，或当为《明目神验方》，今存明弘治十三年（1500）重梓本，为我国现存刊刻最早的中医眼科专著，作者及编纂时间未详。	

续表

引文	注释	备注
宁原	明宁原《食鉴本草》	
庞安时《总病论》	宋庞安时《伤寒总病论》	
《普济方》	明朱橚等编《普济方》	“《普济》”同
《奇效良方》	明董宿原撰，方贤编定《奇效良方》，六十九卷。刊于 1470 年。	
《千金方》	唐孙思邈《备急千金要方》	“孙真人《千金方》”同
《千金翼方》	唐孙思邈《千金翼方》	“孙真人《千金翼》”同
《澹江方》	引据古今医家书目“张氏《灊江切要》”	
钱相公《箧中方》	宋代《梦溪笔谈》《墨客挥犀》都提到钱惟演曾编《箧中方》。钱惟演，字希圣，钱塘（今浙江杭州）人。卒赠侍中，谥号“思”，改谥“文僖”，人称钱僖公。	
钱乙《直诀》	宋钱乙《小儿药证直诀》	“钱仲阳《小儿直诀》”同
《青囊杂纂》	引据古今医家书目“邵真人《青囊杂纂》”。邵以正（约 1368—1463），号承康子，别号止止道人。云南人。为明初高道刘渊然弟子。尝辑集其师，师祖平日所收集之胎产、小儿、追痨、济急、济阴、理伤、续断等著作及方剂，汇集成帙，编著了道教医学丛书《青囊杂纂》。是书共收有《仙传济阴方》《徐氏胎产方》《秘传外科方》《济急仙方》《上清紫庭追痨仙方》《仙授理伤续断秘方》等医方书，并附有《秘传经验方》一部。	
青霞子	引据古今医家书目《青霞子丹台录》，青霞子即苏元朗，隋唐道士。自号青霞子。据《罗浮山志》记载，他曾经隐居在句曲山（今江苏茅山）学道，得司命真秘，修道成仙，又曾修道于罗浮山青	

续表

引文	注释	备注
	霞谷。撰写《宝藏论》《授茅君歌》《太清石壁记》《旨道篇》《龙虎金液还丹通元论》。《太清石壁记》记述丹法及药物名称，《丹台录》或指此。	
《全幼心鉴》	引据古今医家书目“寇衡《全幼心鉴》”。明寇平《全幼心鉴》，四卷。初刊于成化四年(1468)。寇平，明代儿科医家。字衡美，嵩阳（今河南登封）人。	
《仁存方》	引据古今医家书目“《孙氏仁存堂经验方》”。作者不详。成书时间在元代，历代引述有《仁存孙氏治病活法秘方》《孙氏仁存方》《仁存方》等书名。	“《仁存堂方》”同。
《仁斋直指方》	南宋杨士瀛《仁斋直指方论》，二十六卷。	“《直指方》”“《直指》”同
《日华》	五代《日华子诸家本草》	“大明”同
《儒门事亲》	金张从正《儒门事亲》	
《瑞竹堂经验方》	元萨迁《瑞竹堂经验方》十五卷。	“《瑞竹堂方》”同
《三十六黄方》	不详。	
《三因方》	南宋陈言《三因极一病证方论》	“《三因》”同
《伤寒类要》	引据古今医家书目“平尧卿《伤寒类要》”，查《宋史·艺文志》作“平尧卿《伤寒玉鉴新书》一卷，《伤寒证类要略》二卷”。或指后者。	
《摄生方》	明张时彻《摄生妙用方》，十一卷。刊于1550年。分为通治诸病、危病、补养、诸风、伤寒、感冒等四十七门。本书汇辑诸方，各门因病证列举有效成方。为编者随见闻而录。	
沈存中《灵苑方》	宋沈括《灵苑方》	
《生生编》	不详。《本草经疏》亦有引述。	

续表

引文	注释	备注
《圣惠方》	宋王怀隐《太平圣惠方》	“《圣惠》”同
《圣济总录》	宋赵佶《圣济总录》	“《圣济方》《圣济录》”同
《胜金方》	不详。《证类本草》亦有引用。《宋史・艺文志》《通志・艺文略》《秘书省续编到四库阙书目》皆载《胜金方》一卷。	
《十便良方》	南宋郭坦《新编近时十便良方》。撰于庆元元年(1195)。以孙稽仲《大衍方》为基础，又遍搜方书，附益而成。以其具有用药少、取用方便等“十便”，故名。	
《食疗本草》	唐代孟诜撰，张鼎增补改编《食疗本草》。	“孟诜《食疗本草》”同
《食疗方》	不详。	
《食医心镜》	唐昝殷《食医心镜》	
时珍	李时珍自己的验方	
《事林广记》	南宋陈元靓《事林广记》	
孙真人《食忌》	不详。《证类本草》即有引用。	
《琐碎录》	宋朝温革撰，陈晔续《琐碎录》。温革，宋代文人。他广泛搜集撮引前人的精粹，特别是有关养生的体会经验，编成《琐碎录》。	
《太医支法存方》	引据古今医家书目《支太医方》。支法存，晋代医僧。其先辈为胡人，后移居广州。所著有《申苏方》五卷，后佚。其佚文散见于后世医著如《千金要方》等。	
《谈野翁试验方》	明谈野翁《谈野翁试验方》，四卷。	“《谈野翁方》”同
《唐本》	《唐本草》简称。即苏敬《新修本草》。	“恭”“苏恭”同
唐氏方	唐氏方：引据古今医家书目有《唐仲举方》《唐瑶经验方》，不详所指。	

续表

引文	注释	备注
《通妙真人方》	通妙真人即邵以正，明初高道刘渊然弟子。编纂道教医学丛书《青囊杂纂》收录八种医方书，并附有《秘传经验方》一部。《通妙真人方》或指后者。	“邵氏《经验方》”同
《图经本草》	宋苏颂《图经本草》，又作《本草图经》。	“颂”“苏颂”“苏颂《图经》”同
《外科发挥》	明薛己《外科发挥》	
《外科精要方》	宋陈自明《外科精要》	
《外台秘要》	唐王焘《外台秘要》	“《外台》”同
王海藏《汤液本草》	元王好古《汤液本草》	“好古”同
王璆《百一选方》	宋王璆《百一选方》	“《百一选方》”“王璆《选方》”同
王氏《简易方》	“《简易方》”为“《易简方》”之误。宋王硕著。	
王氏《手集》	不详。根据引据古今医家书目，另有唐李绛《兵部手集方》和宋陈抃《手集备急经效方》。	
危氏《得效方》	元危亦林《世医得效方》	“《危氏方》”同
韦宙《独行方》	唐韦宙《集验独行方》	“《独行方》”同
《卫生宝鉴》	元罗天益《卫生宝鉴》	
《卫生家宝方》	宋朱端章《卫生家宝方》	
《卫生易简方》	明胡濙《卫生易简方》	
吴旻《扶寿方》	明吴旻辑《扶寿精方》。一卷。刊于1530年。	
吴瑞	元吴瑞《日用本草》	
吴绶《伤寒蕴要》	明吴绶《伤寒蕴要全书》。是一部伤寒金匮类中医著作，成书于明弘治十八年（1505）。	

续表

引文	注释	备注
夏子益《怪证奇疾方》	夏子益，字德懋，宋代医家。取师传方药及家藏方，编《卫生十全方》十二卷，附自著《奇疾方》一卷，原书佚。	
《续十全方》	不详。《证类本草》所出经史方书有《续十全方》《新续十全方》。	引据古今医家书目未列
《宣明方》	金刘完素《宣明论方》	
《延年秘录》	不详。《旧唐书・经籍志》《新唐书・艺文志》《宋史・艺文志》和《外台秘要》均有载录。	
《杨诚经验方》	不详	
杨起《简便方》	明杨起撰《简便单方俗论》。刊于明嘉靖二十七年（1548）。丘玳初刻时附以丘氏平日所闻经验切要诸方。明万历十一年（1583）姚弘谟重刻此书，又附刻少司空徐某所录《简便诸方》。现两本均存。	“《简便方》”同
《杨氏产乳》	杨归厚（约 776—831），字贞一，唐代官吏，华阴宏农人。善医术、著有《杨氏产乳集验方》三卷。	
《杨氏家藏方》	杨倓（1120—1185）字子靖，崞县（今属山西）人。南宋官吏。其父杨存中好收单验方。倓以其所集之方约千余首，辑为《杨氏家藏方》。	
《杨氏经验方》	引据古今医家书目《杨氏颐真堂经验方》，不详。	
杨子建《护命方》	引据古今医家书目“杨子建万全护命方”。杨康侯，宋代医家，字子建，青神（今属四川）人。自幼读书勤奋，精通医理，对古代岐黄之学，常能融会贯通。著《杨子护命方》《通神论》。另撰《十产论》。	

续表

引文	注释	备注
姚和众《童子秘诀》	唐姚和众《童子秘诀》，儿科著作。又名《童子秘要论》。二卷，一作三卷。出《新唐书·艺文志》及《宋史·艺文志》。今佚。	
姚和众《至宝方》	唐姚和众《延龄至宝方》，方书。十卷。《新唐书·艺文志》著录。已佚。《证类本草》引用姚和众方多则。	
《姚僧垣方》	姚僧垣（499—583），字法卫，吴兴武康（今浙江湖州）人，南北朝时期著名医家。曾担任南朝梁宫廷的御医，江陵之战后，被北周朝廷招募。医名远播，达诸蕃外域。著有《集验方》十二卷。	
《药性论》	唐甄权《药性论》，又作《药性本草》。	“《药性》”“甄权”同
《医方大成》	元代孙允贤《医方大成》，又名《新编医方大成》《类编经验医方大成》。十卷。刊于1321年。	
《医方摘要》	杨拱，明代医家。衡州（今属湖南衡阳）人。尝受陈使君燕野之命而集成《医方摘要》十二卷，书中以病类方，末附方剂，对于病证之机理、方药，均有明确而简易之叙述。	
《医垒元戎》	元王好古《医垒元戎》，十二卷。	
《医林集要》	又名《医林类证集要》，明王玺撰于成化十八年（1482），是一部综合性医书。	
《医说》	宋张杲《医说》，十卷。	
《医学集成》	傅滋，明代医家。字时泽，号浚川。浙江义乌人。博学多识，精于医术，谦恭而不自足。著有《医学集成》十二卷刊于正德十一年（1516）。	

续表

引文	注释	备注
《易简方》	宋王硕《易简方》	
《永类钤方》	元李仲南《永类钤方》，二十二卷。	“《永类方》”同
《幼幼新书》	南宋刘昉《幼幼新书》，四十卷。	
《余居士方》	引据古今医家书目“余居士《选奇方》”。《直斋书录解题》：“《选奇方》十卷，《后集》十卷。青田余纲尧举撰。”	
《御药院方》	包括转引宋《御药院方》和元《御药院方》。	
元素	或为《洁古家珍》，或为《珍珠囊》。不详所指。	
藏器	唐陈藏器《本草拾遗》	
《摘玄方》	明张用谦《医方摘玄》	
张文仲《备急方》	张文仲，唐代洛州洛阳人。曾任侍御医、尚药奉御之职。撰有《随身备急方》《法象论》《小儿五疳二十四候论》等。	
张仲景《伤寒论》	汉张仲景《伤寒论》	
张仲景方	或为《伤寒论》，或为《金匮要略》。	
赵永庵方	引据古今医家书目有《赵士衍〈九籥卫生方〉》《赵氏经验方》或与此有关。赵士衍一作赵士纡，宋官吏。任右监门卫大将军，忠州（今四川忠县）防御使等职。《直斋书录解题》著录撰有《九籥卫生方》一书，佚。《赵氏经验方》不详。	
赵原阳	赵原阳即赵宜真（？—1382），号原阳子。元末明初道士，主要活动于元末。江西安福人，著名高道。著有医著《仙传外科秘方》等多种著述。李时珍题赵宜真《济急仙方》，经查未见。或即此。	

续表

引文	注释	备注
震亨	朱震亨（1281—1358），字彦修，元医家，学者尊之为“丹溪翁”或“丹溪先生”。有《格致余论》《局方发挥》《丹溪心法》《金匮钩玄》《素问纠略》《本草衍义补遗》《伤寒论辨》《外科精要发挥》等。引据古今医家书目亦有多种，难以判断。	
《证类本草》	宋唐慎微《经史证类备急本草》	
《治例》	明刘纯有《伤寒治例》《杂病治例》，或为后者。	引据古今医家书目未列
《子母秘录》	唐许仁则《子母秘录》	

主要参考文献

中药材品种论述（上册） 谢宗万著 上海科学技术出版社 1964年版

中国科学技术史·第一卷·导论 李约瑟著 科学出版社 1990年版

神农本草经研究 王家葵、张瑞贤著 北京科学技术出版社 2001年版

李时珍研究集成 钱超尘、温长路著 中医古籍出版社 2003年版

中药材品种沿革及道地性 王家葵、王佳黎、贾君君著 中国医药科技出版社 2007年版

本草纲目（新校注本第三版） 刘衡如、刘山永校注 华夏出版社 2008年版

中药品种理论与应用 谢宗万著 人民卫生出版社 2008年版

本草纲目导读 唐明邦著 中国国际广播出版社 2009年版

本草纲目研究 刘衡如、刘山永、郑金生著 华夏出版社 2013年版

中华人民共和国药典 国家药典委员会著 中国医药科技出版社 2015年版

本草纲目导读 郑金生、张志斌著 科学出版社 2016年版

陶弘景“通用药”文献学考察 渡边幸三 中华医史杂志 1954年第4期

试析《本草纲目》对明清药学的影响 张同君 药学通报 1988年23卷第11期

诸病通用药的导源和沿革　梁茂新、王普民、李东安　中医药研究　1990年第3期

从气味阴阳谈单味药功用的对立与统一　朱步先　中医杂志　2002年43卷第11期

中药建麯考证　黄坚航、金鸣　亚太传统医药　2007年第3期

《证类本草》"诸病通用药"来源及药性特征　高新颜、张冰、吴嘉瑞　中医研究　2008年第5期

《本草纲目》水的类别与效用考证　陈仁寿　时珍国医国药　2016年27卷第10期

麯的历史沿革　胡林锋、王家葵、杨敏　中药与临床　2016年第2期

《本草纲目》版本流传研究　李载荣　北京中医药大学　2004年

康熙时期《诗经》文献研究　谷小溪　沈阳师范大学　2011年

道地药材考——以20种中药为例　梁飞　北京中医药大学　2013年

中药材品种本草考证的学术史研究　赵海亮　北京中医药大学　2016年

《中华传统文化百部经典》已出版图书

书　名	解读人	出版时间
周易	余敦康	2017 年 9 月
尚书	钱宗武	2017 年 9 月
诗经（节选）	李　山	2017 年 9 月
论语	钱　逊	2017 年 9 月
孟子	梁　涛	2017 年 9 月
老子	王中江	2017 年 9 月
庄子	陈鼓应	2017 年 9 月
管子（节选）	孙中原	2017 年 9 月
孙子兵法	黄朴民	2017 年 9 月
史记（节选）	张大可	2017 年 9 月
传习录	吴　震	2018年11月
墨子（节选）	姜宝昌	2018年12月
韩非子（节选）	张　觉	2018年12月
左传（节选）	郭　丹	2018年12月
吕氏春秋（节选）	张双棣	2018年12月
荀子（节选）	廖名春	2019 年 6 月
楚辞	赵逵夫	2019 年 6 月
论衡（节选）	邵毅平	2019 年 6 月
史通（节选）	王嘉川	2019 年 6 月
贞观政要	谢保成	2019 年 6 月

书　　名	解读人	出版时间
战国策（节选）	何　晋	2019年12月
黄帝内经（节选）	柳长华	2019年12月
春秋繁露（节选）	周桂钿	2019年12月
九章算术	郭书春	2019年12月
齐民要术（节选）	惠富平	2019年12月
杜甫集（节选）	张忠纲	2019年12月
韩愈集（节选）	孙昌武	2019年12月
王安石集（节选）	刘成国	2019年12月
西厢记	张燕瑾	2019年12月
聊斋志异（节选）	马瑞芳	2019年12月
礼记（节选）	郭齐勇	2020年12月
国语（节选）	沈长云	2020年12月
抱朴子（节选）	张松辉	2020年12月
陶渊明集	袁行霈	2020年12月
坛经	洪修平	2020年12月
李白集（节选）	郁贤皓	2020年12月
柳宗元集（节选）	尹占华	2020年12月
辛弃疾集（节选）	王兆鹏	2020年12月
本草纲目（节选）	张瑞贤	2020年12月
曲律	叶长海	2020年12月